精神科・身体合併症の
リハビリテーション
総合的な治療計画から実践まで

平川淳一・林 光俊・仙波浩幸・上薗紗映 編集

協同医書出版社

著者一覧

●編著者
平川淳一（医療法人社団光生会平川病院／精神保健指定医）
林　光俊（杏林大学医学部付属病院／整形外科医）
仙波浩幸（豊橋創造大学保健医療学部／理学療法士）
上薗紗映（医療法人社団光生会平川病院リハビリテーション科／理学療法士）

●本編著者
濱田賢二（医療法人社団光生会平川病院リハビリテーション科／理学療法士）
安部　学（目白第2病院／整形外科医）
大畑徹也（杏林大学医学部付属病院救命救急センター／整形外科医）
渡部洋美（医療法人社団光生会平川病院／精神保健指定医）
堀内智博（医療法人社団光生会平川病院／精神保健指定医）
荻生淳希（医療法人社団光生会平川病院／精神保健福祉士）
宮田久嗣（東京慈恵会医科大学付属病院／精神保健指定医）
飯田貴俊（日本大学歯学部摂食機能療法学講座）
植田耕一郎（日本大学歯学部摂食機能療法学講座）
淵上奈緒子（医療法人社団光生会平川病院心理療法科／臨床心理士）
畦地良平（医療法人社団光生会平川病院／臨床心理士）
真島　智（医療法人社団光生会平川病院看護部／看護師、リスクマネージャー）
土井　淳（医療法人社団光生会平川病院内科診療科／内科医）
青木　忍（医療法人社団光生会平川病院栄養科／管理栄養士）
猪股裕子（医療法人社団光生会平川病院リハビリテーション科／言語聴覚士）
津川美木（医療法人社団光生会平川病院リハビリテーション科／言語聴覚士）
鈴木淳一（医療法人社団光生会平川病院リハビリテーション科／作業療法士）
宮下泰範（医療法人社団光生会平川病院リハビリテーション科／理学療法士）
山中裕司（医療法人社団光生会平川病院リハビリテーション科／理学療法士）
田中直美（医療法人社団光生会平川病院リハビリテーション科／理学療法士）
菊地善行（都立松沢病院リハビリテーション科／理学療法士）
長尾巴也（医療法人社団光生会平川病院リハビリテーション科／作業療法士）
奥出　聡（医療法人社団光生会平川病院リハビリテーション科／理学療法士）
山中智恵子（ハートランドぐらんぱぐらんまリハビリテーション科、理学療法士）
本田美智子（医療法人社団光生会平川病院看護部／看護師）
土村賢一（医療法人社団光生会平川病院リハビリテーション科／理学療法士）
岩田真明（医療法人社団光生会平川病院看護部／看護師）
田川　勉（医療法人社団光生会平川病院リハビリテーション科／理学療法士）
阿部孝之（医療法人社団光生会平川病院作業療法科／作業療法士）
古谷圭吾（医療法人社団光生会平川病院看護部／看護師）

●コラム著者
宮嶋謙吾（医療法人社団光生会平川病院作業療法科／作業療法士）
山岸真沙美（医療法人社団光生会平川病院作業療法科／作業療法士）
酒井科衛子（医療法人社団光生会平川病院看護部／看護師）
渡邉千恵（医療法人社団光生会平川病院看護部／看護師）
佐伯美津江（医療法人社団光生会平川病院看護部／看護助手）
津崎　修（医療法人社団光生会平川病院看護部／看護師）
井出　学（医療法人社団光生会平川病院デイケア科／臨床心理士）
佐藤美由紀（医療法人社団光生会平川病院リハビリテーション科／助手）
梅澤奈保（医療法人社団光生会平川病院リハビリテーション科／助手）

まえがき

　リハビリテーションの現場では、さまざまな患者さんがいます。治療をする際には、相手の性別、性格、やる気などで大きな影響を受けてしまいます。特に、精神疾患をもつ患者さんに対して、苦手意識をもつセラピストは多いと思います。当院は精神科病院であり、対象患者さんはすべて精神疾患をもっているため、当院のセラピストは常にこの苦手意識と戦っているのではないかと想像する人もいるかもしれません。しかし、当院のセラピストは実に上手に患者さんたちと付き合っています。彼ら（当院の科長は女性ですし、セラピストの半分は女性でありますが…）は、患者さんと深い信頼関係を構築し、やる気を起こさせ、調子にのせ、回復の喜びによって、精神症状まで改善してしまいます。もちろん、精神科医や看護師、精神保健福祉士、作業療法士、薬剤師など多職種のチームワークの中での協働作業ではありますが、素晴らしい匠たちだと、私は誇りに思っています。彼らの存在はわが国においては、特殊なものかもしれません。しかし彼らの日常で当たり前にしていることは、多くの臨床現場で必ず役に立つと確信しています。この本が、多くのセラピストや患者さんの力になることを祈っています。

　また、本書を出版するにあたり、安部学先生、大畑徹也先生、宮田久嗣先生をはじめ多くの方々にお力をいただいたこと、この場をお借りして心から御礼申し上げます。

医療法人社団光生会　平川病院　院長　平川淳一

本書の使い方

　本書は、精神疾患と身体合併症をもつ患者を受け持つリハビリテーション職種や若手看護師が臨床場面で役立てられるようなヒントを中心に執筆している。そのため、教科書的な基本的知識だけでなく、実際に精神科で身体合併症治療に関わっている医療従事者の実際の経験を元に構成している。

　第1章で示している精神疾患をもつ患者の身体リハビリテーションを概略化した図については、第5章の症例提示と呼応させているため、是非具体例として参照していただきたい。

　また、リハビリテーションだけでなく、リスク管理や全身管理（第6章）、精神科へのリハビリテーション患者の受け入れ体制（第7章）は、今後部門開設やリハビリテーション部門の充実化、身体疾患治療の充実化を図ろうとする施設のヒントになればと期待している。

目次

著者一覧
まえがき（平川淳一）
本書の使い方（上薗紗映）

第1章 精神疾患治療と身体的リハビリテーションのコラボレーションをめざして（上薗紗映・濱田賢二）……001
コラム リハビリテーション科（佐藤美由紀）

第2章 精神科における身体合併症のリハビリテーション（他科との連携）……011
1. 新たな精神医療への挑戦（平川淳一）……012
2. 身体精神合併症（仙波浩幸）……015
3. 精神科（平川淳一）……017
4. 整形外科（安部 学）……020
5. リハビリテーション科（林 光俊）……027
6. 救急救命センター（大畑徹也）……035
7. 理学療法（上薗紗映）……044
8. 作業療法（鈴木淳一・阿部孝之）……051
9. 言語聴覚療法（猪股裕子・津川美木）……058

コラム 精神科作業療法科（宮嶋謙吾）

第3章 精神医療と精神症状……065
1. 精神医学の学習方法（仙波浩幸）……066
2. 精神医療の現状、疫学（渡部洋実）……069
3. 精神疾患の病因・病理（精神病理学的な分類に基づく生物学的な特徴）（堀内智博）……072
4. 精神疾患・障害の概念、分類（仙波浩幸）……081
5. 意識・知能（仙波浩幸）……084
6. 記憶障害（仙波浩幸）……088
7. 意欲と行動の障害（仙波浩幸）……092
8. 自我意識障害（仙波浩幸）……094
9. 思考障害（仙波浩幸）……096
10. 強迫性障害（仙波浩幸）……100
11. 知覚障害（仙波浩幸）……101
12. 気分・感情障害（仙波浩幸）……103

第4章 薬物療法、各種精神療法 ……105

1. 薬物療法の理解（宮田久嗣）……106
2. 各種精神・心理療法（淵上奈緒子・畦地良平）……122

第5章 精神症状別リハビリテーションの実践 ……127

1. 症例◉統合失調症、多発外傷（濱田賢二）……128
   - コラム デイケア科（井手 学）

   ◉双極性感情障害、アルコール依存症、上肢切断（鈴木淳一）……131
   - コラム 看護部（佐伯美津江）

   ◉アルコール依存症、脳梗塞後遺症、アルツハイマー型認知症、せん妄（宮下泰範）……134
   - コラム 精神科作業療法科（山岸真沙美）

   ◉認知症、大腿骨頸部骨折（山中裕司）……137
   - コラム リハビリテーション科（梅澤奈保）

2. せん妄（田中直美）……140
3. 物質依存（上薗紗映・菊地善行）……142
4. 認知症（山中裕司）……146
5. 統合失調症（陽性症状）（奥出 聡）……149
6. 統合失調症（陰性症状）（津川美木・山中智恵子）……152
7. うつ病（長尾巴也）……155
8. 双極性障害（鈴木淳一）……157
9. 強迫症状（本田美智子）……159
10. 解離性障害（土村賢一）……161
11. 身体表現性疼痛障害（上薗紗映）……163
12. 摂食障害（岩田真明）……165
13. 睡眠障害（本田美智子）……167
14. パーソナリティ障害（濱田賢二）……169
15. 精神発達遅滞（自閉症以外）（奥出 聡・田川 勉）……171
16. 高次脳機能障害（猪股裕子）……174

第6章 栄養管理と諸リスク・嚥下障害の管理 …………………………………… 177

1 リスク・感染管理（上薗紗映・濱田賢二）…… 178
　　コラム　精神科病院における内科療養病棟の役割（渡邊千恵）
2 精神科におけるNST活動（土井 淳・青木 忍）…… 186
3 嚥下障害-1-（障害の理解とリスクの特徴）（飯田貴俊・植田耕一郎）…… 191
4 嚥下障害-2-（言語聴覚士による対応）（猪股裕子・津川美木）…… 201

第7章 精神科におけるリハビリテーション患者の受け入れ体制 ………………… 203

1 看護教育（古谷圭吾・真島 智・本田美智子）…… 204
　　コラム　精神科医療における身体合併症について（酒井科衛子）
2 病院機能の分化と病-病連携（上薗紗映）…… 209
　　コラム　看護部（津崎 修）
3 認知症に対する取り組み（平川淳一）…… 213
4 患者の受け入れと退院支援(精神保健福祉士の役割)（荻生淳希）…… 216

あとがき（林 光俊）　221

第1章

精神疾患治療と身体的リハビリテーションのコラボレーションをめざして

担当することになった患者のカルテや、主治医からの情報で、精神疾患があることがわかったとする。そのとき、あなたが直面する問題とは、どういう問題であろうか？　あなたは、その患者を診るにあたり、どのようなリハビリテーション計画を立てるであろうか？

精神科患者の身体合併症治療を行うこととは

　国内における精神科病床数は、平成22年度の調査で1,593,354床であり[1]、全病床数の21.8％を占める。患者は高齢化し、さまざまな身体合併症を併発する。また、希死念慮などによる自傷行為で身体障害を負うケースも多い。しかし、現在の医療制度の中では精神科患者に身体合併症治療を提供することは非常に難しい。精神疾患がある者は、幻聴や妄想で身体症状が正確につかめなかったり、陰性症状でそもそも身体的な訴えを表現することができなかったりすることも多いため、医療者が病状を把握しにくい。また、希死念慮などの精神症状はリスク管理的にも神経質にならざるを得ないところもあり、現場に対しての負担感も強い。

　一方で、特にリハビリテーション職種の臨床実習を含んだ学校教育の中では、精神疾患を合併した精神科患者を診療することを想定した授業は展開されていないことがほとんどであり、ほぼすべてのセラピストが卒業後にそのノウハウを経験の中で積んでいく必要がある。どんな医療が患者に提供できるのか、そのためにどう動けばいいのか。まさに、現場での経験、つまり個人の学習に任されており、多くのセラピストがこういった場面に遭遇し、困惑することとなる。

　こういった中で、精神疾患をもつ身体障害者に対しての身体的リハビリテーションについての研究や実践は、精神疾患をもたない患者に比べてずいぶんと遅れをとっており、場合によっては無視されているといってもよい状況にある。そこで、精神科の基礎知識から始まり、その指針となるアウトカム（治療成果）や、アウトカムを得るための対応策などを紹介し、リハビリテーション計画を立案し、実行できるよう支援することが本書のねらいの一つである。

アウトカム

　では、精神疾患と身体疾患を合併している患者に対して身体的リハビリテーションを実施した場合にどこまで目標にできるのだろうか。この領域の患者のアウトカムは長く量的な検討が行われてこなかったため、情報が非常に少ない状況にある。その中で平川病院が蓄積してきたデータとともに、精神疾患と身体合併症をもった患者に対してどういうアウトカムが期待できるかを紹介していきたい。データの対象となった患者は全例なんらかの精神疾患を有している。

1) 2008年3月から2009年5月末までに精神症状評価尺度であるAMDPシステム[*1]とADL動作のスケールであるバーサルインデックス（Barthel Index：BI）を評価した患者32名について、両者の相関関係を調査した（表1-1）。この結果、精神症状評価尺度であるAMDPシステムのうつ症候群と排便自制、排尿自制、器質症候群と食事、排便自制、排尿自制に相関関係がみられた[2]。

表1-1 ● AMDPの精神症状とバーサルインデックス（BI）のADLとの相関

ADL \ AMDP		妄想幻覚	うつ	器質	躁	敵意	自律神経	無力
BI	食事	−0.106	−0.137	−0.666**	0.196	−0.085	0.005	−0.318
	排便自制	−0.14	−0.46*	−0.392*	0.018	−0.18	−0.24	0.285
	排尿自制	−0.132	−0.394*	−0.43*	0	−0.17	−0.134	0.124

※Pearsonの相関係数　**p<.01　*p<.05　　　　　　　　　　　　　　　　　（2009年：平栗ら）

表1-2 ● AMDPの精神症状とADLと精神症状の関係－FIM－

FIM \ AMDP		妄想幻覚	うつ	器質	躁	敵意	自律神経	無力
運動項目	整容	−0.105	0.094	−0.241	−0.054	−0.147	0.253	−0.402*
	更衣（上）	−0.408*	0	−0.333	−0.086	−0.316	−0.086	−0.434*
	更衣（下）	−0.345	−0.271	−0.167	0	−0.427*	0.036	−0.222
	ベッド移乗	−0.293	−0.124	−0.16	−0.025	−0.094	0.045	−0.398*
	歩行・車椅子	−0.379*	−0.063	−0.391*	−0.026	−0.463*	−0.14	−0.48**
認知項目	理解	−0.092	−0.286	−0.048	0.604**	0.25	−0.417*	0.162
	表出	−0.459*	−0.591**	−0.196	0.047	−0.104	−0.295	−0.12
	社会的交流	−0.577**	−0.383*	−0.358*	−0.368*	−0.391*	−0.094	−0.472**
	記憶	−0.033	−0.102	−0.373*	−0.047	−0.063	0.237	−0.515**

※Pearsonの相関係数　**p<.01　*p<.05　　　　　　　　　　　　　　　　　（2009年：平栗ら）

2) 2008年3月から2009年5月末までに精神症状評価尺度であるAMDPシステムとADL動作のスケールであるFIMを評価した患者32名について、両者の相関関係を調査した（表1-2）。この結果、多数の項目に相関関係がみられ、特にFIM認知項目に相関関係が多い傾向があることから、精神症状はバーサルインデックスよりFIMにてより関係性があることが考えられた[3] [*2]。

3) 2007年1月から2011年11月までに平川病院に入院した大腿骨頸部骨折患者45例の術前後の歩行獲得率について調査した（図1-1）。術前に歩行が可能であった39例（87％）の患者は、術後に56.4％が歩行を再獲得していた[4]。

4) 2007年1月から2011年4月までに平川病院に入院した大腿骨頸部骨折患者52例に対し、性別、年齢、開始時移動能力（歩行でのFIM得点）、精神疾患名、術式、手術からリハビリテーション開始までの日数という項目に対し、従属変数に終了時移動能力（歩行でのFIM得点）を用いて重回帰分析を行った（図1-2）。終了時移動能力には、開始時移動機能と年齢、精神疾患名が関与していることがわかった[5]。

5) 2006年から2011年11月までに自殺未遂や自傷行為にて平川病院に入院した多発外症例について、開始時・終了時のFIM得点を比較した（図1-3）。FIM得点は約29点向上

*1：AMDPシステム（AMDP-System）とは、ドイツ語圏で編み出された精神科の記録と評価のシステムであり、他者評価型の症状評価スケールとして利用できるばかりでなく、包括的な精神科の記録システムとしても用いられる。精神症状の変化を数値化・可視化できることが大きな利点でもある（図1-4）[7]。
*2：FIMとバーサルインデックス（BI）の違いの一つは、その評価場面の違いであり、FIMが病棟内で実際に行っているADL動作であるのに対し、バーサルインデックスについては訓練室内で実施できるADL動作で、治療過程の中で一般的にはバーサルインデックスの数値をFIMが追いかける形になることが多い。また、FIMには認知機能の評価項目が入ることがバーサルインデックスと異なる点である。

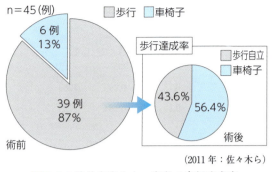

図1-1 ● 精神疾患をもつ患者の歩行達成率
　　　 －大腿骨頸部骨折を中心に－
（2011年：佐々木ら）

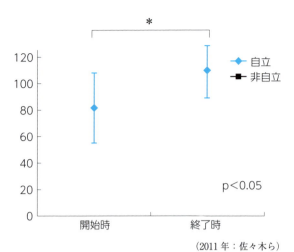

図1-3 ● 多発外傷のリハ・アウトカム
（2011年：佐々木ら）

終了時移動項目 FIM得点

$2.286 \times F3(0, 1) + 0.577 \times$ 開始時移動機能（歩行でのFIM得点）$- 0.059 \times$ 年齢 $+ 8.419$

$R^2 = 0.494$

（2012年：山中ら）

図1-2 ● 大腿骨頸部骨折のリハ予測式

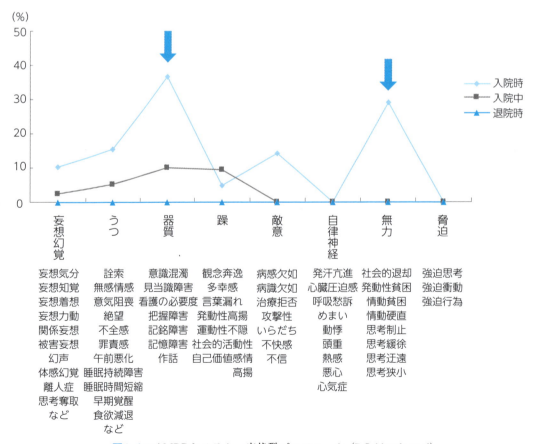

図1-4 ● AMDPシステム　症状群プロフィール（R.Gebhardt et al）

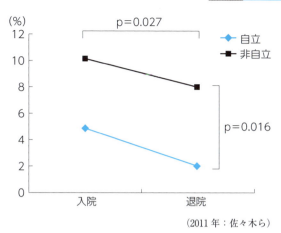

図1-5 ● 器質症候群(意識混濁、見当識障害、記銘・記憶障害など)

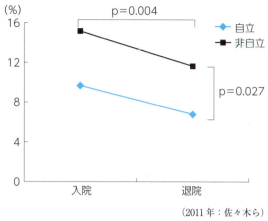

図1-6 ● 無力症候群(発動性貧困、思考制止など)

し、有意に向上していることがわかった[6]。

6) 2008年3月から2010年7月までに平川病院に入院し身体的リハビリテーションを受け、精神症状評価尺度であるAMDPシステムの評価をした患者75名について、歩行獲得の可否と精神症状の関連性について二元配置の分散分析にて検討を行った(図1-5、図1-6)。この結果、器質症候群と無力症候群において、歩行自立群と非自立群に有意差がみられ、器質症候群と無力症候群が重症であれば歩行が自立しないことが考えられた[8]。

以上に示したとおり、精神疾患をもっていたとしても身体的リハビリテーションを実施することでアウトカムを得ることができる。また、身体的リハビリテーションによるアウトカムとしてのバーサルインデックスとFIMについては、機序については明らかではないものの、一定程度、精神症状との相関関係があると思われる。

リハビリテーション計画の立て方

1) 精神科で身体合併症を診る場合の役割分担

精神科には多くの職種が連動して治療を展開している。われわれが対応する患者は身体的リハビリテーションに関わる各職種以外に、精神科の専門スタッフを筆頭に各科の協力・協業が欠かせない(図1-7)。

医療は基本的に専門職同士が連携して行うが、専門職だからこそ、専門性が重要視され、患者がその専門性の狭間に陥ることがある。職種に関わらずシームレスに患者を診ることで、これを防止できる。

法制度上縛りがあるものはその職種が行うが、「この仕事はこの職種がやるもの」という思い込みや押し付け合いのような状況があると、シームレス化は難しく、患者への医療サービスが片手落ちになり、チーム医療として体をなさなくなることがある。

また、医療従事者は基本的に責任感が強く、自分の仕事の質を高めることについて強い意志をもっている場合が多い。その場合には、その責任感から、患者に対して"完璧な"対応

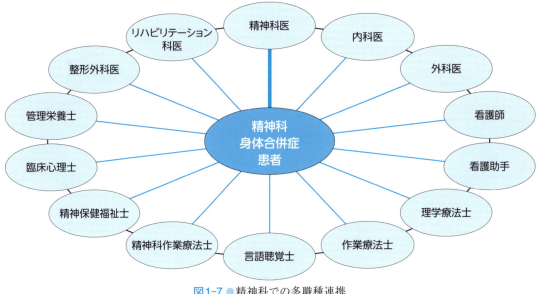

図1-7 ● 精神科での多職種連携

をしようとしてしまう。そのため、"完璧な"対応ができない場合に、機能不全に陥ることも見受けられる。精神科医療の中では、たとえば主治医が父性を働かせるのであれば、看護師が母となり、リハ職種が姉・兄になることもある。また、平川病院の場合は、セラピストが1名の患者に複数担当でつく場合が多いため、1名のセラピストが受容的に対応し、1名のセラピストが厳しいことも言う父的役割をもって対応するというように、その患者を取り巻く医療サービスとして良い形であれば、一人一人の対応は形として偏りがあっても成り立つことが多い。特に、多くの職種が治療に関わる場合には、アプローチの内容だけでなく、対応についても共有・分担し患者に合わせてカスタマイズしていくと上手くいくことが多い。

2) リハビリテーション計画のアウトライン

現場で臨床業務を行っているとき、担当する患者が精神疾患を合併している場合、どのようなリハビリテーション計画を立てたらよいだろうか。平川病院で行っている診療を概略図（図1-8）として示し、アウトラインを紹介する。

身体面の変化については、入院時から退院時に向かって向上していると仮定し、図示している。身体的な評価については、通常の診療業務と同様に行い、プログラムを立案していくが、精神疾患をもつ患者に対して診療を行う際には、精神面への配慮や工夫が必要になってくる。これを「各時期の精神面への配慮すべき点」「時期を問わず注意している点」「他部署への依頼・伝達」という3つの項目についてそれぞれ枠組みを設けた。

まず、「各時期の精神面への配慮すべき点」としては、**入院時**は精神・身体、リスクなどの状況を把握・理解し、患者とのラポール形成が必要な時期であり、精神科診断名、精神状態は落ち着いているか、不安感はないか、病識はあるか、障害受容はどの程度進んでいるか、リハビリテーションの受け入れや、やる気はあるか、リハビリテーションに乗せるための工夫や対応はないかなどについて検討する。他部署へは、主治医・精神保健福祉士へは初期評価後患者の身体的ゴールなどの提示を行うほか、看護へ向けて、身体看護に必要な状況の提供と共有を行う。

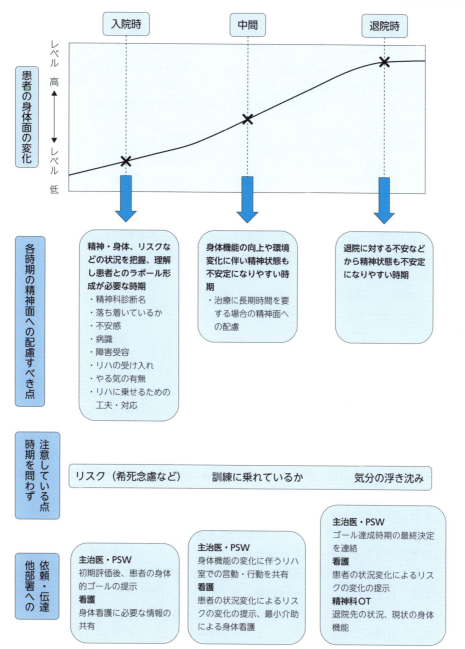

図1-8 ● 平川病院で行っているリハビリテーション計画のアウトライン

中間期には、身体機能の向上やそれに伴う環境変化に伴い精神状態も不安定になりやすい時期としてとらえられ、治療に長期時間を要する場合、精神面への配慮が必要になってくる。この時期には、主治医、精神保健福祉士へは身体機能の変化に伴うリハビリテーション室での言動・行動の共有化を図るほか、看護とも患者の状況変化によるリスクの変化の提示や、より身体面の向上を定着化させるための最小介助による身体看護について情報提供や共有を行う。

最後に、退院時には退院に対する不安などから精神状態も不安定になりやすい時期で、セラピストや病院に対して依存傾向のある患者は精神状態も落ち着かなくなり、抑うつ的に

> **コラム　リハビリテーション科**
>
> 　一般的に精神科と聞くと、閉鎖的・暴力・窓に鉄格子・暗いなどといったマイナス的要素のイメージばかりで、精神科のイメージは決して良いものではない。
> 　しかし、精神科病院のリハビリテーション科に実際働いてみると、奇声をあげる人はいないし、暴力もふるわない、むしろ真面目・積極的であり意欲的にリハビリテーションに取り組んでいる。
> 　会話は普通に成立し、コミュニケーションは良好である。なかなか受け入れてもらえなかったり、急に態度が変わったりと、対応に難渋する例もあったが、そういった例はほんの一部にしか過ぎず、ほとんどの患者は自身の目標をもって意欲的にリハビリテーションに取り組んでいる。決められた時間にきっちり来る人や、リハビリテーションの時間以外にも部屋で自主練習をしている人もいる。なかには、最初拒否的で嫌々来ていた人も、訓練を通して体力や筋力が向上していると実感すると、こちらから声をかけずとも来室するようになる。
> 　リハビリテーション室は患者と職員が冗談を言い合ったりと、笑いが絶えず、楽しい雰囲気の中で実施している。
> 　精神科の病院に勤務して、イメージは変わった。
>
> 　　　　　　　　　　　　　　　　　　　　　　　　　　　　　　　　　　　（佐藤美由紀）

なったり、退行したりすることもあり得る。そのため、主治医や精神保健福祉士にはゴール達成時期の最終決定を連絡し、スムーズにケースワークが可能となるように協力をし、看護へは患者の状況変化によるリスクの変化の提示が必要となる。また、身体的リハビリテーションとしてはゴールを達成したが、病院へ留まる場合には、退院先の状況や現状の身体機能を精神科作業療法士へ申し送り、スムーズに治療場面・形態の移行ができるようにすることが望ましい。

　また、時期を問わず、希死念慮などのリスクへの配慮、訓練に乗れているかどうか、気分の浮き沈みはどうかなどについて観察・スタッフ間での情報共有が必要である。

　訪問診療や外来診療の中で、他職種とリアルタイムに密に連携をとることは非常に難しいことであり、本書では入院治療を前提とした内容が多数を占めるが、今後訪問診療や外来診療の中でどう生かしていくかは研鑽・検討していく必要がある。まずは、入院治療を前提とした内容をヒントにし、日々の臨床に役立てていただきたい。

　また、精神科において、リハビリテーションはリハビリテーション職種の手によるもののみで完結できない。主治医、看護師や看護助手との連携は欠かせないものであり、リハビリテーション計画と看護計画や治療計画が一定の目標に向かって立てられている必要性がある。本書が、リハビリテーション計画を立案し、実行することを支援するかたわら、主に看護師や主治医との情報共有、看護計画や治療計画のヒントになれば、幸いである。

　　　　　　　　　　　　　　　　　　　　　　　　　　　　　　　（上薗紗映・濱田賢二）

引用文献

1) 厚生労働省発表資料：病院の種類別にみた病院数及び病床の種類別にみた病院病床数の年次推移．平成22年度わが国の保健統計：30-38, 2010年．
2) 平栗優子, 他：多職種チームの共有ツールとしての精神症状評価－AMDPシステムとADLとの相関－．第37回日本精神科病院協会精神医学会プログラム・アブストラクト，p110, 2009．
3) 佐々木紗映, 他：精神症状評価尺度AMDPシステムとADLとの相関．理学療法学 37：Suppl：628,

2010.
4) 佐々木紗映,他:精神科病院での股関節疾患術後成績.第30回関東甲信越ブロック理学療法士学会誌,p100,2011.
5) 山中裕司,他:精神科疾患患者における大腿骨頸部骨折後の予後影響因子.理学療法学 38:Suppl:1457,2012.
6) 佐々木紗映,他:精神科における多発外傷に対する理学療法.理学療法学 38:Suppl:1456,2012.
7) 伊藤斉,浅井昌弘・訳:精神医学における症状評価と記録の手引き—AMDPシステム.国際医書出版,2007.
8) 佐々木紗映,他:精神症状尺度の歩行自立度との関係.理学療法学 38:Suppl:I1-256,2011.

第2章

精神科における身体合併症のリハビリテーション（他科との連携）

1 新たな精神医療への挑戦

はじめに

　平成21年2月、東京都で、腹痛を訴えた統合失調症の44歳男性が救急要請するが、搬送先が見つからず腸閉塞で死亡した事件があった。本当に痛ましい事件である。しかし、これは氷山の一角であり、運良く救急搬送されて一命を取り留めても、精神障害をもつ患者への医療提供はかなり厳しい。自殺目的での転落や、電車への飛び込みなどにより、全身に外傷を負った精神障害者はリハビリテーション病院には円滑には入れない。院内であっても、合併症のために精神科病棟への転棟もできないため、受け入れた救命救急センターのICUで何か月も過ごす患者もいる。平成22年8月に開始した消防庁の東京ルール[*1]の搬送困難事例の理由の上位にあがるのが精神疾患である（資料参照）。「入院中心から地域生活支援へ」という精神科医療の大きな流れがあり、このまま何の施策もなく、地域移行ばかりが進むことは、患者の生命を危険にさらす結果とならないか、不安を感じるところである。

　一方、リハビリテーション分野でも、精神疾患患者の増加は進んでおり、この対応が急がれている。リハビリテーションには、基本的には、参加意欲や指示に従う能力、協力する能力が求められ、これらが得られない場合は、治療ができないということになる。しかし、精神症状には、統合失調症における陰性症状でまったく感情が鈍麻し無為無動となる人もいるし、緊張病のように硬く固まった状態になる人、また、うつ病の抑うつ状態や、いてもたってもいられない焦燥状態のようになる人など、治療の障壁となる症状も多い。通常の回復期リハビリテーション病院では、クリニカルパス（診療計画）に乗らず、バリアンス（外れた患者）としてドロップアウトしてしまうことも多いと聞く。このため、初期からの介入を受け

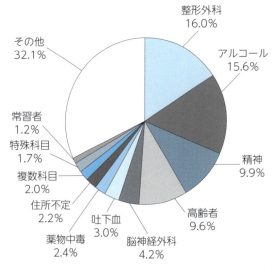

※「常習者」：医療費の未払いや暴言等の問題行動を繰り返す患者

区別	件数
整形外科	2,449
アルコール	2,397
精神	1,523
高齢者	1,472
脳神経外科	639
吐下血	463
薬物中毒	373
住所不定	332
複数科目	303
特殊科目	257
常習者	189
その他	4,925
合計	15,322

（資料）東京ルール対象となった患者のキーワード（平成23年6月から平成24年5月まで）

ることが難しく、長期にわたり十分なリハビリテーションも受けられず、大切な人生の時間を棒に振ってしまう人も少なくない。

また、精神科医療側からの視点では、一般科医療現場での精神疾患患者への対応は、やや苦手意識が強く、どちらかといえば、敬遠されやすい。少なくとも、精神障害があっても、一般の国民同様に当たり前の医療が受けられるようにしてもらいたいというのが、素直な叫びである。

身体リハビリテーションとの出会い

なんとか精神科病院として、この問題解決に踏み出したいという一念で始めたのが、当院の身体リハビリテーション事業である。当初は、介護にあたる職員の腰痛などへ対応することが役割の一端となっていた部分があったが、そんな中で大学病院の救命救急から、30歳代の統合失調症患者の受け入れ要請があった。患者は、「飛び降りろ、死ね、死ね！」という幻聴に支配され、屋根から飛び降り、下肢と骨盤を骨折し、搬送された。救命対応はしたが、宗教的理由で輸血を拒否しているため手術はできず、寝たきりの状態で上肢はある程度可動できるが、寝返りもできない状態であるという。ICUではどうにもならず、大学の精神科病棟では精神症状が重症すぎて対応できないと断られたという。精神症状も活発で、精神科的治療を優先したいという要望であった。何とかしてあげたいという思いが湧いた。ICUから救急車で当院に到着した患者と会ったとき、まだ若い一人の人間がそこにいた。何とかしたいという気持ちをさらに強くもった。しかし、レントゲンでは、骨盤が縦に左右とも2〜3センチの隙間をつくって割れており、整形外科医からは、荷重などとんでもない、という判断があった。それでも、このままではどうしようもない。常識を超えた戦いが始まった。少しずつ、少しずつ、動かし、荷重をかけていった。隙間の空いた骨盤は予想に反して強く、耐えてくれた。3年以上かかったが、患者は杖歩行まで回復し退院していった。重症の精神疾患は、合併症がなくてもなかなか退院まで到達できる人は少ない。特にこの患者については、当院に巡り会わなければ、一生ベッドの上で生活したことになったであろうケースである（本章の「5 リハビリテーション科」参照）。

また、別の30歳代の患者が来た。高速道路の側壁に猛スピードで激突し、全身の多発外傷で、数回ショック状態となったものの、救命された。その後、無為自閉状態となり、リハビリテーションにもまったく協力がなく、指示も入らないため、事故前の理解不能な言動や自己そのものの逸脱した状況から統合失調症が元々あり、その陰性症状と判断され、慢性期の対応が必要ということで、当院に紹介され入院となった。全身にたくさんの手術痕があり、少し頷く程度の反応はあったが、寝返りもできない状態であった。毎日、診察する中で、統合失調症の陰性症状ということには違和感を感じ、高次脳機能障害、前頭葉障害と視点を変え、さまざまなアプローチを理学療法士、作業療法士、言語聴覚士と共に行った。このときは特に言語聴覚士が多くの関わりをしてくれた。その結果、大岩がゆっくり動くように変化が始まり、動き始めた岩がスピードを増していくように回復していった。最終的には、高次脳の専門病院を紹介し転院された。その後は何も連絡はなかったが、約1年後両親からお礼状が届いた。礼状には、自転車に乗って楽しそうにしている患者の写真が添えてあった。それを見た瞬間、本当に感動した。

*1：「救急医療の東京ルール」とは、救急医療体制のさらなる充実に向けて、従来の搬送先医療機関選定の仕組みに加え、選定に時間を要する事案を対象として医療機関への迅速な受け入れ体制を確保するなど、都民による大きな安心を実現するための取り組み。平成21年より運用が開始された。

精神科医療はなかなか結果を示せない。障害を抱え、社会の偏見もある中、患者のために役に立った実感をもてる瞬間は少ない。リハビリテーションというわれわれからすれば異質の手法との出会いが、当院の精神科病院としての機能の幅を広げ、患者本人、家族はもちろん、職員一人一人のやる気や生きがいを創出してくれていると考える。私たちの関わるすべての人たちが幸せになることを私の医師としての使命として、希望として、実現したいと考えている。

（平川淳一）

2 身体精神合併症

身体と精神の関係

　精神と身体は常にお互いに密接な関係にあり、身体の状態が精神のあり方に多大な影響を与え、逆に精神のあり方が身体の状況に影響を与える現象を心身相関（mind-body relationship）と呼ぶ。また、患者の示す精神症状は、身体の状況もさることながら、環境によっても変化するためその点に十分留意する必要があり、治療の際には、心身両面からのアプローチが重要となる。

身体精神合併症とは

　身体精神合併症は、身体疾患と精神疾患を合併しており、両方の治療が必要な状態をいい、精神科と身体各科の双方の関与が不可欠なことをいう。当該患者は、精神科では身体合併症、精神科以外の身体各科では精神合併症と呼ばれていたり、精神科身体合併症、身体精神合併症、精神身体合併症などと呼称は統一されてはおらず、各関連学会や医療機関によって表現はまちまちである。

精神障害者の身体合併症への対応概念

　19世紀後半のアメリカにおいて、一部の精神科医には精神と身体の両方に対する治療が必要であるという認識はすでにあった。1920年代後半より「総合病院入院中の患者の約30％は、なんらかの精神疾患を合併している」「入院患者の40％になんらかの精神医学的問題を有している」という報告が出されてからはその必要性が喚起され、次々と総合病院に精神科が設置されていった。
　日本においては、1980年頃より総合病院勤務の先駆的な精神科医により開始され、1988年に日本総合病院精神医学会の設立により、精神疾患と身体疾患を合併した患者を対象としたコンサルテーション・リエゾン精神医学が総合病院を中心に展開されるようになった。
　精神疾患と身体疾患を併せもつ患者の医療現場で展開する治療形態の概念として、コンサルテーション精神医学、リエゾン精神医学、コンサルテーション・リエゾン精神医学、メディカル精神医学（medical psychiatry）がある。
　コンサルテーション精神医学は身体疾患の主治医が精神科医から診察の依頼を受けて対応する形態をいう。
　リエゾン精神医学は、精神科医がチーム医療の一員として関与し、患者の精神症状のみならず、患者－家族関係、患者－医療者関係、さらには医療スタッフ感のメンタルヘルスにも介入する幅広い精神科医の活動である。
　コンサルテーション・リエゾン精神医学は、コンサルテーション精神医学とリエゾン精神医学の両機能を併せもつ形態をいう。しかし、これらいずれかのみの要素であっても、臨床ではコンサルテーション・リエゾン精神医学と呼ばれている。
　リポースキ（Lipowski）はコンサルテーション・リエゾン精神医学を「精神医学の一専門分

**表2-1● 精神科領域および精神身体合併症患者における
リハビリテーション専門職の役割**

1. 身体機能低下に対する治療の実施
2. 日常生活における諸動作、身体機能向上に対する生活の再構築、援助
3. 生活の質（QOL）の向上
4. 精神障害者のレクリエーション、スポーツなど健康増進
5. 精神障害に対する啓発活動
6. 精神症状や精神機能の改善に対してのアプローチ（いわゆる精神療法）
7. 就業や社会参加に対するアプローチ

野であり、精神医学と身体医学の境界領域における臨床、教育、研究を含むものである」と定義している。

　メディカル精神医学は精神科医が主治医となり身体疾患の医師から診察の依頼を受けて対応する形態で、コンサルテーション精神医学と主客が反対となったもので、いわば「精神科医が行う総合診療部」となる形態である。その病棟をmedical psychiatry unit（MPU）という。

リハビリテーション医療における身体精神合併症患者

　リハビリテーション医療の担い手である理学療法士、作業療法士、言語聴覚士の視点から定義を試みる。

　身体精神合併症患者とは、精神障害と身体障害を併せもつ患者で、身体機能向上のためにリハビリテーションチームによる対応が不可欠で、精神科医師、身体疾患の医師、看護師、理学療法士、作業療法士、言語聴覚士、臨床心理職、義肢装具士などが一丸となって、円滑な実践のために、常に精神症状に配慮し精神障害がリハビリテーションの実施の阻害因子にならないよう、精神医学、リハビリテーション医学、理学療法学、作業療法学、臨床心理学などの知識技術を総合的に展開する必要がある患者を身体精神合併症患者と呼ぶことにする。

身体精神合併症患者におけるリハビリテーション職種の役割

　理学療法士、作業療法士、言語聴覚士の役割を表2-1に示す。各職種固有の職務から、セラピスト個人の能力やその職場の担う役割に応じて順に列挙する。どの職種がどのような仕事を遂行するか悩まされる場合も少なくないが、患者に対する最善の医療提供というチーム医療の観点からすれば、その職種固有の仕事から、能力があればより総合的な視点からの業務を担うべきと考える。

（仙波浩幸）

3 精神科

精神科医療の現状

　現代はストレス社会であるといわれて久しく、精神科受診患者数は近年増え続けている。平成20年には323万人を超える水準となっており、がんの152万人の2倍に達し、糖尿病の237万人をも上回る患者数となっている。国の調査結果では、国民の4人に1人（25％）が障害でうつ病などの気分障害、不安障害および物質関連の障害のいずれかを経験していることが明らかとなっており、国民の誰もが罹患する可能性のある疾患であると認識されている。さらに、年間3万人にも上る自殺者の9割が、なんらかの精神疾患を患っていた可能性も指摘されており、また、発達障害や人格障害、高齢化に伴う認知症、高次脳機能障害などの多方面に及ぶさまざまな問題が、精神科医療の担うべき事項として検討されており、わが国の医療の中でも重要な位置づけとなってきている。

　しかし一方で、国民のイメージとしての精神科医療は決して良いものではない。特に、精神科病院に対する偏見は強く、刑務所や牢屋、ひどい場合はお化け屋敷を連想する人もいる。また、精神疾患そのものに対する偏見もあり、疾患や症状についての知識不足や、治療薬の副作用の症状としての錐体外路症状である仮面様顔貌やパーキンソン症候群であったり、世間体であったり、さまざまな障壁が大きく横たわっている。精神疾患をもつ患者は、話が通じない、手間がかかる、指示が入らない、改善が遅い、精神科の患者は専門外などと、自らの苦手意識を省みないで精神疾患を特別視している医療関係者がいることについては、本当に残念に思っている。この偏見が世界に冠たる医療制度をもつわが国で悲惨な事件を引き起こしている。

精神保健行政の動向

　厚労省は平成16年9月に「精神保健医療福祉の改革ビジョン」を策定した。すなわち、「入院医療中心から地域生活中心へ」という基本理念に、精神障害に対する偏見をなくし、誰もが罹患する可能性のある疾患として国民意識を変革させること、地域防衛的な「収容」という手段を反省し、精神障害をもつ人が地域で幸せな生活をできる支援体系を強化すべく、保険、医療、福祉にわたるさまざまな施策を行うことを掲げた。しかし、国の財政難から予算が大幅に不足し、結局、地域での受け皿の準備が進まず、一方で、入院患者の高齢化が進み、ADLの低下や身体合併症の増加などの問題が進行し、残念ながら、目標達成は十分とはいえない。また、統合失調症を中心に据えた施策であったために、多様化した精神科医療へのニーズにやや齟齬を生じている感がある。

　国は、平成22年の閣議決定を踏まえ、さらなる退院促進を図るための数値目標を都道府県の第3期障害福祉計画の中に設定することや、地域移行の受け皿強化として、アウトリーチ、精神科救急医療体制の構築、認知症施策などを定めている。また、平成26年4月からは改正保健福祉法が一部施行され、保護者制度が廃止され、患者は家族でみるのではなく地域でみること、さらに入院時点から早期退院を目指した手続きが導入され、今後の新規入院患者は長期化しない歯止めがかけられている。

現在の精神科医療におけるリハビリテーションの重要性

　ここで、現在の精神科医療の現場で理学療法士などのリハビリテーションスタッフに求められる事項についてまとめておきたい。精神科医療は、目に見えない精神現象や、言葉としては表現しがたい障害を、精神症状、徴候としてとらえ相対していく医療であり、ほかの診療科に比較して難しいイメージがあるといわれる。しかし、近年、MRI、SPECTやPETなどといった画像診断技術が脳研究を飛躍的に進歩させ、さらにセロトニンやドパミンなど脳内の神経伝達物質やこれに対応するレセプターの研究により、精神科領域における疾患理解や病態の解明が進んでいる。そして、この理論に基づく薬物療法の進歩も著しく、その象徴的なものが統合失調症における非定型抗精神病薬の開発である。今まで、精神障害者の偏見の根源となってきた統合失調症の奇妙な姿勢や行動、表情など薬剤性錐体外路症状が著しく軽減されている。服薬における考え方も、コンプライアンスに留まらず、患者が病気を理解し、服薬の必要性を納得して、主体的に参加していくという考えに変わってきている。

　前述した背景の中で、リハビリテーションスタッフは、ある一定時間、訓練場面で患者に寄り添い、スキンシップの多い業種であり、精神科医療の中の他業種に比べ、最もセクハラの対象となりやすい職種である。精神疾患患者が最も嫌がられる部分である。しかし、当院での調査で明らかとなったように、問題を起こす患者の多くは脳血管性認知症やアルコール依存症の患者であり、統合失調症の患者には少ない傾向があった。脳血管認知症については、どのリハビリテーション病院でも多く入院されており、精神科独特のものではないと思われ、一般的偏見として、統合失調症は敬遠されがちであるが、実態は異なることを理解していただきたい。さらに、統合失調症は、状況にあった言動がとれないことがあり、第一印象として良い印象をもつことは難しいかもしれない。

これからの精神科医療に求められる機能

　精神疾患に罹患した患者が地域で安心して生活できるようにするには、まず早期発見と対処方法についての本人、家族、地域に対する教育、そして危機介入、救急対応、これに続く急性期医療体制が必要と思われる。そして、急性期医療が終わった後は、適切な地域生活ができるように家族を含めた精神科リハビリテーションを行い、さらに、地域生活の現場で支援が受けられる訪問診療や訪問看護などのサービスの充実が必要と思われる。認知症については、地域での相談窓口、徘徊老人に対する警察との連携、精神科病院内でも身体的リハビリテーションや合併症を診る体制の整備、そして、介護保険施設との連携などの体制整備が重要である。核家族化し、独居老人の増加する中、この地域の連携システムの構築はできるだけ早い時期に市区町村単位での対応が必要と思われる。

　自殺対策に関わる問題については、20歳代の若年者の自殺は発達障害の関与が指摘されたり、40〜50歳代の自殺者は、精神科通院歴がある場合が多く、処方された薬物を用いたり、アルコールが関与する場合が多いこと、高齢者の自殺は健康上の悩みが多く、精神科への受診のためらいがあることなどが明らかになってきており、具体策が急がれる。

　以上述べた事項以外にも、一般科救急に押し寄せる精神症状をもつ患者への対応、精神科病院内で発生する身体合併症への対応、脳の器質的障害を原因とする高次脳機能障害のリハビリテーション、さらには、最近、社会問題となっている大麻や覚醒剤などの薬物依存問題、年間3万人にのぼる自殺対策、企業におけるメンタルヘルスなど、精神科医療に求められる事項は多様であり、一つ一つが大変重要かつ大きな課題である。

また、新たな長期入院患者を生み出さないことが課題となってくるだろう。しかし、一方で"いわゆる歴史的な長期在院患者"の退院は難しく、高齢化による身体合併症、ADL低下に伴う介護などの新たな問題が、より退院を困難にしている。退院促進ばかりに資源投入が行われ、精神症状やADL低下により、本当に退院できずに困っている患者は精神科病院の奥に逃げ込んでいる感がある。この人たちにも、光が当たることを望んでいる。

おわりに

　「統合失調症中心、脱施設化という潮流が精神保健福祉の中心となっている」というわれわれの認識は、一般社会には理解されないまま、無関係に他の需要だけが伸び続けているという現状があるのかもしれない。しかし、一方で、精神科医療に関わる需要の伸びは大変大きく、われわれの領域の仕事の重要性はますます高まっていると思われる。今まで培ってきた精神科誘因医療に基づく経験と技術を、これからは地域社会で生かしていくことが求められる。今こそ、自らの知識・技術・人格を磨き、これからの社会からの要請に応えていける準備を怠るべきではないと思っている。精神科医療の現場でのリハビリテーションスタッフの役割は大変大きく、最も期待できるチームのメンバーであると認識している。さまざまな場面において多くのリハビリテーションスタッフのより積極的な参加と活躍を望む。

（平川淳一）

4 整形外科

　整形外科は運動器を取り扱う診療科である。
　この章では、筆者が平川病院で2010年から4年間に経験した精神疾患と運動器慢性疾患および外傷性疾患の身体合併症に対して、身体的リハビリテーションを行った症例を紹介する。

患者数、年齢分布、性別

　患者総数は、167例であった。統合失調症70例、認知症33例、うつ病20例、アルコール依存症13例、双極性障害11例、知的障害8例、その他（薬物中毒、人格障害、適応障害など）12例であった。
　年齢分布および性別は、統合失調症は、20歳代から90歳代まで分布し、男性30例女性40例であった。認知症は、60歳代より高齢者で80歳代が最も多く、男性12例女性21例であった。うつ病は、20歳代から90歳代に分布し、男性6例女性14例であった。アルコール依存症は、40歳代から60歳代で、男性10例女性3例であった。双極性障害は、20歳代から80歳代に分布し、男性5例女性6例であった。知的障害は、30歳代から60歳代に分布し、男性5例女性3例であった。その他では、10歳代から80歳代に分布し、性別は、男性5例女性7例であった。性別では、統合失調症、認知症、うつ病に女性が多く、アルコール依存症は、男性に多い傾向にあった（表2-2）。

運動器慢性疾患

　運動器慢性疾患は26例で、統合失調症は15例で、脊椎脊髄疾患が多く、大腿骨頭壊死、変形性関節症、尖足、閉塞性動脈硬化症などであった。認知症3例、アルコール依存症3例、双極性障害3例、知的障害1例、その他1例であった（表2-3）。

運動器外傷性疾患

　症例は141例で受傷原因は、どの精神疾患も転倒が最も多かった。特に、認知症29例97.0％、アルコール依存症8例80.0％であった。次に多かったのは、高所からの転落で、統合失調症17例31％、うつ病5例25.0％、双極性障害3例37.5％、知的障害3例43％、その他4例36.4％であった。電車飛び込みは、統合失調症2例3.6％、うつ病2例10％であった（表2-4）。
　多発外傷（頭部顔面外傷、胸腹部外傷は除外した。2箇所以上の運動器外傷を多発外傷とした）は40例で、知的障害5例71.4％、うつ病7例35％、統合失調症18例32.7％、アルコール依存症3例30％、双極性障害2例25％、認知症4例13.3％、その他1例9％であった（表2-5）。
　受傷部位は、統合失調症は、大腿骨近位部骨折23例と最も多く、次に脊椎損傷22例、足・趾骨折12例などが多かった。認知症は、大腿骨近位部骨折が20例、次に肩関節周囲骨折4例、肘関節周囲骨折2例であった。うつ病は、大腿骨近位部骨折12例、次に足・趾骨折6例、脊椎損傷4例、肘関節周囲骨折、足関節周囲骨折がそれぞれ3例であった。アルコール依存症は、大腿骨近位部骨折、脊椎損傷それぞれ3例、次に肩関節周囲骨折、膝蓋骨骨折、足関節

表2-2 ● 精神疾患と慢性および外傷性疾患患者（N＝167）

年齢＼精神疾患	統合失調症	認知症	うつ病	アルコール依存症	双極性障害	知的障害	その他
～19							1
20～29	2		1		1		3
30～39	6		1		2	2	
40～49	16			3		3	1
50～59	11		3	5	1	2	1
60～69	18	5	6	5	3	1	3
70～79	13	7	6		2		1
80～89	3	16	2		2		2
90～	1	5	1				
患者数	70	33	20	13	11	8	12
性別							
男	30	12	6	10	5	5	5
女	40	21	14	3	6	3	7
慢性、外傷性疾患患者数							
運動器慢性疾患	15	3	0	3	3	1	1
運動器外傷性疾患	55	30	20	10	8	7	11

表2-3 ● 運動器慢性疾患（N＝26）

運動器疾患＼精神疾患	統合失調症	認知症	うつ病	アルコール依存症	双極性障害	知的障害	その他
側弯症	1						
頸椎症性頸髄症	3						
後縦靱帯骨化症	1						1
腰部脊柱管狭窄症	2	1			1		
腰椎椎間板ヘルニア	1					1	
化膿性脊椎炎	1				1		
大腿骨頭壊死	1			2			
変形性股関節症	2						
変形性膝関節症	1						
尖足	1						
関節リウマチ		1			1		
閉塞性動脈硬化症	1	1		1			
患者数	15	3	0	3	3	1	1

周囲骨折がそれぞれ2例であった。双極性障害は、脊椎損傷、大腿骨近位骨折それぞれ3例、足関節周囲骨折2例であった。知的障害は、脊椎損傷4例、足・趾骨折3例、大腿骨近位部骨折、膝関節周囲骨折、下腿骨骨幹部骨折、足関節周囲骨折がそれぞれ2例であった。その他は、脊椎損傷、肘関節周囲骨折、大腿骨近位部骨折がそれぞれ2例であった。上肢切断は、

表2-4 ● 運動器外傷性疾患の精神疾患別受傷原因（N＝141）

受傷原因＼精神疾患	統合失調症	認知症	うつ病	アルコール依存症	双極性障害	知的障害	その他
転倒	28 (60.0%)	29 (97.0%)	13 (65.0%)	8 (80.0%)	5 (62.5%)	4 (57.0%)	5 (45.5%)
高所より転落	17 (31.0%)	1 (3.0%)	5 (25.0%)	1 (10.0%)	3 (37.5%)	3 (43.0%)	4 (36.5%)
電車飛び込み	2 (3.6%)		2 (10.0%)				
交通事故	2 (3.6%)						1 (9.0%)
首つり				1 (10.0%)			
壁を蹴る	1 (1.8%)						
長期拘束	1 (1.8%)						
長時間狭圧	1 (1.8%)						
リストカット							1 (9.0%)
原因不明	3 (5.4%)						
患者数	55	30	20	10	8	7	11

表2-5 ● 運動器外傷性疾患の精神疾患別多発外傷患者数（N＝40）

多発外傷＼精神疾患	統合失調症	認知症	うつ病	アルコール依存症	双極性障害	知的障害	その他
2ヶ所	4	3	4	2	1	3	1
3ヶ所	8	1	1		1		
4ヵ所	2			1			
5ヶ所	4					2	
6ヶ所			2				
患者数	18 (32.7%)	4 (13.3%)	7 (35.0%)	3 (30.0%)	2 (25.0%)	5 (71.4%)	1 (9.0%)

＊2か所以上の運動器外傷を多発外傷とした。　＊頭部顔面外傷、胸腹部外傷を除外した。

統合失調症1例、双極性障害1例、下肢切断は、統合失調症1例、うつ病2例であった（表2-6）。

症例の供覧

■ 症例1（41歳女性、統合失調症）

　高さ15メートルのベランダから飛び降り、①右大腿骨骨折、②右足関節内果粉砕骨折、③骨盤骨折、④第2腰椎圧迫骨折、⑤多発肋骨骨折、⑥外傷性血気胸を受傷した。受傷後4日目に、①、②、③に対して、観血的骨接合術が行われた。

　受傷後2か月で、リハビリテーション目的に転院となった。来院時XPは、右大腿骨は、髄内釘とプレートにより内固定されている（図2-1）。右足関節内果骨折は、スクリューにより内固定されている（図2-2）。骨盤は、プレートにより内固定され、右恥骨坐骨骨折は、骨癒合が得られている（図2-3）。

協同医書出版社の本

創造療法士としての作業療法士

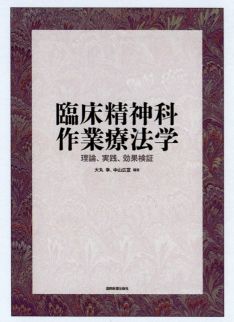

本書は、精神科作業療法を学ぶ人たちが、養成校レベルの教科書の次に続き、治療理論と実践方法をよりいっそう専門的に学ぶために書かれました。北九州を中心に発祥し、精神科病院での50年を超える作業療法の実践経験を通して、精神科作業療法の治療理論を洗練させると同時にその効果の検証にも取り組んだ本格的な学術書の誕生です。収録された効果検証のプロセスには事例の詳細な記録と評価・検査データが網羅されているので、精神科作業療法学としての研究レベルでの議論にも有益な成果を提供しています。また、作業療法の実践技法としては、近年、作業療法領域で定着してきた「人間作業モデル（MOHO）」および「カナダモデル」を紹介しています。4年制大学および大学院教育におけるテキストとしても最適であるとともに、臨床現場で精神科作業療法士とともに働く精神科医師、看護師にも興味を持って読んでもらえる実践的な内容です。

● B5・220ページ・2色刷
定価4,180円（本体3,800円+税10%）
ISBN978-4-7639-2148-2

試し読みPDF

臨床精神科作業療法学
理論、実践、効果検証

大丸 幸、中山広宣 ● 編著

西村良二・橋元 隆・矢谷令子・田口真理・三重野利香・倉富 眞・空元裕汰・吉原淳子・坂井大輔・中島佳代・平澤 勉・青山克実・深町晃次・坂口信貴・堀川公平・後田純子 ● 共著

［目次］

［巻頭言］ 精神科作業療法に求められるもの／効果判定検証は当然の責務／精神科作業療法と九州とのかかわり～日本リハビリテーション発祥地から伝えておきたいこと

［第1章 精神科作業療法50年の実践による作業療法理論と地域作業療法の実践課題］
草創期の精神科作業療法教育の背景／精神科作業療法基礎理論としての3つの治療要因／精神科作業療法50年の実践から「5つの精神科作業療法理論」／ソーシャルワークの機能における地域作業療法の実践課題／創造療法士としての作業療法士

［第2章 臨床精神科作業療法の実践論と個別事例の効果検証］
臨床精神科作業療法（2004～2022年）の実践論／精神科作業療法の事例勉強会／作業療法個別事例の効果検証

［第3章 精神科作業療法の理論と臨床作業療法］
精神科作業療法における精神療法的治療構造論：理論編／精神科作業療法における精神療法的治療構造論：実際編／概念的モデルとしての作業療法理論、発展と精神科作業療法／司法精神医療と精神科作業療法

［第4章 求められる協働を推進する作業療法士］
作業療法に役立つ精神科患者の理解／作業療法士の治療活動／協働が身につく環境／治療環境あっての作業療法

協同医書出版社
〒113-0033 東京都文京区本郷3-21-10
Tel. 03-3818-2361／Fax. 03-3818-2368

kyodo-isho.co.jp

最新情報はこちらから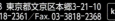
twitter facebook
Instagram

ホームページ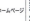

関連好評書

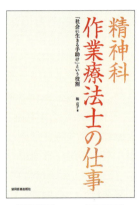

精神科 作業療法士の仕事
「社会に生きる手助け」という役割

関 京子 ● 著

● A5・200ページ・一部4色刷　定価 **2,750**円（本体2,500円＋税10%）
ISBN978-4-7639-2147-5

作業療法の目的に適ったプログラムの立て方、作業手順の指導方法と観察の仕方、治療効果の判断の方法…何から何まで、ても細かく、そして具体的に説明

精神科医療に作業療法士という専門職が誕生して58年（2023年現在）、本書は我が国に専門職「作業療法士」が生まれて以来ずっと臨床を続けてきた著者による、若い作業療法士に向けた臨床ガイドです。
近年、リハビリテーション医療では時間的な制約が理由となり、一連の方法と手順を理解して一つの作品を作り上げていく「作業」という技法がますます活用されなくなっています。
そのため「作業」を用いた治療は、特に精神科リハビリテーションにおいて主流な技法であり続けてきたにもかかわらず、それを具体的にどう計画し、手順をどう指導し、作業の治療的効果をどう生み出していくのか、その詳しい知識が見えにくい状況になっています。
本書は、その半生を「作業療法」の臨床で過ごしてきた作業療法士が、自分の仕事の全てを次の世代の作業療法士たちに伝えるために執筆した、即戦力として活用できる実践的な内容のガイドブックです。

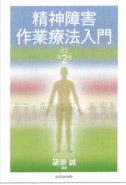

精神障害作業療法入門
改訂第2版

簗瀬 誠 ● 著

● A5・216ページ・2色刷　定価 **2,970**円（本体2,700円＋税10%）
ISBN978-4-7639-2146-8

**日常生活をていねいに再建していく作業療法の実践者になるために！
精神障害に対する作業療法を学ぶ第一歩として格好の教科書**

本書は、精神科作業療法について、短時間で、無駄なく、最大限の学習効果をあげるための教科書です。
作業療法士が対応する精神疾患では最も多い統合失調症を中心に、疾患・障害に対する理解と作業療法の目的、そのための実践手順の解説に主眼がおかれています。
改訂版ではより具体的に「日常生活の制限－6要因モデル」による作業療法の進め方を提示し、実践例を紹介しています。読者はそれによって、退院へ繋げ、地域生活に繋げ、日常生活の安定に繋げる作業療法士としての仕事の核心部分を知ることができます。またその実践例を挟んで、作業療法の黎明期から「リカバリー」へという移り変わりも理解できるようになっており、日々の実践の意味をより深めることができます。MTDLP（生活行為向上マネジメント）の活用、地域での作業療法士の役割や多職種との連携などについても加筆されています。
授業での活用のみならず、臨床実習の参考書としても役立つ一冊です。

表2-6 ● 受傷部位

外傷部位（重複可） \ 精神疾患	統合失調症	認知症	うつ病	アルコール依存症	双極性障害	知的障害	その他
脊髄・馬尾損傷	1						
脊椎（神経損傷例を除く）	22	1	4	3	3	4	2
骨盤骨折	8	1	1				1
鎖骨骨折	1		1			1	1
肩関節・周囲骨折	4	4		2	1	1	
上腕骨骨幹部骨折	2						
肘関節・周囲骨折	3	2	3				2
前腕骨骨幹部骨折	1				1		
手関節・周囲骨折	1	1					
手・指骨折							
大腿骨近位部骨折	23	20	12	3	3	2	2
大腿骨骨幹	3	1	1	1			
膝関節・周囲骨折	4	1	3	1	1	2	1
膝蓋骨骨折		1		2			1
下腿骨骨幹部骨折	5	1				2	
足関節・周囲骨折	3	1	3	1	2	2	1
足・趾骨折	12	1	6	2		3	
血管損傷							
腱損傷	1						1
末梢神経損傷							
上肢切断	1				1		
下肢切断	1		2				
膝靭帯損傷	1						
計	97	35	36	15	11	18	12
患者数	55	30	20	10	8	7	11

　リハビリテーション開始前評価は、両股関節、両膝関節ともに屈曲制限（股関節屈曲：右90°、左95°、膝関節：右75°、左95°）があった。膝伸展筋力は、MMT：右2、左2+であった。右足関節は、前脛骨筋による背屈は軽微であった。寝返りは、ベッド柵につかまり肩甲帯を浮かす程度で、他の基本動作は全介助状態であった。車椅子への移乗は、介護者2人で実施していた。FIM52点であった。

　その後6か月間のリハビリテーションを経て、最終評価は、坂道を含め屋外歩行も安定して行えるようになり階段昇降も可能となった。FIM109点と改善した。

■ 症例2（49歳男性、精神遅滞）

　橋から飛び降り、①左脛骨顆部粉砕骨折、②右脛骨腓骨骨折、③第12胸椎圧迫骨折、④右足リスフラン関節脱臼骨折、⑤右第1中足骨骨折を受傷した。①、②、④に対して、観血的骨接合術が行われた。

　受傷後2か月で、リハビリテーション目的に転院となった。来院時XPは、左脛骨顆部は、

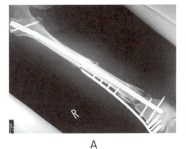
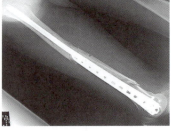

A　　　　　　　　　　　　B

図2-1 ● 右大腿骨は、髄内釘とプレートにより内固定されている（症例1）

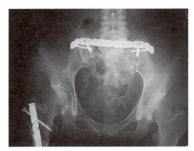

図2-3 ● 骨盤骨折は、プレートで内固定されている（症例1）

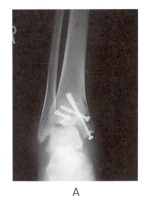
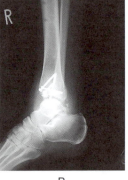

A　　　　　　　　　　　　B

図2-2 ● 右足関節内果骨折　スクリューで内固定されている（症例1）

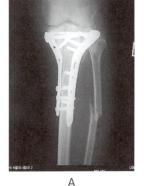
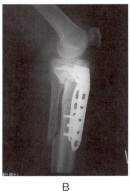

A　　　　　　　　　　　　B

図2-4 ● 左脛骨顆部は、内外側よりプレートで内固定されている（症例2）

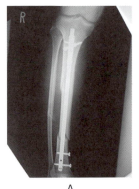
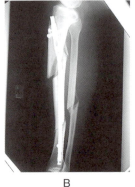

A　　　　　　　　　　　　B

図2-5 ● 右脛骨は、髄内定により内固定されている（症例2）

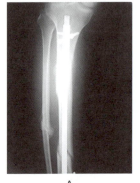
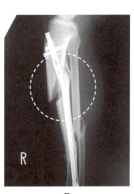

A　　　　　　　　　　　　B

図2-6 ● 術後3か月で近位骨折部に仮骨形成は見られない（症例2）

内外側よりプレート固定され、骨癒合が得られている（図2-4）。右脛骨は、髄内釘により内固定されている（図2-5）。

リハビリテーション開始前評価は、膝痛、関節拘縮、筋力低下著明であった。歩行は不能で、移乗動作、トイレは全介助であった。FIM53点であった。

リハビリテーション開始1か月頃より、右下腿痛を強く訴え、リハビリテーション継続が困難となった。術後3か月XPにて、右脛骨近位骨折線の離解部分に、仮骨形成がまったくなく（図2-6）、同部の可動性のための疼痛と思われたため、整形外科にて、骨移植および可動

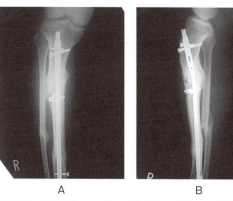

図2-7 ● 骨移植、ワイヤー締結後3か月で、骨癒合が得られている（症例2）

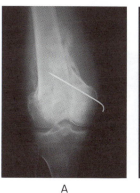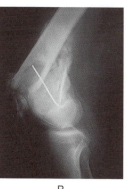

図2-8 ● 右大腿骨遠位骨片は後方に転位し、膝蓋骨は粉砕している（症例3）

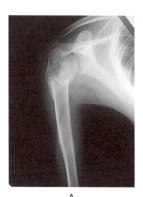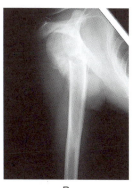

図2-9 ● 右上腕骨近位部骨折は変形治癒となっている（症例3）

部分のワイヤーでの締結を行った。術後3日でリハビリテーションを再開した。疼痛は軽減した。骨移植後3か月XPで、骨癒合が得られている（図2-7）。初回入院時から6か月の最終評価は、左膝痛は若干残存し、筋力低下、関節可動域制限を認めるが、歩行器にて歩行可能で、上肢の支持があれば、階段昇降も可能となっている。FIM96点である。

■ 症例3（50歳男性、アルコール依存症）

4階より飛び降り、①右大腿骨顆部開放骨折、②右膝蓋骨骨折、③左上腕骨近位端骨折、④左踵骨骨折を受傷した。①に対し、前医にて受傷当日洗浄デブリドマン、直達牽引が行われた。その後、開放創の感染を起こし、受傷後2週に創洗浄、創外固定が行われたが、感染は沈静化せず、創外固定のピンからも膿の流出を認め、術後3週で、創洗浄し創外固定抜去、長下肢ギプスが巻かれたが、転位したためCorrective Castとしたが、変形治癒となった。

受傷後2か月で、リハビリテーション目的に転院となった。来院時XPは、右大腿骨遠位骨片は後方に転位し変形治癒となり、右膝蓋骨は、粉砕している（図2-8）。右上腕骨近位部骨折は、変形治癒となっている（図2-9）。左踵骨は、ベーラー角5°である（図2-10）。

リハビリテーション開始前評価は、寝返りは、ベッド柵を把持することで何とか可能で、起き上がり動作は、軽介助、移乗動作は全介助であった。関節可動域は右膝関節、屈曲30°、伸展－20°、右肩関節、屈曲80°、外転70°であった。FIM45点であった。

リハビリテーション開始後2か月評価は、移乗動作は軽介助となり、関節可動域は、右膝

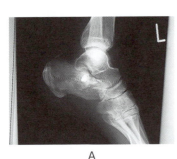
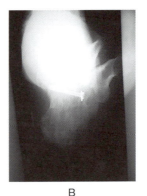

A　　　　　　　　　B

図2-10 ● 左踵骨骨折部はベーラー角は5°と著明な変形を呈する
（症例3）

関節、屈曲60°、伸展−15°、右肩関節、屈曲90°、外転80°であったが、FIM47点と改善はみられなかった。当症例は、右大腿骨顆上骨折後変形治癒のため、現状ではADLの改善は困難と思われ、矯正骨切り術、観血的関節受動術を予定している。

考察

　精神疾患を基礎疾患とする運動器疾患の身体的リハビリテーションを行ううえで最も大切なことは、精神疾患のコントロールである。コントロールが難渋する症例では、身体的リハビリテーション不能の症例も散見される。

　運動器外傷性疾患は、転倒による大腿骨近位部骨折が最も多く、次いで、転落外傷である。外傷性疾患141例中40例（28.4％）が、多発外傷であった。精神疾患を有する場合、荷重制限、運動制限、禁忌肢位などを順守することが不可能なことが多く、骨接合術を行う場合、内固定は考えられ得る最も強固な骨接合術を行う必要がある。また、症例3のように、転落外傷は高エネルギー損傷であり、重度の骨折に感染を併発し、予後不良となる。ある一定期間身体的リハビリテーションを行い、改善がみられない場合、局所の状態、精神症状、本人のリハビリテーションに対する意欲、年齢などを勘案し、変形治癒、関節可動域制限に対し、変形治癒矯正手術や観血的関節受動術などを、積極的に考慮したいと考えている。

　また、慢性疾患では、脊椎手術、全人工股関節置換術、全人工膝関節置換術などが行われていたが、術前に精神疾患の十分な評価を行ってから、手術を行う必要があると思われた。

　精神疾患を有することで、一般リハビリテーション病院に受け入れられず、身体的リハビリテーションを必要としていながら機会を逸して、初療病院から精神科病院に転院し、機能回復が身体的リハビリテーションで望めるもののADLが低いままの症例も多数存在すると思われる。平川病院では、精神科医、整形外科医、理学療法士、作業療法士など集学的に、精神疾患の治療を基礎として積極的に身体的リハビリテーションを行うことが重要であると考えた。

（安部　学）

5 リハビリテーション科

精神科病院で身体リハビリテーションを行う背景

　リハビリテーション医学に関連した主な治療方法として、理学療法、作業療法、言語聴覚療法などが挙げられる。

　精神科病院で行うリハビリテーションは、従来から行われている"精神科作業療法（いわゆる精神科OT）"が主流であるが、これに対して一般病院の主流である身体リハビリテーションを専門に実施している精神科病院は、現実には稀である。

　筆者は過去18年間精神科病院の非常勤医師として、精神疾患を有する症例の身体合併症に対して身体リハビリテーションを担当してきた。

　本稿では過去5年間（2007-2012）に平川病院（東京都八王子市、平川淳一病院長、精神科および内科標榜、病床数349床で精神科病床313床、療養病床36床を有する）において行った精神疾患を有する理学療法、すなわち身体リハビリテーション症例の特徴と治療効果の実際について述べる。

　一つの精神科病院施設においての経験であり、多少偏りがあることをお断りする。

施設紹介

　平川病院は1996年よりリハビリテーション施設を開設。しかしその後、飛び降り多発外傷例の入院などリハビリテーションを専門的に必要とする症例が続き、身体リハビリテーションを強化する目的で2006年に現在のリハビリテーション専門病棟（急性期精神科病床も新設）を新設した。

　2014年現在、身体リハビリテーション専用目的のリハビリテーション施設は、約313m²の理学療法リハビリテーション室に（図2-11、図2-12）、61m²の作業療法室と（図2-13）、20m²の言語聴覚療法室の計394m²があり、理学療法士10名、作業療法士4名、言語聴覚療法士2名、助手4名が常勤している。

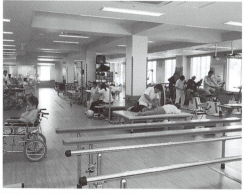

図2-11 ● 平川病院理学療法リハビリテーション室

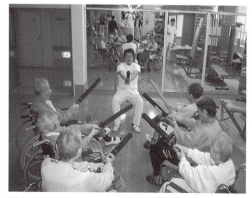

図2-12 ● リハビリテーション室にて行っている、遊戯的運動療法、スポーツチャンバラ

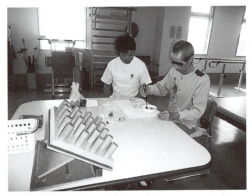
図2-13 ● 作業療法リハビリテーション室

　上記とは別に精神科作業療法室は226m^{2}あり、9名の作業療法士が常勤しており、さらに精神科デイケア（外来）は196m^{2}あり作業療法士2名、老健施設に理学療法士1名が常勤している。

　リハビリテーションにおける施設基準は運動器リハビリテーション（I）および脳血管リハビリテーション（I）を取得しており、日本医療機能評価機構による評価は2013年に、精神科病院として全国で4番目に認定されている。

調査方法

　2008-2012年まで平川病院で運動療法が処方された精神疾患を基礎とした症例のリハビリテーションについて、①症例の概略、②ICD-10（Fコード、F0：認知症、F1：アルコール薬物中毒、F2：統合失調症、F3：感情（気分）障害（躁うつ病）、F4：神経症性障害（ストレス関連障害）、F5：摂食障害、F6：パーソナリティ人格障害、F7：精神遅滞）を用いた精神疾患の内訳（1）、③リハビリテーション対象疾患の内訳、④入退院時のBarthel Index（0-100点、以下BI、表2-7）、Functional Independence Measure機能的自立度評価法（運動領域13-91点、認知領域18-35点、合計18-126点、以下FIM、表2-8）、FIM利得（2）、身体リハビリテーション介入期間（以下リハ介入期間）、⑤精神疾患（Fコード）別のリハビリテーション効果、⑥リハビリテーション対象疾患別（1. 運動器（飛び降りなどの多発外傷群、大腿骨頸部骨折などの単発外傷群、変形性関節症などの運動器その他群）、2. 代謝性疾患・神経筋障害群（アルコール中毒など）、3. 脳卒中などの中枢神経疾患、4. 内科疾患（誤嚥性肺炎など））のリハビリテーション効果について調査した。

結果

　過去5年間平川病院でリハビリテーションを行い、BIおよびFIM評価を行った精神疾患患者は591例で、男性382例、女性209例であり、年齢は12歳から95歳までで、平均年齢は61.2歳であった。

　全症例の入院/退院時BIは62.5→70.6点（利得8.6点）、FIMは84.3→91.9点（利得7.6点）で、リハビリテーション介入期間は平均121.2（1-1120）日であった。

表2-7 ● Barthel Index（BI）

10項目、各2～4段階、全20段階の評価。100点満点であるが5点きざみなので実際は20点満点と同等。

	自立	部分介助	全介助あるいは不能
1. 食事	10	5	0
2. 移乗	15	10-5	0
3. 整容	5	0	0
4. トイレ	10	5	0
5. 入浴	5	0	0
6. 歩行	15	10	0
6. （車椅子）	5	0	0
7. 階段昇降	10	5	0
8. 着替え	10	5	0
9. 排便	10	5	0
10. 排尿	10	5	0
合計点	（　）点		

〈食事〉
　10：自立
　　5：部分介助（おかずを細かくしてもらう）
　　0：全介助
〈車椅子とベッドの間の移乗〉
　15：自立。ブレーキ・フットレストの操作も含む（歩行自立も含む）
　10：軽度の部分介助または監視
　　5：座ることは可能だが、全介助
　　0：2人以上介助または座位保持不可能
〈整容〉
　　5：自立（洗面、整髪、歯磨き、髭剃り）
　　0：部分介助または全介助
〈トイレ使用〉
　10：自立。衣服の操作、後始末を含む
　　5：部分介助。体を支える、衣服・後始末に介助を要する
　　0：全介助または不可能
〈入浴（浴槽、シャワー移動、洗体）〉
　　5：自立
　　0：部分介助または全介助
〈歩行〉
　15：歩行自立。杖・補装具（車椅子、歩行器は除く）の使用可
　10：介助または監視・歩行。歩行器使用を含む
　　5：歩行不能の場合、車椅子の操作・操行可能
　　0：上記以外
〈階段昇降〉
　10：自立。てすりの使用可
　　5：介助または監視
　　0：不能
〈着替え〉
　10：自立。靴、ファスナー、装具の着脱を含む
　　5：部分介助。半分以上は自分で行える
　　0：介助（上記以外）
〈排便コントロール〉
　10：失禁なし。浣腸、座薬の取扱いも可能
　　5：時に失禁あり（週1回程度）。浣腸、座薬の取扱いに介助を要する者も含む
　　0：失禁。浣腸管理
〈排尿コントロール〉
　10：失禁なし。収尿器の取扱いも可能
　　5：時に失禁あり（1日1回以内）。収尿器の取扱いに介助を要する者も含む
　　0：失禁。カテーテル管理

精神疾患別分類

精神疾患別分類（図2-14左）では；

F1：アルコール・薬物中毒が221例37.4％と最も多く、平均年齢は56.9歳で、BIは84.0→88.6点（利得4.6点）、FIMは107.3→111.4点（利得4.1点）と天井効果のため改善度は低く、介入期間も平均99.1日と短かった。

F2：統合失調症は132例（平均年齢56.6歳）22.3％で、BIは51.0→66.9点（利得15.9点）、FIM

表2-8 ● FIM項目とレベル

項目	レベル（採点基準）
〈運動領域〉 　セルフケア 　　1. 食事 　　2. 整容 　　3. 清拭 　　4. 更衣（上半身） 　　5. 更衣（下半身） 　　6. トイレ動作 　排泄コントロール 　　7. 排尿コントロール 　　8. 排便コントロール 　移乗 　　9. ベッド、椅子、車椅子 　　10. トイレ 　　11. 浴槽 　移動 　　12. 歩行、車椅子 　　13. 階段 〈認知領域〉 　コミュニケーション 　　14. 理解 　　15. 表出 　社会的認知 　　16. 社会的交流 　　17. 問題解決 　　18. 記憶	〈自立　介助者なし〉 　7. 完全自立（時間、安全性を含めて） 　6. 修正自立（補助具の使用） 〈部分介助　介助者あり〉 　5. 監視、準備 　4. 最小介助（患者自身が75％以上） 　3. 中等度介助（50％以上） 〈完全介助　介助者あり〉 　2. 最大介助（25％以上） 　1. 全介助（25％未満）

は74.5→88.8点（利得14.4点）で改善はよいが、介入期間は154.3日と長期になった。

F0：認知症は97例（平均年齢76.4歳）16.4％で、BIは29.1→32.1点（利得3.0点）、FIMは47.4→50.0点（利得2.5点）と改善は低く、介入期間は平均118.7日であった。

F3：感情障害は75例（平均年齢62.2歳）12.7％でBIは62.0→77.0点（利得15.0点）、FIMは87.0→99.1点（利得12.1点）と改善はよく、介入期間は142.2日間であった。

F7：精神遅滞は10例（平均年齢57.9歳）1.8％で、BIは39.0→53.5点、FIMは54.1→67.9点（利得13.8点）で、介入期間は209.4日間であった。なお分類不能は41例6.9％であった。

F6：人格障害は5例（平均年齢23.2歳）0.8％で、BIは65.0→88.0点、FIMは96.8→113.4点（利得16.6点）で介入期間は80.0日間であった。

F5：摂食障害は1例（19.0歳）0.2％のみで、BIは100→100点、FIMは126→126点で介入期間は62日間であった。

身体疾患別分類

身体疾患別分類（図2-14右）では運動器疾患群が255例（平均年齢59.3歳）43.1％で最も多く、BIは57.3→71.1点、FIMは82.1→93.5点（利得11.4点）で、介入期間は平均132.7日間であった。

このうち、飛び降り自殺未遂などの"多発外傷群"は43例で平均年齢は46.0歳と若く、BIは53.4→80.8点、FIMは82.3→103.5点（利得21.3点）と改善度は高い一方、リハビリテーション介入期間も160.8日と最も長かった。

大腿骨頸部骨折など"単発外傷群"は110例（平均年齢64.4歳）で、BIは46.4→61.7点、FIM

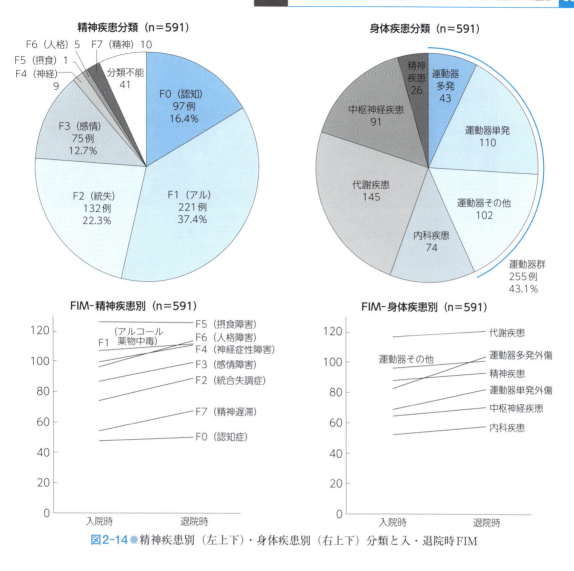

図2-14● 精神疾患別（左上下）・身体疾患別（右上下）分類と入・退院時FIM

は69.1→82.5点（利得13.4点）と改善はよく、リハビリテーション介入期間は145.0日と長期であった。

　変形性関節症などの"運動器その他群"は102例（平均年齢59.3歳）で、BIは70.8→77.2点、FIMは96.0→101.1点（利得5.1点）で、リハビリテーション介入期間は121.2日間であった。

　代謝性疾患・神経筋障害群はアルコール中毒末梢神経・筋障害が多く、145例（平均年齢55.4歳）と多く、BIは93.1→96.4点、FIMは116.6→119.9点（利得3.3点）で改善は低く、リハビリテーション介入期間は96.8日であった。

　脳卒中などの中枢神経疾患群は91例（67.8歳）で、BIは45.5→52.6点、FIMは64.1→70.4点（利得6.3点）と改善は低く、リハビリテーション介入期間は125.8日と長かった。

　内科疾患群は誤嚥性肺炎による廃用症候群など74例（平均年齢70.4歳）12.5％で、BIは31.8→37.6点、FIMは52.3→57.7点（利得5.4点）で、リハビリテーション介入期間は159.8と長期であった。

　統合失調症を主とした精神疾患群による全身衰弱や廃用性障害は26例4.4％で、平均年齢は60.5歳と比較的若く、BIは66.7→70.2点、FIMは88.0→93.0点（利得5.0点）と改善はある程度認められ、リハビリテーション介入期間は60.7日間と最も短期間であった。

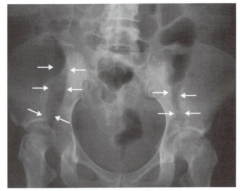

図2-15 ● 受傷時：骨盤股関節部単純レントゲン正面像、矢印の部分は縦に入る骨折部の離解

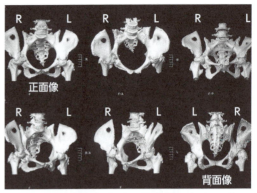

図2-16 ● 受傷後7年半：骨盤部三次元CT像
両骨盤輪は偽関節を呈するが、荷重歩行は可能である。

FIM調査にて改善しやすい項目はFIM 4.更衣（上半身）と5.更衣（下半身）、6.トイレ動作、10.トイレ移乗、11.風呂シャワー移乗（軽度改善）、12.歩行車椅子移動で、改善しにくい項目は3.入浴セルフケアと13.階段移動であった。

症例供覧

飛び降り多発外傷のモデルケースを提示する。

30歳代、女性、統合失調症を基礎に有する。

幻聴により自宅に放火して、自身もマンションの7階から飛び降り受傷した。

頭部外傷、胸部損傷、血胸、第2頸椎骨折、両側骨盤輪骨折、左脛骨骨折、右足舟状骨骨折を合併していた（図2-15）。受傷時輸血拒否により、一般的には手術適応と思われる両側骨盤輪骨折に対して、手術は未実施であった。

入院時BI：30点、FIM：47点でベッド臥床がやっとの状態であった。ただちに斜面台にてリハビリテーション開始。

当科入院後約3.5か月で松葉杖歩行が可能となったが、退院先が見つからず在院日数が1082日と極端に遷延した。退院時BI：100点、FIM：121点（利得74点）と著明な身体活動の改善が見られ、ロフストランド杖使用にて階段昇降も可能になり独居生活となった。受傷後7年半の三次元CTで両骨盤輪骨折は広範囲に偽関節となっており、特に右骨盤輪骨折は腸骨稜から臼蓋まで達しているが、右股関節痛は軽度でロフストランド杖による外来通院が可能となった（図2-16、三次元CT参照）。

当初は恐る恐るのリハビリテーション活動であったが、徐々に精神的にも安定してきて、それに伴い身体能力の回復も早く、自身の身体運動に注視する傾向であった。残念ながら転帰受け入れ先が見つからず、その間身体活動性が落ちないようにリハビリテーションを希望し長期間にわたって継続した。

考察

今回の調査より、精神科病院における身体リハビリテーションで最もFIM利得（改善）がよいリハビリテーションの効果的な症例は、多発、単発外傷を合併した統合失調症例のリハビリテーションであった。

その代表例は統合失調症例の飛び降り自殺未遂の多発外傷例である。医療関係者は入院リハビリテーションを嫌がらずに行う必要性を認識すべきで、それによる効果が期待できることがわかった。

米満ら[3]は救命センターにおける自傷群自殺企図者は入院中の精神的不安定状態はベッド臥床など身体疾患治療と関連が高く、身体状態が改善すると精神的にも安定する傾向であると述べている。Malchow[4]らは統合失調症と感情障害に対する運動療法は認知機能と精神症状にも有効である可能性があると述べている。

久津間ら[5]は、骨折を有する精神疾患患者において、時間と忍耐を要する治療を遂行するためには、精神科医と整形外科医を中心に理学療法士、作業療法士も含めた医療チームによって加療することが望ましく、精神科的および整形外科的看護が同時に十分可能な合併病棟の確立が肝要であると述べている。

統合失調合併例は専門的な薬剤コントロールが必要となり、社会資源の活用法も一般の身体障害と異なる場合が多く、そのために入院期間も長くなるので当院のような精神科医の精神コントロール下で、精神科医療に精通したリハビリテーションスタッフが必要となる。

しかしながら身体障害が改善しても社会復帰においては、受け皿との間で社会的、環境的、金銭的制限があり、そのため入院期間も遷延してしまう難しい問題がある。

利点

精神科病院で身体リハビリテーションを行う特徴と利点として、

①リハビリテーションを行うにあたり、最大の難関である精神疾患のコントロールが、精神科専門医師スタッフによって行われる。

②一般病院より精神科病院の環境に比較的なじみやすく、他の患者やスタッフとの違和感も少ない。そのため症例によるが、リハビリテーション拒否例は意外と少ない。

③精神的病識は少ないが身体的病識は、ある程度認識できる。そのため身体リハビリテーションは本人が自覚できる明確なゴール設定ができ、日々の生活や精神面も安定する傾向がみられた。

④精神疾患症例は、他者への依存性がある。しかし身体運動が身近に行え、スタッフが自分に注視することにより優越感が生まれ、精神的にも安定しやすい傾向がみられた。

⑤効果としては、当院でのリハビリテーションの結果、ADLは向上し、自宅退院やもとの精神科への転院が可能となった。身体的損傷という目に見える障害について、医療従事者と共通の治療目的をもつことで、精神科治療もスムーズになったと考えられる。

⑥今回の調査の結果、特に統合失調症、多発・単発外傷例においてリハビリテーション効果が高いことが示された。

などがある。

問題点

精神疾患例の治療上やリハビリテーション実施上の問題点として挙げられる項目は、まず精神障害者が身体の障害を合併することは、心（自分自身）のみならず体の問題も加わるため重症であることである。

①リハビリテーション実施上の接遇トラブル[6]は平川病院2年間（2009-2011）で67件あり1.言葉の暴力28件42％、2.セクハラ・恋愛感情を向けられる15件26％、3.被害妄想の対象

9件15％であった。

　②根底に精神病への社会的偏見が強い日本の土壌があり、一般病院内でもほぼ同様である。

　③患者の不定愁訴が多く、理解力不足も手伝い、環境の変化に順応できず不穏状態になりやすい傾向がある。しかし入院後日数経過すると精神科医の治療下で精神的安定化が認められ、次第に環境に順応してくる傾向であった。

　④自覚症状と他覚症状の不一致や、変動が認められる傾向がある。

　⑤精神治療のため入院が長期化していて、逆に社会復帰に対応する適応能力が身についてない。

　⑥精神疾患、生活保護などの面より、次の受け皿である転退院先や居住、就労、環境問題など社会的資源に制限などが挙げられる。

　⑦FIMを用いたリハビリテーション効果判断としてFIM利得は有用であるが、一般患者に比べて非常に入院期間が長いため、FIM効率データは指標となりにくい。

　⑧精神科の包括病棟では、身体リハビリテーションを実施しても別途点数の計上ができない。入院基本料精神病棟では算入可能である。

総括

　①精神科病院において、精神疾患を合併している591例の身体障害に対するリハビリテーションの実態調査を行った。

　②リハビリテーション実施症例は精神疾患ではアルコール・薬物中毒と統合失調を基礎にした症例で全体の約60％を占めた。リハビリテーション対象の身体障害は多発・単発外傷などの運動器疾患と代謝性疾患アルコール中毒による末梢神経・筋障害例などで全体の67.7％を占めた。

　③リハビリテーション実施期間は平均121.2日であり、多発外傷が最も長く160.1日間で、精神疾患による廃用症候群などが60.7日と最も少なかった。

　④FIM利得は精神疾患別ではF2統合失調症、次いでF3感情障害が高く、身体疾患別では多発及び単発外傷群が最も高く効果的で、代謝・中枢神経系疾患が最も低かった。

　⑤精神疾患を有する症例の身体リハビリテーションは一般施設ではなく精神科専門病院における精神科スタッフのコントロール下で行うと、より効果的であった。

　⑥多発運動器外傷でも急性期・亜急性期であれば、一般病院に劣らないリハビリテーション効果が得られた。リハビリテーションスタッフと精神科スタッフのコラボレーションが必要であり有用である。

（林　光俊）

引用文献

1) 融　道男，他監訳：WHO The ICD-10 Classification of Mental and Behavioural Disorder：新訂版 ICD-10精神および行動の障害．医学書院，2013．
2) 千野直一，編：現代リハビリテーション医学．金原出版，1999．
3) 米満弘一郎，他：救命救急センターにおける自殺企図者への精神科的対応の問題点．日臨救医誌（JJSEM）12：437-442, 2009．
4) Malchow B etc：The Effects of Physical Exercise in Schizophrenia and Affective Disorder, EUR ARCH PSYCHIATRY CLIN NEUROSCI, 263：451-467, 2013．
5) 久津間健治，石井良章：精神障害者における骨折治療の経験．別冊整形外科 5：95-98, 1984．
6) 尻引　舞，佐々木紗映，平川淳一，他：精神科での接遇トラブル―リハビリテーション科を中心に―．東京精神科病院協会誌，24巻別冊：119-121, 2009．

6 救急救命センター

　救命救急センターに搬送される外傷患者は重症度が高く、生命予後、機能予後ともに不良となることが多い。受傷機転としては高エネルギー外傷の交通事故、高所からの転落、電車事故の他、刺創などがある。原因としては不慮の事故や偶発的、自殺企図があり、精神疾患を伴っている場合が少なくない。一般的に外傷は「受傷直後が最も健常に近い」という原則があり、受傷から時間が経過するほど組織反応が起こり、出血量は増え、体液バランスが崩れて、全身状態は悪化する。局所は腫脹が強くなり、有害物質が放出されて循環障害や臓器障害が起こってくる。さらにこれらに、心的外傷による強い精神的なストレス反応が加わることになる。

　そのため、重症外傷患者の治療戦略はプレホスピタルから初期治療、集中治療、機能的治療、リハビリテーションまでの各ステージを的確かつ迅速に実行することで、これによって初めて生命と機能が確保できるのである。

　精神疾患を伴う重症外傷に対する治療戦略は、精神疾患を伴っていない場合と基本的に同じである。しかしながら、すべてのステージにおいて精神状態により治療が遅延したり、行えなかったりすることが起こり得て、集中治療や処置の実施が困難となったり、入院期間が長期化したりする可能性をはらんでいる。また、関節拘縮や筋力低下をきたしやすく機能予後が不良となることもある。さらに回復期リハビリテーションにおいても運動器と精神的なリハビリテーションが両立できる施設は極めて少ないため、転院先がなかなかみつからないといった問題もある。

　ここでは自験例を示しながら精神疾患を伴う外傷患者の問題点を明らかにし、今後の外傷患者における精神科医療と救急整形外傷医療のあり方について検討したいと考える。

当施設における重症外傷の治療方針

　多発外傷は「身体を頭部・頸部・胸部・腹部・骨盤・四肢などと区分した場合に、複数の身体区分に重度の損傷が及んだ状態をいう。重症度を定量化する指標として各身体部位の解剖学的損傷の程度で評価するAIS（abbreviated injury score）があり、一般的にAIS3以上が複数区分にある場合」と定義される[1]。多発外傷では各部位の損傷の程度を単純に加算した以上の侵襲が想定され、病態は複雑となり診療を困難にする。したがって、多発外傷の診察に際しては、治療の優先順位を短い時間の中で決定することが重要となる。中でも骨盤外傷は単独損傷でも致死的な状態となる可能性があり注意を要する。その原因は骨折からの出血量が平均約2,000 mLにも達し、後腹膜腔内に大量に出血するためである。それに血管損傷、臓器損傷、四肢骨折などを合併すればますます大量出血となり、死亡率が一段と高くなる[1]。そのためプレホスピタルから治療を開始し、リハビリテーションまで段階的かつ包括的な治療戦略が求められることとなる。

　図2-17に当施設における骨盤骨折の治療戦略を示す。プレホスピタルではヘリやドクターカーを使用し、できるだけ迅速な病院搬送に努めている。初期集中治療では、出血性ショックを伴う重症骨盤外傷に緊急血管造影を行い、血管外漏出を認めた症例にはtranscatheter arterial embolization（経カテーテル的動脈塞栓術、以下TAE）を施行する。さらに、

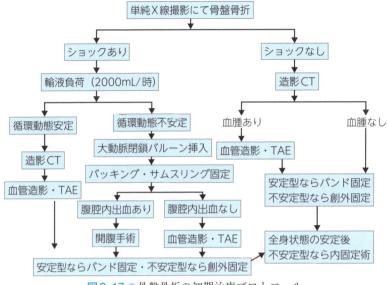

図2-17 ●骨盤骨折の初期治療プロトコール

　不安定型骨盤輪骨折には、原則として血管造影室でHoffmann II external fixator（ホフマンII創外固定、以下EF）を用いてdamage control surgery（ダメージコントロールサージェリー、以下DCS）治療を行う。機能的治療は不安定型骨盤骨折に対してDCS後に全身状態の安定化やアシドーシスの改善を指標にして早期内固定術を行っている。リハビリテーションは、急性期から理学療法と作業療法に介入してもらい関節拘縮予防に努め、不安定型骨盤骨折の場合でも術後約2週から歩行訓練を開始し早期の離床に努めている。また、精神科的治療と機能的なリハビリテーションが行える精神科病院にできるだけ早く転院を行い、退院後は外来にて経過観察を行っている。

　2008～2012年の5年間に杏林大学病院高度救命救急センターにおいて救急整形外傷として治療を行った580例中、精神疾患の既往を有した症例または精神症状を呈した症例は67例（11.5%）。性別は男性24例（35.8%）、女性43例（64.2%）であった。疾患の内訳は、骨盤骨折19例、脊椎脊髄損傷21例、四肢骨折52例（上肢7例、下肢45例）、過剰服薬による絞扼性神経麻痺6例、軟部組織損傷6例であった。他の臓器損傷の合併は18例（脳5例、肺10例、肝臓2例、脾臓1例）、その他7例であった。受傷動機はすべて自殺企図であり、受傷機転は、飛び降り52例、自傷行為5例、薬物中毒8例、首つり1例、電車飛び込み1例であった。治療後の転帰は自宅退院が46例、転院23例となっていた。

当院における精神疾患を伴った自殺企図による骨盤輪骨折の治療成績

　上記の5年間に当院の高度救命センターに搬入されたCPA-OA（cardiopulmonary arrest on arrival、来院時心肺停止）を除いた骨盤輪骨折56例の中から、精神症状を伴った自殺企図の症例19例（以下P群）を対象として、解析を行った。

　調査項目は性別、年齢、精神疾患名、受傷機転、受傷動機、受傷状況、骨折型、治療方法、合併症の有無、外傷の解剖学的重症度を示すinjury severity score（外傷重症度スコア、以下ISS）[2]、死亡率、生存した症例の平均入院日数、Iowa pelvic score（以下IPS）[3]による機能予後評価である。また、年齢、死亡率、ISS、脊椎・四肢骨折脱臼数、平均入院日数については

表2-9 ● 精神疾患の有無における比較

(n=)	P群 (n=19)	N群 (n=37)	Total (n=56)
年齢（歳）	39.9＋9.9	48.5＋23.1	ns
死亡数	3例 (15.8%)	5例 (13.5%)	ns
ISS	26.5＋14.2	21.6＋14.9	ns
平均脊椎四肢骨折数	3.3＋1.2	2＋1.3	＜0.05
平均入院期間（日）	52.3＋28	44＋21.4日	ns

P群：精神症状（有）、N群：精神症状（無）

精神疾患を伴わない37例（以下N群）を対象として比較検討した。

■ 結果

性別は男性4例、女性15例。受傷時の平均年齢は39（22～59）歳であった。受傷機転は飛び降りによる転落・墜落18例、電車事故1例であった。精神疾患の既往は、統合失調症9例、うつ病6例、パニック障害、アルコール依存症が各1例ずつで、既往のない者が2例であった。受傷動機は精神的幻覚妄想5例、衝動的8例、不明6例であった。飛び降りた高さは平均4.1（3～11）階であった。平均経過観察期間は3年1か月（7か月～7年6か月）であった。

骨折型はOTA分類（Orthopaedic Trauma Association）type A：4例（A2：3例、A3：1例）、type B：7例（B2：6例、B3：1例）、type C：8例（C1：5例、C2：1例、C3：2例）で、寛骨臼骨折の合併を7例に認めた。脊椎・四肢骨折の合併は18例（脊椎脊髄損傷6例、上肢3例、下肢12例、脱臼4例）94.7％に認めた。他の臓器損傷は13例（脳3例、肺11例、肝臓2例、脾臓1例）で、ISSは平均26.5（6～50）であった。

初期対応はDCSを16例に行いEF16例、TAE9例を施行し、骨盤骨折に対しては生存した14例全例に内固定を施行していた。死亡は3例で15.8％、生存した症例の平均入院日数は、52.3（21～104）日であった。年齢、死亡率、ISS、脊椎・四肢骨折脱臼数、平均入院日数をN群と比較すると、平均年齢はP群39.9±9.9歳、N群48.5±23.1歳でN群が高い傾向にあった。死亡率はP群15.8％（3例）に対して、N群13.5％（5例）、平均ISSはP群26.5±14.2に対し、N群21.6±14.9、平均入院日数はP群52.3±28日に対し、N群44±21.4日で、いずれもP群で高い傾向にあったが、有意差はなかった。ただし、平均脊椎・四肢骨折脱臼数は、P群3.3±1.2に対し、N群2±1.3とP群に多く有意差を認めた（表2-9）。Iowa pelvic score（IPS）を用いて機能予後を評価できた11例ではexcellent 6例、good 3例、fair 1例、poor 1例であった。

症例の供覧

■ 症例1（53歳、男性。自殺目的で電車に飛び込み受傷）

搬入時の意識GCS（Glasgow Coma Scale）3（E1V1M1）、血圧44/22mmHg、脈拍80回/分でショック状態であった。仙骨部に創を認めていた。既往に統合失調症があり。来院時の血液検査でHb8.1g/dLと貧血を認め、血清乳酸値は5.1mmol/Lでアシドーシスを呈していた。

胸部腹部超音波検査（FAST）では、胸腔内、腹腔内ともに液体貯留を認め陽性であった。単純レントゲン写真にて、骨盤輪骨折、右下腿骨開放骨折、左橈骨遠位端骨折を認めた。胸腹骨盤造影CTにて仙骨骨折と恥骨結合の離開、骨盤周囲の腫脹、内腸骨動脈分枝部からの活動性出血、両側肺挫傷および気胸を認めた（図2-18）。以上より、高度不安定型開放骨盤輪

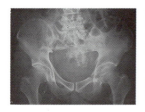
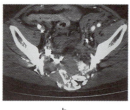

図2-18 ● 53歳男性統合失調症。電車に飛び込み受傷
(a) 単純X線像（高度不安定型開放骨盤輪骨折、OTA分類 C3-3）(b) 造影CT像

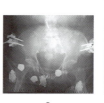
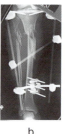
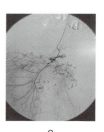

図2-19 ● TAEとEFを用いてDCSを施行
(a) 骨盤骨折に対してEF後単純X線像 (b) 右下腿骨骨折に対してEF後単純X線像 (c) 血管造影にて内腸骨動脈分枝の出血像

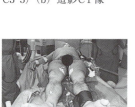
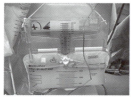

図2-20 ● 43歳男性アルコール依存症。マンション7階から飛び降り受傷
(a) 搬送時 (b) 膀胱バルーンにて潜血を認める。

骨折（AO分類：C3-3）と四肢骨折、両肺挫傷、気胸の重傷多発外傷（ISS38）の診断のもと集中治療を開始した。

不安定型骨盤骨折と血管損傷に起因する大量出血による出血性ショックに対し、緊急血管造影およびTAEを施行し、さらに骨盤輪骨折に対してEFを用いてDCS治療を行った（図2-19）。しかしながら、その後、家族の意向により治療継続を断念。受傷後18日目に死亡した。

■ **症例2（43歳、アルコール依存症の既往歴のある男性。自殺目的でマンション7階から飛び降り受傷）**

落下地点は自転車の駐輪場であった。搬入時の意識は清明、血圧100/80 mmHg、脈拍108回/分。骨盤周囲の痛みと脚長差を認めた。来院時の血液検査でHb12.4 g/dLの軽度貧血と、血清乳酸値5.8 mmol/Lのアシドーシスを認めた。

胸部腹部超音波検査（FAST）では腹腔内に液体貯留を認めた。単純レントゲン写真にて骨盤輪骨折、第11胸椎から第4腰椎横突起骨折、肋骨骨折を認めた。胸腹骨盤造影CTにて仙骨骨折と恥骨結合の離開、骨盤周囲の腫脹と内腸骨動脈の分枝から出血を認めた。また、膀胱留置カテーテル尿に軽度潜血を認めた（図2-20）。以上より高度不安定型骨盤輪骨折（AO分類：C1-3）と肺挫傷の重症多発外傷（ISS38）の診断にて集中治療を開始した。

骨盤骨折と血管損傷による大量出血により、搬入1時間後にHb8.8 g/dLと貧血の進行を認めたため緊急血管造影を行い、血管外漏出を確認しTAEを施行した。さらに、不安定型骨盤輪骨折に対して、EFを用いてDCS治療を行った。DCSの所要時間は約2時間半で、その間にMAP10単位FFP4単位の輸血を行った（図2-21）。受傷後7日目にアルコール離脱により錯乱状態となりEFを持って暴れ、膀胱留置カテーテルからの新鮮血尿が流出した。精査の結果、創外固定ピンによる膀胱損傷と診断され、同日緊急手術で膀胱縫合術を施行した。その後、全身状態が安定した25日目に、不安定型骨盤輪骨折に対して観血的骨整復術を施行し

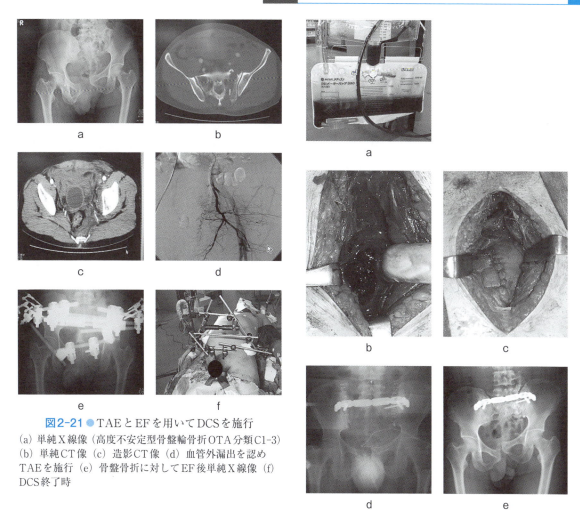

図2-21 ● TAEとEFを用いてDCSを施行
(a) 単純X線像（高度不安定型骨盤輪骨折OTA分類C1-3）
(b) 単純CT像 (c) 造影CT像 (d) 血管外漏出を認め
TAEを施行 (e) 骨盤骨折に対してEF後単純X線像 (f)
DCS終了時

図2-22 ● 膀胱損傷と骨盤骨折に対して手術施行
(a) 膀胱留置カテーテル尿の新鮮血を認める。(b) 手術所見（膀胱損傷部に血腫を認める）(c) 膀胱縫合時 (d) 術後単純X線像（骨盤骨折に対してM-plate固定）(e) 術後1年の単純X線像

た（図2-22）。術後1週で可動域訓練を開始、術後4週には部分荷重を開始し歩行訓練を行った。28日目に精神科による介入が始められた。初めは自殺企図について詳細を語ろうとしなかったが、内服治療とコミュニケーション療法により、家族や仕事のことで悩んでいたこと、近所からの嫌がらせなどの被害妄想があったことが判明し、統合失調症とアルコール依存症の診断に至った。術後4週間で全身状態が安定したため、精神科治療と機能的リハビリテーションが可能な病院への転院を図るも受け入れ病院なく、当院で治療を継続した。精神科による内服治療により精神的に安定し、歩行も安定したため受傷後103日目に独歩退院となった。退院後は外来に通院し、レントゲン像では変形治癒となるものの受傷から約1年で終了となった。機能予後としては、車の運転や運動も可能で、IPS機能評価でexcellentであった。精神科の外来通院は継続した。

精神疾患と重症外傷の関係

　救命救急センターには、しばしば著しい精神症状を伴った患者が搬入され、対応に難渋することが多い。とりわけ、自殺企図の患者にその機会が多い。交通事故による重症外傷は年々減少する一方、自殺企図による重症外傷は一向に減少の兆しを見せない。警視庁『自殺統計』[4]による平成23年における男女別の自殺者数の状況をみると（図2-23）、男性68.4％、女性31.6％と男性が多いが、当施設に搬送され生存し得た自殺企図は女性が78.9％と多かった。同じく、手段についてみると男性では首つり（68.5％）が多く、次いで練炭など（10.2％）、飛び降り飛び込み（9.1％）となっており、女性では首つり（62.7％）が最も多く、次いで飛び降り飛び込み（14％）となっている（図2-24）。重症外傷の骨盤骨折は、自殺手段としては飛び降り飛び込みが多く、当院でもすべて飛び降り飛び込みであった。

　一般的に自殺例には三大精神障害といわれているうつ病、統合失調症、境界型パーソナリティ障害の患者が多くみられる[5]。また、うつ病や統合失調症の患者は、首つりや高所からの墜落など救命率が低く確実性が高い「硬い手段」をとる傾向にある一方、境界型パーソナ

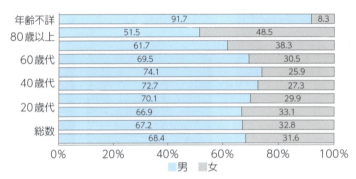

図2-23 ● 平成23年における男女別の年齢階級別の自殺者数

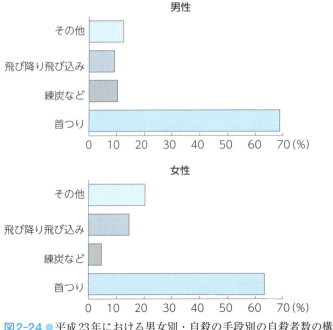

図2-24 ● 平成23年における男女別・自殺の手段別の自殺者数の構成割合

リティ障害や神経症性障害の患者は過剰服薬やリストカットなどの救命率が高く確実性が低い「柔らかい手段」をとる傾向にあるといわれている[1]。われわれの検討でも統合失調症、うつ病が多く78.9％を占めた。自殺企図の多くは、死を希望しながら生の気持ちも共存している両価的なものか、死を希望せず自殺を演じている自己破壊型自殺やパラ自殺である。大切なことは「硬い手段」をとった確信的な自殺企図を見極めて、早期に精神科治療を開始し精神科入院加療につなげることである。しかしながら、救命救急センターに搬送される重症外傷は全身管理のため挿管管理となっていることが多く、確信的な自殺企図なのか否かの見極めが困難で、その結果として精神科治療の介入が遅れる傾向にある。そのため、抜管後速やかに精神科治療とリハビリテーション加療が開始できるように、全身状態の早期安定化と骨折などの運動機能の早期治療が望まれる。

精神疾患と重症外傷の特徴

　当施設では、精神疾患の有無に関係なく、重症外傷に対して救急医と整形外科医が患者搬入から連携して命と機能の両方の視点から早期治療を行っている。精神疾患の有無で比較検討すると精神疾患を伴う群（P群）で四肢骨折脱臼数が有意に多いという結果が得られた。解剖学的重症度の平均ISSは、P群26.5±14.2に対し、N群21.6±14.9と有意差はないが精神疾患を伴う群に高く、死亡率も同様にP群15.8％に対し、N群13.5％と精神疾患を伴う群で高い傾向にあった。平均入院期間はP群が長い傾向にあったが有意差は認めなかった。精神疾患を伴う群で入院期間が長くなる理由として、重症度と平均四肢骨折脱臼数が高いため集中治療と機能的治療期間が長期化するためと考えられる。以上より、精神疾患を伴う自殺企図による骨盤骨折は重症外傷となり死亡率が高く入院期間が長期化する傾向があることがわかる。

重症外傷における死の3徴

　われわれは、骨盤骨折のような重症外傷の死亡率を低下させるため、集中治療と機能予後の改善をめざした臨床と研究に不断の努力をしている。しかし、いくら最善を尽くしても救命に至らないことはある。集中治療における重症外傷の死の3徴は低体温、代謝性アシドーシス、凝固異常である。これらは悪循環を形成し、時間経過とともに進行性に悪化するため、重症外傷患者の死亡の最大の原因となっている[6]。1988年フェリシアーノ（Feliciano）らは腹部銃創300例の内88％を救命することができたが、救命できなかった例の85％はこの「死の3徴」によるものであったと報告している[7]。その中でアシドーシスの病態を反映する生理学的指標として血清乳酸値は多発外傷における予後予測因子として重要視されている。われわれはこの血清乳酸値に注目し多発外傷に伴う骨盤輪骨折の生存例と死亡例の検討から、その独立危険因子が「乳酸値4.1mmol/L以上」であることを報告した。また、骨盤輪骨折を伴う重症多発外傷において、乳酸値が予後予測因子として適切であることを明らかにした[8]。当施設では、患者搬入時から経時的に血清乳酸値をモニターし、ダメージコントロールや集中治療、二次的手術への移行などの治療指針に役立てている。山口らは外傷による助かる出血性ショックと助からない出血性ショックの間には引き返すことのできない「一点」が存在し、「死の3徴」は引き返すことのできない一点を逸脱した敗北の結果であると述べている[6]。重症外傷の死亡率を低下させるためには、受傷から可及的速やかに患者を搬送し、適切なダメージコントロール行い、「死の3徴」に陥らせない治療を心がけることが肝要と考

える。

重症外傷における機能予後

　機能予後の改善のためには精神科治療と機能的リハビリテーション介入の可及的早期の開始と、それらが可能な病院への早期転院に努めている。その後の入院期間は当然のことながら精神疾患の種類や重症度によって異なる。自殺企図予防の観点からも、誘因となった環境調整を含む精神科的介入を早期に図ることが望ましい。したがって救急医療としては、できるだけ早期に精神的、機能的リハビリテーションができる状態にすることをめざす。

　また、救急医療では転院や退院した後の経過観察は困難なため、長期的な機能評価がなされていないことが多い。当施設では、転院後もできるだけ外来の再診を促して経過観察を継続し、救命センターで行った治療の効果や合併症の有無などを評価するように心がけている。鈴木らは2年以上経過観察し得た骨盤輪骨折患者41例を対象として長期機能予後を検討したところ、身体機能評価は低値で、神経障害残存と骨盤輪後方要素の転移量が有意に機能予後に影響を与えることを報告している[9]。今回われわれは、不安定型骨盤骨折に対して早期内固定術を施行し長期機能予後を評価できた11例について、Iowa pelvic score（IPS）を使用して評価したところ、excellent 6例、good 3例、fair 1例、poor 1例という結果であった。これはまだまだ満足のいくものではなく、さらなる検討が必要である。

　さらに、当院では前記に示したように精神的かつ機能的リハビリテーションが可能な病院への早期転院に向けて、地域医療連携なども協力して最大限にできるように努力をしているが、そもそも対象となる精神的かつ機能的リハビリテーションが可能な病院が極めて少なく、転院交渉にはいつも難渋している。一方、精神疾患を伴うような骨盤骨折などを含めて重症外傷に対して、プレホスピタルから初期治療、集中治療、機能的治療、リハビリテーションまで、一貫してステージを的確にかつ早急に専門的に行えている施設病院も少なく、多くの「防ぎ得た外傷死（preventable trauma death）」と「防ぎ得た機能障害（preventable trauma disability）」が発生している現状がある。この問題解決のためには、早急なシステムの構築と多発外傷患者をさまざまな分野の専門的治療が可能な施設へ集約するなど、統合的な外傷治療システムの構築を急ぐ必要がある。今後は外傷治療に特化した救急外傷センターなどの治療施設もその一案となるであろう。

問題点

* 救命救急センターでは、精神疾患の有無にかかわらず重症外傷に対して救急医と整形外科医あるいはその他の科と協力した集学的治療が円滑に行えているとは言い難い。
* 救急医療の領域に精神科の積極的な介入は得られにくく、外傷治療への理解が少ない。
* 救急治療後に、精神的かつ機能的リハビリテーションを委託できる病院が極めて少ない。

■ ポイント

* 精神疾患を伴う重症外傷は飛び降り飛び込みが多い。
* 統合失調症やうつ病は「硬い手段」をとる傾向にある。
* 確信的な自殺企図を見過ごすことなく、精神科治療を早期に開始し精神科入院加療につなげることが重要である。
* 精神疾患を伴った自殺企図による骨盤骨折は、重症度、死亡率ともに高く、救命できても入院は長期化し機能予後は不良である。

＊重症外傷は早期に患者を搬送し、適切なダメージコントロール行い、「死の3徴」に陥らせない集中治療を心がけることが重要である。

おわりに

われわれの願いは、「防ぎ得た外傷死（preventable trauma death）」と「防ぎ得た機能障害（preventable trauma disability）」をなくすことで、そのために日々努力している。また、それに加え、「防ぎ得た精神障害（preventable trauma mental disability）」を含めた臨床と研究に取り組む必要があることも認識している。

（大畑徹也）

引用文献

1) 一般社団法人日本救急医学会（監修）：救急診療指針改訂第4版．へるす出版，p493-506，564-569，2011．
2) Baker SP, Neill OB, Haddon W et al：The Injury Severity Score：A method for describing patients with multiple injuries and evaluating emergency care. J Trauma, 14：187-196, 1974.
3) Nepola JV, Trenhaile SW, Miranda MA et al：Vertical shear injuries：Is there a relationship between residual displacement and functional outcome? J Trauma, 46：1024-1030, 1999.
4) 警察庁の平成23年自殺統計．
5) 上條吉人：救命救急センターにおける精神科の役割．救急医学10：救急精神救急医に求められる最低限の知識33：1501，1555-1570，2009．
6) 山口芳裕：ダメージコントロール第1版，島崎修次（監修）．メディカルレビュー社，p28-36, 2003．
7) Feliciano DV, Burch JM, Spujut-Partineiy V et al：Abdominal gunshot wounds. An urban trauma centers experience with 300 consecutive patients. Ann Surg 208：362-370, 1988.
8) 大畑徹也，星亨，丸野秀人，他：多発外傷における骨盤輪骨折の治療経験（生存例と死亡例の検討）骨折 34：283-285, 2012．
9) 鈴木卓，相馬一亥，新藤正輝，他：骨盤輪骨折患者の長期機能予後の検討．骨折 28：186-190, 2006．

7 理学療法

概要

平川病院で理学療法を受けている患者の概要を紹介する。対象としたのは平成20年4月から平成23年3月までの3年間である（表2-10、表2-11）。

基本情報：全369名（男性240名、女性129名、平均61.6歳）。

平均リハ実施期間：116.5日。

表2-10、表2-11の通り、精神疾患についても身体疾患についても多岐にわたっている。精神疾患としてアルコール依存症が多いのは、平川病院のアルコール治療プログラムに身体的リハビリテーションが組み込まれている影響があり、所謂通常の身体的リハビリテーションを理学療法士が個別に提供している患者としては、統合失調症が最も多くを占めている。一方で、身体疾患については、中枢性疾患に比べ、整形外科疾患が5倍程度と多いことも特徴である。整形（多発）は、希死念慮によるものを含む墜落・転落・飛び込みなどによる多発外傷であり、重症度は高く、多くは救命救急センターなどからの直接入院である。整形（単発）は、大腿骨頸部骨折が最も多くを占め、次いで圧迫骨折など比較的高齢者によくみられる骨折がほとんどである。院内での受傷だけでなく、近隣の施設や精神科病院での受傷後、平川病院で身体的リハビリテーションを行い、元々の居住施設に戻ることがほとんどである。その他、内科疾患はほとんどが誤嚥性肺炎であり、高齢化や、精神科薬剤による嚥下機能の低下、過沈静時の唾液誤嚥などが影響していると思われる。

表2-10 ● 精神疾患内訳

障害の分類	人数
F0（認知症など）	64名
F1（アルコール依存症など）	153名
F2（統合失調症など）	88名
F3（うつ病・躁うつ病など）	52名
F4（神経症など）	4名
F5（摂食障害）	1名
F6（人格障害）	2名
F7（精神発達遅滞など）	4名

表2-11 ● 身体疾患内訳

疾患名	人数
整形（多発外傷）	31名
整形（頸部骨折など単発骨折）	40名
整形（その他）	48名
中枢性疾患（脳梗塞、脳出血など）	23名
内科疾患（肺炎など）	28名
代謝性疾患（ニューロパチー）	79名
その他（精神的理由）	9名

精神科での理学療法士の役割と現状

基本動作を中心とした身体機能の回復・再獲得

理学療法士の院内での役割は、一般病院と同じで基本動作を中心とした身体機能の回復や再獲得のサポートで、多くの医療スタッフと協同してリハビリテーションを進めていく。精

神症状や薬剤の影響、障害を負う前の生活の影響を大きく受けるが、その工夫、環境調整などができれば、期間はかかっても精神疾患がない患者と同様にアウトカムが得られることは多い。

ADL指導

平川病院では、主に身障部門の作業療法士が担当することが多いが、明確な線引きをしていないため、基本動作からADL指導まで理学療法士が関わる機会も多い。退院先が自宅と設定されている患者の場合には、理学療法士がADL指導まで行い、作業療法士はさらに応用的なAPDLや対人関係部分に関わることもある。

身体疾患を合併した精神科患者への支持的な関わり

身体疾患を合併した精神科患者は多くの困難を抱え、慣れ親しんだ地域での生活や入院生活を諦めざるを得ない場合もある。また、環境が大きく変わり、ストレスを抱えることもしばしばあることである。その中で、環境の変化やリハビリテーション実施そのものに適応していけるよう、担当者だけでなく、周囲のスタッフや助手、場合によっては病棟スタッフと共に統一した支持的関わりをする場合も多い。リハビリテーション室に来ることが「楽しい」と思える環境作りも重要な仕事の一つである。

一方で、リハビリテーション室に来ても「リハビリテーションをするためにここにいる」ということが認識できない患者も多い。環境に適応し、目的を共有することから開始する必要性がある。

精神科スタッフへのトランスファーなどの指導

前項までは実際のリハビリテーション場面での仕事だが、これ以外にも、トランスファーの指導、ポジショニングについての相談などを請け負うことも多い。また、術後間もない患者の禁忌事項や荷重量の制限について適した介助方法について提案することもある。一方で、仕事の中で過剰な介助量になってしまっている場合には、介助量を減らすような提案などを行い、生活の中で患者の機能を生かすように促している。この他には、平川病院では看護教育の一環としてのトランスファー講習会、関節可動域訓練やポジショニングの勉強会、転倒予防のための運動指導など、患者教育・スタッフ教育にも得意分野を生かして対応している。

精神科スタッフとの連携

一方で、精神科的対応についてはリハビリテーション場面でも他部門のスタッフの手・知恵・知識を借りることも多く、日常業務やカンファレンスの中で話し合いながら解決を図る。これは、患者にとって「外面」になりやすく、またストレス環境にもなり得るリハビリテーション室での様子と、患者にとって「生活の場」であり療養の場である病棟での様子に乖離がみられることが多々あるため、精神的・身体的問題を並行して検討し、同じゴールに向かって両方の治療が進むために必要なことである。

現状

教育の問題

　理学療法士の教育課程の「精神医学」は、あくまで病名や特徴の一部を教科書的に学ぶことがほとんどで、臨床場面でみられる精神疾患をもつ患者、あるいはせん妄など、一時的にでも精神症状を有する患者への対応を学ぶことはほとんどない。これは、「理学療法士作業療法士法」の中で定められた職域の問題をはらんでいるため、容易に変更することができない。

　しかしながら、精神科に勤めなくても、精神症状に対応せざるを得ない場面は多くみられる。たとえば、認知症、脳卒中後や術後のせん妄、障害受容の過程の中での抑うつなどである。これらについては、多くのセラピストは現場に出てから四苦八苦することになる。また、このような状況下で「認知症だから仕方ない」「やる気がないから仕方ない」と忙しい業務の中であきらめられてしまっている患者も多いと思われる。

ノウハウやデータ蓄積の問題

　現在の医療は、EBMが重要視され、さまざまな角度からのデータ蓄積・分析が盛んに行われている。その中で精神科医療はデータ化しづらい特性上、数値化の元に行われるEBM構築には適さない面も多い。また、純粋なリハビリテーション結果や術後成績を考えるという名目で、バリアンス・データとして取り扱われることも多く、実際に精神疾患をもった患者がどのような経過をたどって回復していくかについては不明な点が多く残されている。

　そこで、平川病院が実際に行っているリハビリテーションのアウトカムを紹介し、その効果について説明したい。図2-25、図2-26は整形外科疾患の中で多発外傷であったものについてバーサルインデックスおよびFIMの推移をみている。グラフの通り、大幅な改善をしていることがわかる。特に多発外傷は、救命救急センターから直接平川病院へ転院してくる患者が多いため、早期に介入できていることも影響している。一方で、脳血管疾患は図2-27、図2-28に示したとおりである。入院時と退院時で改善はしているものの、整形外科疾患に比べ向上はわずかである。これには、脳血管疾患が整形外科疾患に比べ障害が重篤で変化が得られ難いことや、入院までの期間に時間を要している場合が多いということがあげられる。

　しかしながら、リハビリテーションを実施することで患者の身体状況に対してプラスに働

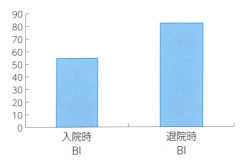

図2-25 ● 整形外科（多発）　バーサルインデックス推移

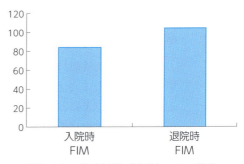

図2-26 ● 整形外科（多発）　FIM推移

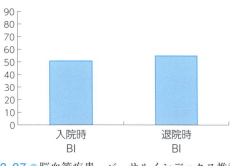
図2-27 ● 脳血管疾患　バーサルインデックス推移

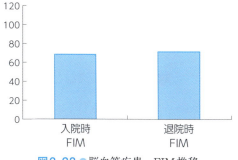
図2-28 ● 脳血管疾患　FIM推移

いていると総じて言うことはできると思われる。今後これらを詳細に検討していくことで、介入のタイミングや内容についても客観的な裏づけが徐々にできるようになってくると考えており、EBPTの基礎として他分野に追随していくことができるようになってくると思われる。

精神科スタッフとの連携の難しさ

　精神科スタッフ同士は、共通言語をもち、共通した視点の下に医療を行っている。しかしながら、われわれのような身体部門である理学療法士は、精神科スタッフとの共通言語をもたない。たとえばADLという一つの言葉を考えても、われわれは動作を考えるが、精神科スタッフは盗食をするか、異食をするか、など別の視点で話をすることがある。このような状況は、共通言語をもたないゆえのコミュニケーションのとりづらさに繋がる。また、治療に対しての視点が異なるため、意見が一致しないことも多い。

　そういった中で、同じゴールに向かってリハビリテーションを展開していくには、密なコミュニケーションの他に、相手の視点を理解することが必要である。「教育の問題」でも述べたように、学校教育の中では指導されていない部分であるが、今後は他部門・他職種の視点を少しでも知識として持ち合わせること、もしくは、違う職種は違う視点をもつことが多いということについて知っていくことは非常に重要なことであると考えている。

##

データの蓄積・分析を進めてEBM構築

　「ノウハウやデータ蓄積の問題」で述べたように、この分野でのEBM構築は他分野に比べ遅れをとっている部分が多い。しかしながら、原則どおり、リハビリテーション医療を全人的医療ととらえるのであれば、精神疾患の有無はリハビリテーションアウトカムを考える場合には、たった一つの要素に過ぎない。身体障害を負うという経験・現状から、精神科的問題を抱えている患者は多く、避けて通っては全人的医療を行っていると胸を張って言えないのではないか。

　今後、データの蓄積・分析を継続的に進め、この分野のリハビリテーションがアウトカムを得ることができるということ、そのためにどんな工夫が必要であるか、など明らかにしていく必要性があると考えている。現在、われわれのグループでは、全国にある同様の機能を

もつ病院の理学療法士とデータベースを共有し、データの蓄積と分析を進めている。今後、その分析とともにこの分野の医療の質の向上に役立てていきたい。

対応方法や工夫などの共有：教育の問題

　精神疾患、もしくは精神科的問題を抱えている患者への対応には、工夫が必要である。しかし、学校教育の中ではそれを組み入れることができていないのが現状で、不慣れなスタッフや若いスタッフはその困難にそのつど対応し、失敗を繰り返していく中で、精神科患者への対応についての基礎をつくりあげていかなければならない。

　しかし、その工夫は特別な素質が必要なわけではなく、教育により身につけることができることであると考えている。なぜなら、平川病院のスタッフも特別な選抜を受けているわけではなく、日々臨床を続けていく中でその対応方法を身につけているからである。

　平川病院では、朝の申し送りを用いて患者の注意事項や誘導方法を共有する、上手くいった誘導方法を教え合うことで後輩への工夫の伝達を行っている。基本的には先輩から後輩への指導にはなることが多いが、朝の申し送りなどの機会を利用することで、先輩 – 後輩、資格のある – なしにかかわらず情報交換をできるような環境を設定できていると感じている。

　一方で、われわれも自分たちが繰り返してきた工夫は経験則でのものが多く、根拠としての理論立てがあるわけではない。そのため、今後ノウハウとしての蓄積が必要である部分の一つであると考えている。卒前・卒後ともにノウハウの伝達や教育体制を整備し、より多くの理学療法士が精神疾患をもつ患者により良く関われるように取り組んでいきたい。

他職種や関連領域への興味・学習

　病院という組織は、専門職同士の集まりであり、自分たちの領域ですら日々勉強を積み重ねていく必要性がある。他職種や関連領域に興味があったとしても、簡単に学習を積み重ねることはできない。また、そのような環境下に長くいると、興味すら失ってしまうこともあるだろう。

　しかしながら、リハビリテーション職種だけでリハビリテーションが行われるわけではないため、より効果的な治療を行うための環境づくりとして、他職種や関連領域への興味・学習は大きな役割を担うこととなる。また、自分たちと一緒に治療を行う他職種のスタッフにも自分たちの領域について興味をもってもらう必要性がある。

　そのためには、治療の成果や意義を共有し、お互いの立場を尊重することが非常に重要であるが、実際に行動することは難しい。カンファレンスや、日々の申し送りの中で少しずつ関係性を構築していくことが第一歩となるであろう。平川病院では、リハビリテーション科内のケース検討に、そのケースの病棟スタッフを招待したり、病棟と合同で勉強会を開催し、その年の成果を共有するなどし、お互いに協業したからこその成果を確認し、今後に活かすための取り組みを行っている。また、「成功したこと」だけでなく、苦労した症例の共有や、インシデント・アクシデント事例を通じて必要と思われる勉強会を企画し（図2-29、図2-30）、看護師をはじめとした他職種から学ぶ機会を設けている。この取り組みの中で、お互いの職種の役割や事情を理解し、連携体制が強化されることも経験している。最初はADLのレベルアップはリハビリテーション職種からの提案ばかりだったが、現在では、看護師や看護助手からの提案も多くなっている。

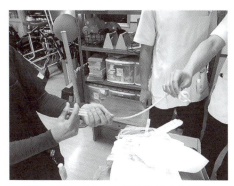
図2-29 ● バルーン抜去に対する対応

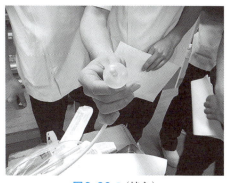
図2-30 ●（続き）

この領域での理学療法の重要性について

　平川病院で行っているような精神科患者への身体合併症への治療は、患者の精神症状にも良い影響を与えている可能性がある。第1章の図1-5と図1-6で紹介したように、多くの患者がリハビリテーションを受けた過程の中で症状を軽減させている。無酸素運動、有酸素運動共に、精神症状への良い影響があることは諸家の研究結果としてすでに報告されているが[1-4]、メカニズムについては未だ明確なものは示されていない。病院の特性上、コントロール群を作っての比較ができないため、機序について明らかにしていくには時間がかかるが、解明へ向けて動く必要性があるだろう。

　身体合併症があって歩行ができない患者は、地域での独居などは選択することができない。しかし、身体合併症の治療が進み、歩行ができるようになれば、それを選択することも可能になる。また、その治療の過程の中で、精神科的問題も改善しているのであれば、さらに社会復帰を阻害する要素が減るということである。これは、患者がわれわれとの治療を通じて身体的にも精神的にも、自分の生活の場や方法について選択の幅を広げているといえる。

　一方で、精神疾患があっても身体合併症が改善するという経験は、医療スタッフにとっての影響も大きい。リハビリテーション病棟スタッフなども巻き込んで実施されることが多いうえ、精神面の変化より目に見えやすい変化を起こす身体面のリハビリテーションは「患者の回復を共有する」という面で非常に有効に働く。そうすることで、精神科だからと諦めずに患者の治療にあたるメンタリティーを賦活することが可能であると考えている。そして、一番の利点であり、強みは、患者との身体接触を当たり前のようにできることである。精神科の患者は、自分の身体に興味をもたない人も多く、精神科のスタッフの多くは患者の体に触れない。その中で、われわれ理学療法士などリハビリテーション・スタッフは密接な身体接触をもって治療に臨む。これは精神科医療の中では特異点であり、患者との関係性の変化や、治療の流れなどに大きく影響を与えることができ、他職種の協力を得たり、もしくはわれわれと患者との関わりを利用して治療を進めてもらうことができる。

　われわれ理学療法士が治療に関わるということは、精神科医療の一部としても非常に重要であると考えている。今後さらにこの領域が強化されていくことを切に願っている。

（上薗紗映）

参考文献

1) 保坂隆：うつ病の運動療法の実際. 臨床スポーツ Vol.22 No.3. 1123-1129, 2003.
2) 隅川潤一郎, 他：うつ病（状態）患者への理学療法提供. 理学療法20巻11号, 1131-1138, 2003.

3) 村田大輔, 他：うつ病患者に対する運動療法の試み～その精神療法的側面について～. 作業療法22巻特別号, 104, 2003.
4) 隅川潤一郎, 他：うつ状態における運動の短期効果. 理学療法学28巻大会特別号No.2. p54, 2001.

8 作業療法

　平川病院では身体障害領域をメインに治療するリハビリテーション科所属の作業療法士と、精神障害領域をメインに治療する作業療法科所属の作業療法士がおり、分業化し業務を行っている。

身体障害領域の作業療法

概要

　平川病院で身体障害分野の作業療法（以下、身障作業療法）を受けている患者の概要を紹介する。対象としたのは平成20年4月から平成23年3月までの3年間である（表2-12、表2-13）。
　基本情報：全369名（男性128名、女性132名、平均67.3歳）。
　平均リハ実施期間：154日。

精神科での身障作業療法の役割

治療介入の範囲

　一般病院と大きな違いはなく、ADLなどの応用動作を中心とし、必要に応じて身体機能レベルへの治療介入を行っている。自宅退院に向けては、掃除、洗濯、炊事などIADLへ治療介入することもある。また主たる目的でないが、生活リズムの構築や対処行動の獲得に向けて、身体的治療と併せてサポートすることもある。

表2-12 ● 精神疾患内訳

障害の分類	人数
F0（認知症など）	60名
F1（アルコール依存症など）	39
F2（統合失調症など）	72
F3（うつ病・躁うつ病など）	32
F4（神経症など）	0
F5（摂食障害）	0
F6（人格障害）	0
F7（精神発達遅滞など）	7
F8（発達障害）	1

表2-13 ● 身体疾患内訳

疾患名	人数
整形（多発）	15
整形（単発）	70
整形（その他）	45
中枢性疾患	55
内科疾患	64
代謝性疾患	9
その他（精神的理由）	2

理学療法士、言語聴覚士への助言

　作業療法士は学生時代より講義にて、精神医学から治療学まで教育を受けている。また多くの場合、精神科部門で臨床実習を受けている。

　しかし、理学療法士、言語聴覚士に関しては精神医学の講義を受けている程度で、それ以上の教育は行っていない。それに伴い、作業療法士からみれば基本的な事柄であっても助言する必要がある場合が多い。特に、対人関係に関することや集団に関連することの理解が乏しいように思う。また、精神科作業療法への移行を考えた時に、移行先の特長を理解し、情報を提供できることも多い。

　リハビリテーション職種の中で、最も精神科について学ぶ機会が多かった背景を生かし、理学療法士や言語聴覚士へのアドバイスも作業療法士の役割と言える。

評価と治療

身体領域

　一般的に行われている評価や治療と変わらない。ADL評価は、FIMとBIの2つを用いている。その理由は後の項で述べる。機能レベルでの評価では、関節可動域や筋力、知覚、協調性、巧緻性などを必要に応じて実施している。それらを統合および解釈し、目標立てを行いそれに準じた治療を行っている。

精神領域

　症状評価であるAMDPシステムを入院時、退院時と各担当者が評価している。また、精神科領域では経過がとても重要であり日々の言動や行動など観察していくことも臨床上とても意味のあることである。

ADLの特徴

「できるADL」と「しているADL」

　一般病院以上にその差が大きいことが徐々に明らかになってきている。良くあるパターンとして「杖」使用を述べる。リハビリテーション室では杖歩行が可能であるにもかかわらず、本人の杖管理が不十分であり、車椅子となっていることがある。杖は時として凶器になるケースもある。また、眠剤を飲んでいるケースは、日中は杖歩行、夜間は車椅子といったような対応で安全性を確保している。すなわち、精神科にてADLを考えるうえでは、対象者の精神状態や服薬にいっそう気を配る必要がある。したがってADL評価では、「できるADL」と「しているADL」との差が大きいため、FIMとBIの両方を評価する必要がある。

ライフサイクルによる変動

精神疾患の治療の結末は、「治癒」という形ではなく、「寛解」と表現されている。身体疾患と比較してはっきりしていないことが特徴である。一度、居住スペースにて生活できる程度まで回復した精神状態が再び悪化し、それに連鎖しADL低下に及ぶことがある。作業療法士は、精神状態が安定しているときのADLのみならず、入院中の不安定な状態でのADLを評価しておくことで、家族や介助者に向けて助言ができる。

集団を用いた対応

基本的に一般病院同様、「個別」にて身障作業療法を行っているものの、一部の患者に対し算定はできないが「集団」を用いアプローチを行っている。以下に、集団で対応している患者例を記する。

①診療報酬で定められている算定期限切れの患者に対し、活動量確保の目的で算定は行わずに週1回行っている。

②訓練拒否があり個別での対応は困難な患者に対して、訓練を強要せずにまずは集団に所属してもらい見学してもらう。そして安心できる場であることを保障する。次の段階として「集団力動」を用い、レクリエーションを通じ身体面にアプローチを行っている。

③身体機能にある程度目処がついた患者に対し、今までの個別での身体的リハビリテーションから、集団で行う精神科作業療法への移行を目的に用いることがある。集団に馴染みやすいように、普段接している身障作業療法スタッフや作業療法室という環境の中でまずは集団を経験することで、無理なく移行することができる。

実施上の留意点

物品管理に関して

精神科で身障作業療法を行うにあたり最も注意している点である。特に自殺企図や異食、盗癖などがある患者に関しては特に心を配ることをしている。また、物品管理そのものに関しても慎重になる。

例：
- ハサミや針の管理ではチェック用紙を作成し対応している。
- 血圧計に関しては、番号シールを貼り持ち出し時に声がけを行うなど取り決めを行っている。
- 使用した物品は、収納する前に必ず個数を数えている（STEFの小球など）。

今後の展望

院内に向けて行いたいもの

精神科作業療法へのサポートについて：平川病院でも精神科作業療法は、精神面の評価を中心に行ってきた。しかし、高齢化に伴い活発な農作業などの積極性の高い活動が困難になってきている。以前のような作業観察や面接では評価が不十分になってきた。そこで、身体面を中心に治療を行っている身障作業療法がリードし日常生活動作の評価や機能レベルの評価などをニードに応じて適宜レクチャーしていく必要があると考えている。

身体機能面やADLのみに固執しない作業療法の提供：身障作業療法をやっていると身体機能やADLに視点が向き、その先にある趣味活動や遊びといった活動へアプローチする時間が制限されてしまう。しかし、本来は幅広い視点が必要であり、そうすることでQOL向上にも繋がることを忘れてはいけない。

院内環境整備の提言：高齢化が進行したことにより、今までの環境では生活が難しい状況となっている場合がある。特に浴室やトイレはそれにあたる。手すりの取り付けや段差解消など基本的なことから応用的なところまで、専門職である身障作業療法が積極的に介入する必要がある。

家族指導：自宅退院に向けては家族指導が重要である。その中でもやはり精神症状が強く出現している時のADLを把握し、それを家族に説明する必要がある。身体機能の問題で介助が必要なことは理解を得やすいが、精神症状の変動で介助が必要になることは説明に一工夫必要になる。経験上、実際に見てもらうことが伝わりやすいように思う。

院外に向けて行いたいもの

学術活動：精神科およびリハビリテーションに関連した学会で発表すると、精神科や回復期リハビリテーション病院で作業療法をされている方から多く質問を受ける。

例：

- 精神科で作業療法をしている方より、「当院でも患者の高齢化や身体合併といった問題に対してどういった関わりがいいのか悩んでいます。診療報酬の問題などさまざまな課題があると思いますがアドバイスを下さい」
- 回復期リハビリテーション病院で作業療法をしている方より、「患者の中には脳血管後のうつ状態など精神科治療が必要な方を見受けます。うちの病院には精神科医が勤務していないのですが、作業療法士としてはどのような対応がいいのでしょうか」

その他、さまざまな質問を経験しているが、一つ言えることは精神科分野で働いている作業療法士は身体的な面へも意識を向ける必要が出てきていること。また、身体分野で働いている作業療法士が患者の精神症状に目を向け全体像を把握する重要性に気がついているものの、苦悩していること。

今後は精神科医やリハビリテーション科医が在籍している環境を利用して、経験を元に少しでも提言できるよう学術活動を行っていきたいと考えている。

勉強会の開催：少し先の話になりそうではあるが、いずれ規模はさておき、テーマを決めて勉強会を開催できたらと考えている。それに向けてデータの蓄積や経験測に基づく介入方法などをまとめていく作業が必要になりそうだ。

おわりに

　精神科での身障作業療法について述べてきた。特殊性はほとんどないものの、一般科とは所々で異なっている点がある。それを理解するためには身体分野、精神分野の学習が必要である。

　そもそも、作業療法は「作業」と通して対象者と関わり治療することが特徴であり、身体疾患であろうと精神疾患であろうと根本は変わらない。今後はさらに作業療法の特徴を発揮し、対象者を多角的にとらえた介入が必要になると思う。その役割を担っていきたい。

精神障害領域の作業療法

精神科作業療法の開設から現在に至るまでの流れ

　平川病院に精神科作業療法が開設される以前は、看護部の中に生活療法科という部署が開放病棟の患者を中心に主に実施していた。プログラム内容は内職的作業とレクリエーションで、季節の行事として夏には盆踊り、秋には運動会が行われていた。

　そして平成5年に作業療法士が1名入職して翌年の平成6年に精神科作業療法施設基準の認可を取得し精神科の作業療法が開始された。当初は作業療法士1名、助手2名で対象患者数は1日50名前後であった。対象疾患は統合失調症7割、残り3割は躁うつ病・精神発達遅滞・神経症であった。プログラム内容は当時行われているものを引き継いだ。

　その後、プログラム内容の充実を目的に作業療法士の増員を行った。現在は作業療法士9名、助手2名、非常勤講師2名で構成している。プログラム内容は、①社会復帰をめざした訓練プログラム（ADL訓練、SST前訓練、外泊準備訓練）、②楽しみながら目的達成をめざしたプログラム（工芸、陶芸、絵画）、③楽しみを目的としたレクリエーション（スポーツ、音楽、映画鑑賞、行事など）を患者の目的に合わせて提供している。また、慢性期病棟では転倒予防を目的とした体操や筋力強化などを行っている。

　さらに、今後退院を予定されている患者または外来患者を対象に地域支援プログラムの一つとして地域生活に必要な能力（ADL・APDLなど）評価を行い、その訓練プログラムとして、①グループディスカッションプログラム：外来作業療法患者を対象に日常生活で困っていることなど小グループで話し合いをして解決方法を見つけていくプログラム（退院が近い入院患者にも参加を促す）。②復職プログラム：復職目的で作業療法を利用する方に対して対応できるプログラム（作業療法場面を職場ととらえスタッフは上司や同僚となり実際の仕事を行うなど）などにも力を入れている。

　以下に、当科の治療概要について紹介する。

■ 処方目的：
　意欲、自発性の改善
　協調性、対人関係の改善
　持続性の改善
　無為、自閉の改善
　感情の安定
　就労準備

表2-14 ● 精神疾患名内訳

疾患名	人数
認知症	47
アルコール依存症	110
統合失調症	250
うつ病・躁うつ病	70
神経症	15
人格障害	10
発達障害	16
診断名なし／不明	11

■ 患者内訳：

23年度からの継続処方箋245枚、24年度の新規処方箋292枚（表2-14）。

身体合併症の患者に対して

　精神科作業療法が開始された当初より身体合併症の患者も少なからず入院していたが、現在のリハビリテーション科の前身である理学療法科が開設されていたため、身体面のアプローチは理学療法科が対応していた。そのために精神科作業療法に身体面のみを目的に主治医から指示が出されることはなかった。ただし、現在は長期入院患者の高齢化に伴う身体合併症をもつ患者が増加しており精神科作業療法でも精神面のみならず身体面へのアプローチも必要となってきているのが現状でありプログラム変更も随時行ってきたが集団で行われる精神科作業療法では限界がある。その点、平川病院においては身体のリハビリテーションはリハビリテーション（理学療法、作業療法、言語聴覚療法）がその専門性を生かして個別対応することが可能である。

　今後については精神面・身体面へのアプローチをその専門職が機能分化しつつも連携をとりながら同時にサービスを提供できると考えている。

身体障害領域と精神障害領域の融合・連携に向けての展望

　身体障害領域と精神障害領域共におのおの専門性は存在している。施設基準や配置スタッフなど別の角度から比較しても、明らかな違いがある。そして、現状の法制度を考えると融合は難しい側面も多い。

　また、日々の臨床を振り返って考えてみると、日常業務に追われ必ずしも十分な連携がとれているとはいえない。ただ、患者からみてみれば、そういった背景を知ることなく、不利益を受け続けることになる。これほど悲しいことはない。

　たとえば、単科精神科病院で統合失調症のために長期間入院していた患者を仮定する。その患者が脳梗塞後遺症として片麻痺になった場合、救急搬送され処置を受けることができたとする。その先、リハビリテーション施設の整った病院にてリハビリテーションができるだろうか。多くの患者は精神疾患があるだけで断られている。これについては、精神疾患が基礎疾患としてある身体障害者に関する診療報酬が大幅に向上しない限り、現状は変わらないだろう。

では、入院していた単科精神科病院に戻り、精神障害領域の作業療法士が積極的に身体的リハビリテーションを提供できるのかが課題になるだろう。診療報酬一覧には、精神科作業療法にて、関節可動域訓練や筋力強化など身体機能訓練を行ってはならないとは一切明記していない。とすれば、患者になんらかの形で身体的リハビリテーションを提供することもできる。しかし、自信をもって身体機能訓練を行えるだろうか。

今後の連携に向けての展望としては、身体障害領域作業療法士が精神障害領域作業療法士に向けて技術やリスク管理などの講習会や意見交換会を実施することがその一歩となるだろう。また、精神障害領域作業療法士から身体障害領域作業療法士に向けて、平川病院での集団作業療法の意義や長期入院患者のADL特性などレクチャーをお願いしたい。

まだまだ、平川病院でも発展途上でありトライ＆エラーであるが、一歩ずつ確実に前に進んでいる。今後も院内、院外に向けた啓発活動が必要である。

(鈴木淳一・阿部孝之)

9 言語聴覚療法

言語聴覚療法と言語聴覚士の役割

　言語聴覚療法は、音声、言語、聴覚機能などコミュニケーション機能、および高次神経機能に障害のある人に対して、発声や構音、言語、摂食嚥下機能、高次脳機能の評価、訓練、助言、指導を行うことである[1]。

　言語聴覚士は、言語聴覚士法に基づき、各障害の本質や発現メカニズムを明らかにし、対処法を見出すための評価を実施、訓練、助言、指導など専門的サービスを提供し、自分らしい生活構築ができるよう支援する専門職である。

　理学療法士、作業療法士からかなり遅れ、平成11年より資格制度化された。平成25年4月現在、全国の有資格者は21,994名[1]であり、一般病院（急性期・回復期・維持期）、介護老人施設、地域、養成校、あるいは小児領域などに所属している。しかし、病院の中で単科精神科病院に所属している割合は非常に少ない。

精神科における言語聴覚療法

　精神科病院のリハビリテーションは、通常精神科作業療法が主であり、身体合併症のリハビリテーションを行っているところは少ない。病院により施設基準や療法士数も異なるため、対象患者層・疾患・提供内容はさまざまであると思われる。

　平川病院では身障のリハビリテーション科が併設され、施設基準Ⅰの体制下、現状、言語聴覚士2名で患者の症状に則したリハビリテーションを提供している。

　以下、精神科における言語聴覚士の現状を、平川病院を中心に述べていく。

対象となる疾患

　基礎疾患としては、統合失調症、うつ病、アルコール依存症、認知症などである。これら精神疾患をベースに脳血管障害や頭部外傷を併発したケース、また脳血管障害・頭部外傷など中途障害後の器質性精神障害を対象としている。

　特殊な例では、縊首や農薬服用後の蘇生後脳症による嚥下障害や高次脳機能障害、舌自己切除例、咽喉頭熱傷[2]による嚥下障害も処方される。

対象となる障害とその対応

　嚥下障害、失語症、構音障害、音声障害、高次脳機能障害などである。なお、各障害内容やリハビリテーションについての一般論的なことは、成書を参照されたい。

　非精神疾患患者群との相違は、新奇の事柄に対する適応力低下や妄想、猜疑心、病識欠如など精神症状の影響でラポール付けがなかなかうまくいかず、評価・介入まで時間を要し、算定期限内での改善や効果の発現が思うように進まないことも多い。

　平川病院では、処方の8割以上が嚥下障害と、嚥下のニーズは非常に高い。しかし、精神

疾患を抱えた患者への嚥下対応について、言語聴覚士に特化した報告や文献などは、多少散見[2-8]されるもののまだまだ少ないのが現状で、平川病院も発展途上の段階である。

■ 嚥下障害：
第6章を参照。

■ 失語症：
失語症とは、「一旦獲得された言語知識が、言語機能を担う大脳の病変によって後天的に障害された状態」と定義され[9]、大脳の言語中枢（大多数は左半球）がなんらかの損傷を受けることにより、聴く、話す、読む、書くの四側面に支障をきたすため言語によるコミュニケーションに種々の破綻が生じた状態である。症状の現れ方は人それぞれ異なり、おおむね病巣に対応したタイプの失語症状（表2-15）[10]が出現し、回復の程度も個人差がある。脳血管障害や外傷他、脳損傷後遺症により生ずるが、認知症にも失語症を伴うタイプ（進行性非流暢性失語、意味性認知症、logopenic）[10]がある。

失語症の原因：平川病院でこれまで処方されたものは次のとおりである。
- 精神疾患に併発した、脳血管障害、脳外傷後遺症などに伴う失語症。
- 前頭側頭型認知症に伴う失語症（進行性非流暢性失語、意味性認知症）。
- 失語症を伴う脳血管性認知症、などである。

失語症は脳器質的な損傷によって起こるが、統合失調症で語新作ジャルゴン、ジャルゴン様の過書を呈することがある。これは統合失調症での思考障害に由来するもので、ウェルニッケ失語やジャルゴン失語とは異なる[11,12]。

■ 言語聴覚療法での対応：
失語症に対しては、通常と同様標準失語症検査（SLTA）など必要な評価（表2-16）を行うが、病識の問題や妄想観念他精神的な受け容れが困難であることも多い。'検査'となると拒否される場合が多いため、先ずはラポール付けを十分に行い、会話の中から症状や残存機能の当たりをつけながら進め、SLTAは本人にとって難易度が低いと思われるものから順次導入していくなどの工夫を行っている。

リハビリテーションも、机上のものに応じないことはしばしばあるため、環境設定や精神面の配慮をし、残存機能をフル活用しながら機能向上を図るよう工夫が必要である。

特に自己評価が低い患者に対しては、極力失敗体験を回避し、一段低い部分から積み上げて達成感をもたせるなど、コミュニケーションに対する意欲を喪失させないよう、あるいは

表2-15 ● 失語症の主なタイプと病巣

失語症のタイプ	病巣
ブローカ失語	ブローカ領野、中心前回、中心後回、ブローカ野深部白質
ウェルニッケ失語	ウェルニッケ野、縁上回、角回、側頭峡部
健忘失語（＝失名詞失語）	局在なし
伝導失語	左頭頂葉（縁上回皮質下、弓状束）、左側頭葉
全失語	シルビウス裂周囲の大病巣

表2-16 ● 主な失語症の評価

- 標準失語症検査（SLTA）
- 老研版失語症鑑別診断検査
- WAB（Western Aphasia Battery）失語症検査

内的緊張を高めないよう配慮して対応していく。

　妄想に対しては、適度に受容しながらも助長させないように配慮、たとえば話題の転換や人目のあるオープンスペースを利用する。妄想が激しい場合は、いったん中断して時間を置いて再開など適切な対応にて、必要な言語機能にターゲットを絞って淡々と訓練を進めている。

　いずれにせよ、精神症状への対応は、主治医、病棟との連携が不可欠である。

構音、音声障害

　薬剤性の錐体外路徴候により、嚥下障害に加え構音に支障をきたすことが多い。
　合併的な脳血管障害での構音障害も担当する。
　評価・訓練は一般的な方法論に則して行うが、薬剤性因は薬剤の調整にて軽快する場合もある。
　また、機能性音声障害（心因性発声障害）や吃音のケースを担当することもある。
　心因性発声障害は、背景や精神状態をとらえ、場合によっては臨床心理士と並行して治療に当たることが望ましい。
　吃音は、心因的なものの他、脳器質性障害に起因するものもある。いずれにしろ、発生要因に応じ、必要な治療を行っていく。

高次脳機能障害

　病気や事故などのさまざまな原因で脳が損傷されたために、言語・思考・記憶・行為・学習・注意などに障害が起きた状態をいう[13]（図2-31）。

　高次脳機能障害の多くは外見からはわかりにくく、本人も自覚していないことが多い。家族や周囲からも理解されにくい状況にある。

　統合失調症、双極性障害でも前頭葉機能低下など高次脳機能面の問題[11,12,14,15]が出るが、ここでは割愛する。

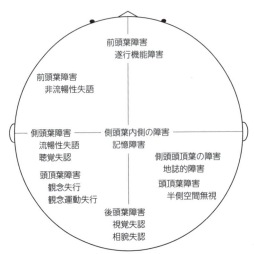

図2-31 ● 大脳の高次脳機能障害の見取り図

■ 平川病院でこれまで処方された高次脳機能障害の原因と障害内容：

- 精神疾患に併発した、脳血管障害、頭部外傷後遺症などに伴う高次脳機能障害
- 頭部外傷後・低酸素脳症後の重度高次脳機能障害
- アルコールによる高次脳機能障害

なお、筆者は過去他院にて解離性健忘例の神経心理学的検査も経験した。

高次脳機能障害の内容としては、記憶障害、前頭葉機能障害、注意障害、脳梁離断症候群、視空間認知障害などであった。

■ 言語聴覚療法での対応：

高次脳機能障害に対しては、各障害に応じた必要な評価[13]（表2-17）を行うが、前述（失語の項）の通り病識の問題や妄想観念他精神的な受け容れが困難であることも多い。

アルコール依存症での高次脳機能障害は、コルサコフ症候群・ウェルニッケ脳症に因る健忘症候群が多いが、特殊なところでは脳梁離断症候群を呈するマルキアファーバ・ビグナミ病他がある。平川病院は、WAIS-Ⅲ、WMS-Rなどの評価は臨床心理士にて他の心理検査も併せて実施、下位検査を言語聴覚士が担当して必要に応じて訓練を行うが、臨床心理士からの情報も大変貴重なものであり、リハビリテーションの参考になることは多い。

健忘症候群に対するリハビリテーションは、記憶訓練・問題解決訓練など基礎的訓練（表2-18）を基に、外的補助手段の獲得（例：スケジュール管理：一日のスケジュール予定を立てる。実施事項を記載する。適宜その時の感情などを記載する、など）や生活面への汎化を中心に行っている[13]。

注意障害、脳梁離断症候群、視空間認知障害は、作業療法士と協働で行ったり、評価結果を理学療法や作業療法へフィードバックしADL面でのリハビリテーションや生活面への汎化に生かすなど、担当セラピスト間、病棟、必要に応じ精神科作業療法と随時連携しながら行っている。

なお、自殺未遂による蘇生後脳症（記憶障害）や解離性健忘は、デリケートな部分に触れることで、精神症状の増悪もきたしかねない。たとえば、記憶の重症度をみるための逆向性健忘を探ることで、精神状態に変化をもたらす危険性がある際は、大まかな部分の評価に留めるなど配慮をしている。状態変化を逐一主治医や病棟に報告し、情報共有をしながら、精神状態へ配慮して評価・訓練を進めることが大切である。

表2-17 ● 主な高次脳機能評価（引用文献13）より抜粋改変）

障害の種類	評価
注意障害	7シリーズ、数唱、Trail-Making Test（TMT）、PASAT、D-CAT　など
記憶障害	WMS-R、三宅式記銘力検査、ベントン視覚記銘検査、RBMT　など
左半側空間無視	標準高次視知覚検査、BIT
構成障害、失行	標準高次動作性検査、ADL評価
遂行機能障害	KWCST、BADS、TMT、Tinkertoy Test

表2-18 ● 記憶障害のリハビリテーション例

- 見当識訓練（日付、場所　など）
- エラーレスラーニング（誤りなし学習法）
- 手がかり消去法
- 物語作成法
- 視覚イメージ法

今後の展望

　精神科における言語聴覚療法のニーズは多岐にわたり、言語聴覚療法の専門性のみならず、精神疾患の理解や心理的側面を含めた幅広い対応が求められている。

　しかし、現状、言語聴覚療法士の養成校では、大学・専門学校とも在学中精神科の授業は平均30時間程度、精神病学など基礎部分しか学べない。

　心理面接・技術は、卒後の臨床教育内で試行錯誤を繰り返しながら徐々にスキルアップを図っている状態であるが、日常業務の煩雑さ、精神症状への理解・対応不十分、新卒は授業や実習で学んでいないこと、中途転向者も知識不足や一般病院・施設で経験し得ない事象に遭遇し、バーン・アウトする例も少なくない。

　精神疾患を抱えた患者ほど、器質的以上に心理面にも配慮する必要があり、知識はもとよりコミュニケーションスキル、その場の判断や柔軟な対応が求められる。

　元々精神疾患がなく、脳器質的要因で精神的な問題を抱えるケース（例：脳損傷後のうつや脱抑制・易怒性など）も多々あるが、一般病院では、精神症状への対応での戸惑いから、必要性はあっても敬遠され平川病院に辿りつくケースも多い。現症や問題点を適切に評価し、障害を抱えた患者自身を理解し、ラポール付けを十分行うことで対応が可能になることも多く経験している。今後、在学中授業での知識や実習などにより精神疾患とその対応への理解を深め、また、卒後教育としてもなんらかの策を講じて頂き、リハビリテーションを必要としている患者が網の目からこぼれないようになることを望んでいる。

おわりに

　精神疾患における言語聴覚療法は、ニーズが多く多岐にわたるが、その特殊性（精神症状、複合的な障害像他）ゆえ敬遠されることも多い。

　精神症状の正しい理解、適切な対応法を習得し、一人でも多くの精神疾患をもった患者が、当たり前のようにリハビリテーションを受けられるよう、治療者側の教育、スキルアップが必要であり、われわれ精神科病院に属する言語聴覚療法士からの啓発活動も必要と思われる。

（猪股裕子・津川美木）

引用文献

1) 言語聴覚士協会ホームページ.
2) 井上典子，矢守麻奈，塩谷由美子，浅井悌，金沢英二，河崎建人：咽喉頭熱傷により嚥下障害をきたした統合失調症の1例. 言語聴覚研究, 2009.
3) 野島啓子：嚥下機能低下により胃ろうによる栄養管理となった統合失調症例. 音声言語医学, 2006.
4) 野島啓子，植村順一：精神疾患患者の摂食嚥下機能について. 日本摂食・嚥下リハビリテーション学会雑誌, 2004.
5) 野島啓子：精神疾患患者の摂食嚥下障害の特徴. 音声言語医学, 2004.
6) 野島啓子：急性期統合失調症例の摂食嚥下状態. 音声言語医学, 2008.
7) 藤島一郎：嚥下障害ポケットマニュアル. 医歯薬出版, 2003.
8) 昭和大学歯科病. 口腔リハビリテーション. ホームページ.
9) 本村暁：失語症. 高次脳機能障害のリハビリテーションVer2, 医歯薬出版, 2004.
10) 石原健司，小森憲治郎・北村伊津美，吉野眞理子：原発性進行性失語. 認知症, 神経心理学的アプローチ. 中山書店, 2012.
11) 丹羽真一（監訳）：分裂病の認知神経心理学（第2版）. 医学書院, 1998.
12) 丹羽真一，他：思考障害. 新興医学出版, 1997.
13) 原寛美（監修）：高次脳機能障害ポケットマニュアル. 医歯薬出版, 2005.

14) 大沢愛子,前島伸一郎：脳梗塞・脳出血（左大脳半球損傷）．高次脳機能障害リハビリテーションマニュアルNo.70．全日本病院出版会，2006．
15) 丹羽真一（監訳）：統合失調症の認知機能ハンドブック．南江堂，2007．
16) 鳥居方策（監修）：精神科MOO．No.2．神経心理学．金原出版，1993．

参 考 文 献

1) 先崎章：精神医学・心理学的対応リハビリテーション．医歯薬出版，2011．
2) 先崎章：高次脳機能障害精神医学・心理学的対応ポケットマニュアル．医歯薬出版，2009．
3) 清水充子，市川忠，先崎章，田中正子，加納陽子，美馬美智子：チーム医療におけるSTの役割．言語聴覚療法，1996．
4) 安野みどり：精神と身体に二重の障害を持つヒトのリハビリテーション．リハビリテーション医学42(6)：374-378，2005．
5) 山鳥重：神経心理学入門．医学書院，1989．
6) 小山珠美：高次脳機能障害　ナーシングガイド．日総研，2002．

コラム　精神科作業療法科

　平川病院の精神科療養病棟では、病状の固定化した精神障害をもち、長期入院となっている患者が多い。最近では、患者の高齢化が進みさまざまな身体機能低下がみられるようになっている。精神科作業療法では転倒予防運動や集団活動（スポーツ・ゲームなど）を取り入れ身体面にも介入している。また、当病棟では高齢化に伴い嚥下機能低下により食事中に誤嚥やむせがみられる患者が多くなってきている。平川病院の特徴として、身体障害にアプローチを行うリハビリテーション科（理学療法士、作業療法士、言語聴覚士が在籍）が設置されているため、上記の嚥下機能に関しては言語聴覚士により、個別で専門性が高いリハビリテーションを受けることが可能である。現在は個別で対応するだけでなく言語聴覚士による指導のもとに考えられた嚥下体操を病棟スタッフが交代してリーダーを務め、食事の前に患者・スタッフで行い嚥下機能維持・低下防止に励んでいる。

（宮嶋謙吾）

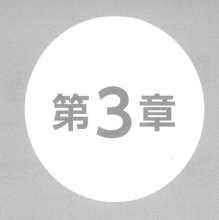

第3章

精神医療と精神症状

1 精神医学の学習方法

目的を立てて計画的に学習する（表3-1）

　精神医学に限ったことではなく、学習の明確な目標設定、目的、現在の状況と到達水準を最初に確認することから始まる。学生であれば、期末試験に合格し単位を取得すること、臨床実習に向けて基本的な精神症状の評価ができるようにすること、国家試験に合格することがあげられる。理学療法士や作業療法士であれば、患者の示す態度、行動や言動をつぶさに評価をして、患者の精神症状を理解し適切に対応しながら治療を進めることである。

　理解する学習か、記憶する学習なのか目的によっても学習手段が異なる。時間は有限である。いつまでにどの単元をどの程度の深度をもって遂げるのか、そのためにどのくらいの時間を割くことができるのかを、最初に学習の内容と範囲を俯瞰しスケジュールをしっかり立てなければならない。

　初学者であればまずは基本的な書籍を何度も繰り返し読み、演習問題を解くことで基本的知識概念を学習する。

　臨床であれば、患者の置かれている環境、他者の存在の有無によって精神症状は大きく変化するため、評価を統合し解釈する際には、常に複数、可能性のある解釈を考えることが欠かせない。そのため、ケースカンファレンスや職場内研修を充実していき、さらに研究成果を発表することにより、精神医学の発展にわずかではあるが貢献しているという気概をもって励んでもらいたい。

精神医学の学習上の注意

精神医学の概念、用語

　初学者にとって厄介なのは、精神疾患や医学用語の概念が精神医学の基本書、教科書、書籍、文献によって異なった使われ方をしていることである。

　精神医学の知識、概念、用語は、精神医学以外の医学や一般社会において使用される用語と共通なものかというと必ずしもそうではなく、意味が異なるものも少なくない。

表3-1 ● 学習方法

- 明確な目標設定、目的が重要
  - 理解する学習　基礎から応用へ
  - 記憶する学習　繰り返し学習
- 教科書によって用語の定義、内容が異なる
  - 従来からの知見
  - アメリカ精神医学会「精神疾患の診断・統計マニュアル」（Diagnostic and Statistical Manual of Mental Disorder：DSM）
  - 国際疾病分類（International Classification of Diseases）
- 精神症状名は疾病特異的
- 精神疾患に階層構造

①精神医学、一般医学、一般社会でも共通の概念意味で使用されているもの。
②一般社会において異なる概念意味で使用されているもの（例：新型うつ病）。
③精神医学と一般医学で異なる概念意味で使用されているもの（例：意識混濁の分類、昏迷）。
④精神医学においても異なる概念意味で使用されているもの。

世界レベルで精神医学を標準化するものとして、アメリカ精神医学会「精神疾患の診断・統計マニュアル」（Diagnostic and Statistical Manual of Mental Disorder：DSM）や国際疾病分類（International Classification of Diseases）に基づく概念が流布しているが、それでも両者では精神疾患や医学用語の概念意味が異なっているものが多々ある。また、同じ範疇でも改訂ごとに異なってくる。

さらに、グローバルスタンダードといえるこれらと固有の地域で先人たちが積み重ね文化と調和した各国の精神医学とはそもそも相容れない箇所も少なくない。

精神医学領域固有のルール

精神医学の用語や診断名、診断のルールには以下のことを知っておく必要がある。

■ 精神症状名は疾病特異的な使われ方がある：

統合失調症に連合弛緩や思考途絶を、双極性気分障害（躁病）には観念奔逸は使用できるが他の疾患には使用できないこと。

■ 疾病に階層構造が存在する：

階層構造とは、階層的に上位にあってより広範な重要な障害（例：認知症、統合失調症）は、下位にあってより広汎でない障害（例；不安障害）伴うかもしれないが、その逆はないという関係が仮定され、下位の症状が顕在化していても上位の障害に下位の症状が含まれていれば下位の症状については重複診断しないというルールがある。最近はこの階層構造にとらわれることなく診断をする傾向になってきているが統一されているわけではない。

このように同じ学問領域において異なる意味合いの概念・用語が併存することは精神医学に限ったことではない。政治討論しかり、法律においては1つの論点に、判例、通説、多数説、少数説、有力説などが基本書と呼ばれるものにさえ当然のように書かれている。

国家試験対策本が書店で賑わっているのも、用語や概念が統一されていないのもその一因である。

重要な精神医学用語 (表3-2)

症状（symptom）：自覚的症状、主観的症状をいう。

表3-2 ● 重要な基本用語

- 症状（symptom）
- 徴候（sign）
- 症候群（syndrome）または状態（像）
- 特異的症状
- 非特異的症状
- 疎通性（ラポール）
- 共感
- 病識
- 説明と了解
- 精神病と神経症

徴候（sign）：他覚的症状、客観的症状をいう。

症候群（syndrome）**または状態**（像）：複数の症状や徴候が一定の様式でまとまって出現することをいう。例として、幻覚妄想状態、錯乱状態、躁状態、うつ状態、せん妄状態、緊張病症候群、通過症候群などがある。

特異的症状：限定された疾患や病態でのみ出現したり観察できる症状をいう。

非特異的症状：広くさまざまな疾患や病態で出現し、単一の疾患に結びつかない症状をいう。

疎通性（ラポール）：面接の際に面接者と患者との間で意志や感情が通じ合う程度をいう。

共感：お互いの注意や興味・関心が共通、共有している状態をいう。拒否的、反抗的、無関心、児戯的態度がみられる時は共感が欠如している。また、統合失調症患者と接する際に感じられるプレコスク感も共感が感じられない状況である。リュムケは共感が感じられないことを「接近本能の欠如」と述べている。

病識：自分の病に対する患者自身の態度をいい、個々の疾病症状の全部あるいは病全体に関して、その種類も重症度も正しく判断できている場合を病識があるという。病識の欠如は疎通性の障害とともに診断のうえでの重要な要素である。

病識の4要件を以下に示す。

①他人が異常だと考える現象を自分でも異常だと気づいている。

②それらの現象が異常だということを理解している。

③この異常な現象は精神的な疾病が原因だと受け入れている。

④治療が必要だと気づいている。

説明と了解：対象者が外的刺激に対して示す態度、行動、言葉が、そのような言動を示すことが心的に観察者に理解できることをいう。すなわち外的刺激とそれによってもたらされた態度、行動、言葉との因果関係が心理的に理解できることを「了解」という。

また、対象者が外的刺激に対して示す態度、行動、言葉が、そのような言動を示すことが生物学的因果関係において観察者が理解できることを「説明」という。

精神病と神経症：全精神疾患を2分類する集合的な用語である。精神病は幻覚や妄想を伴い、病識が損なわれているものを示す。統合失調症、双極性気分障害、認知症などが該当する。神経症は、幻覚や妄想もなく、病識も損なわれていないものを示す。不安障害、パニック障害、心的外傷後ストレス障害などが該当する。

（仙波浩幸）

2 精神医療の現状、疫学

はじめに

精神疾患患者数は年々増加し、平成20年の厚生労働白書によれば[*1]、精神障害者総数は323万人といわれ、糖尿病（237万人）やがん患者（152万人）を超え、国民的疾患として位置づけられた。これを受けて、平成25年度からは、厚生労働省は、地域医療の基本方針となる医療計画に盛り込むべき疾患としてきた、がん、心筋梗塞、脳卒中、糖尿病の4疾患に、新たに精神疾患を加えて「5疾患・5事業および在宅医療」の医療連携対策の構築が推進されることとなった。

この背景には、厳しい現代ストレス社会における職場のうつ病の増加、近年の高齢者人口増加に伴う認知症の増加などが考えられる。年間3万人にも上る自殺者の半数以上がなんらかの精神疾患に罹患していた可能性があるとの指摘もあり、うつ病をはじめとする精神疾患への対策・精神科への需要は今後も増加するものと予測される。

外来通院患者の現状

精神科患者数は全疾患の中で最も多く、後述する入院患者総数でも1位であるにもかかわらず、精神疾患の外来患者数は全疾患に占める割合では6位にとどまっている（図3-1）。このことは一般診療と比較して精神科医療の大きな問題であるが、通院が必要にもかかわらず、本人が受診を拒否して治療を受けていないか、通院を中断してしまっている例が多いことが推測される。精神科受診に対する抵抗感は近年薄らいできているとはいわれているが、社会への啓蒙や患者家族に対する疾患教育、地域支援との連携・受診促進など、大きな課題が残されている。

通院患者の疾患内訳では、統合失調症が54%と最も高く、次いで気分障害24%、神経症性障害9%と続いている（図3-2）。入院割合と比較し、気分障害、神経症性障害の割合が高くなり、逆に統合失調症、認知症、アルコール性疾患などの割合は減少している。

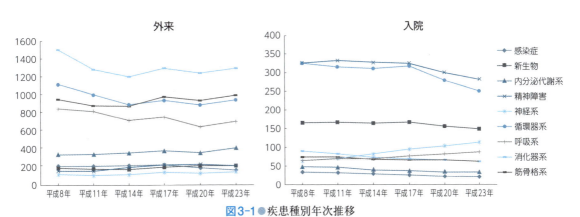

図3-1 ● 疾患種別年次推移
平成23年度 厚生労働省「患者調査」より（平成23年調査は福島県を除く）

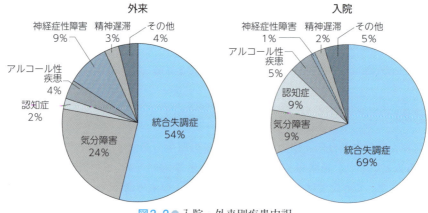

図3-2 入院・外来別疾患内訳
平成23年度 厚生労働省「患者調査」より

入院患者の現状

　精神科入院患者数は平成20年度30.1万人と報告されており、全疾患種別において最も多い患者数である（図3-1）。退院患者の平均在院日数でも、精神疾患が296日と、次に続く神経系の疾患76日、循環器系45日とは大きな差があり、精神科医療の特殊性を物語っている。日本の精神科入院の在院日数は諸外国と比較し長期であることが特徴であるが、医療保険体制の違いや退院後の社会復帰施設の体制などの違いが理由としてあげられている。在院患者の2、3割は受け入れ体制の問題から入院を余儀なくされている、いわゆる社会的入院であると指摘されている。これらを踏まえて長期入院患者に対する退院促進政策が講じられ、平成11年には33.3万人であった入院患者数が平成20年には30.1万人と減少している。

　入院患者の疾患内訳では、統合失調症が69％と最も高く、次いで認知症と気分障害がそれぞれ9％、アルコール性疾患が5％となっている（図3-2）。疾患特性を反映し、外来割合と比較し、統合失調症、認知症、アルコール性疾患による障害の割合が高くなっている。

精神科医療体制

　医療機関の施設数に関しては、病院に関しては、平成24年度調査では、総病院数8,565施設のうち、精神科病院が1,071施設（12.5％）、一般病院7,493施設（87.5％）である（表3-3a）。さらに一般病院の中で、精神科を有する病院は1,624施設（一般病院の21.6％）あり[2]、入院に対応できる精神科病床を有する一般病院は582施設（一般病院の7.7％）である。

　病床数からみると、総数157.8万床に対し、精神科病床は34.2万床と、全病床の21.7％を占め、その内訳では、精神科単科病院が25.4万床、一般病院における精神科病床が8.7万床である（表3-3b）。精神科病床には開放病棟・閉鎖病棟の2種類があり、さらに、3か月以内の治療にあたる急性期病棟と長期入院に対応する療養病床に分けられる。他に特殊な病床としては、児童思春期病棟や認知症病棟、アルコール・薬物依存症病棟などがある。一般病院の中

[1]：本稿では、厚生労働省の調査報告を資料として使用したが、平成23年度患者調査については福島県を含む一部地域のデータの欠損がみられるため、実数を扱うものについては平成20年度の報告を採用し、割合については平成23年度の報告を採用した。
[2]：精神科と心療内科を重複して標榜する場合を考慮し、精神科の科目のみ採用した。

表3-3 ● 精神科医療機関の病院数と病床数の内訳

a）病院種類別

総数	精神科病院	結核療養所	一般病院（精神科病床を有する病院）
8565	1071	1	7493　　　　　（582）

平成24年度　厚生労働省「医療施設」

b）病床種類別病床数

総数	精神病床（総数）		感染症病床	結核病床	療養病床	一般病床
1578254	342194		1798	7208	328888	898166
	精神科病院	一般病院				
	254364	87830				

平成24年度　厚生労働省「医療施設」

で精神科病床を有する病院は、上述のとおり582施設（7.7％）しかないが、一般病院の精神科では開放病棟であることも多く、精神疾患が重症かつ身体疾患合併症のある精神科患者の治療が行える医療機関は限られていることが実情である。

　総病院数に占める精神科の割合は、大きな割合を占めるのに対して、外来が主体となる診療所（クリニック）に関しては、精神科を標榜する診療所数は5,629施設となり、総診療所数99,083施設のわずか5.7％にすぎない[*3]。

　医師・薬剤師・歯科医師調査（厚生労働省）によれば、全医師数は平成6年の22.0万人から平成24年28.8万人と18年間で1.3倍増加している。その中で精神科医師数（心療内科を含む）は、平成6年1.0万人から平成24年1.5万人と1.5倍に増えており、医師数の増加の多い診療科目となっている。しかし、全医師数からみると精神科医師数は5％にとどまり、患者数や、全病床数における精神病床数の割合（21.7％）や、今後も増大する需要を考慮すると、まだまだ不足している状況といわざるを得ない。

　精神疾患は生物、心理、社会的側面を統合して診療する他の科目にない特殊性があり、医師、看護師、精神保健福祉士、作業療法士、薬剤師、福祉、法律関係者など他職種の専門家が関わり包括的支援が必要な疾患である。精神疾患患者数の増加に対応する需要はもちろんだが、精神科医療の細分化・高度化が進んでおり、精神科領域でもその扱う領域が広いことからも、精神科領域に関与する人材の育成がますます望まれる。同時に、医療機関のみならず、社会復帰支援としてデイケア・作業所、訪問看護ステーション、入所施設、就労支援事業、保健所、地域生活支援センターなど社会資源の充足、福祉サービスや障害者支援制度の拡充・支援など行政の関与も重要である。

（渡部洋実）

[*3]：平成24年度医療施設調査では診療所の科目別数が調査されておらず、平成23年度については福島を含む一部地域のデータ欠損がみられるため、診療所の科目調査に関しては、平成20年度の報告を採用した。

3 精神疾患の病因・病理（精神病理学的な分類に基づく生物学的な特徴）

精神疾患における病因解明の歴史

　精神疾患はかつて分類がなく、すべては単一の疾患であるという単一精神病論から始まった。その後、19世紀末にクレッペリン（Kraepelin）は内因性疾患のうち、予後の悪い疾患と良い疾患の2つに分ける二分法を提唱し、広く受け入れられた。それらの疾患は現在の統合失調症と気分障害として受け継がれている。そしてシュナイダー（Schneider）は統合失調症に特徴的な症状を一級症状として抽出した。

　一方で精神疾患には統合失調症と気分障害の中間領域の状態も多く存在したため、非定型精神病などさまざまな分類が試みられた。それぞれの精神科医が独自に診断基準を定めてきたが、米国でDSMが作られ、量的に明確で統一した診断基準ができた。従来の古典的診断に対し、このような診断基準に従った診断方法を操作的診断という。

　また近年では統合失調症と双極性障害のみでなく、大うつ病性障害と自閉症や注意欠陥多動性障害では原因遺伝子や症状に共通する部分があることも報告されており、それぞれ連続したスペクトラムとして存在しているとする考えがある。つまり生物学的知見に基づく単一精神病論に近い概念へ回帰する動きもある。

　精神疾患の原因には環境や心理的要因が関わっているが、個人差が大きい。操作的診断とは本来、症候学的な分類に基づく診断であることから、病因論的な、あるいは生物学的マーカーなどの病態学的な分類とは異なるものである。たとえば統合失調症や気分障害を考えてみても、これらの疾患が症候学的に類似した一つの症候であるのか、病態学的に異なる複数の疾患群からなる症候群であるのか結論は出ていない。しかし、身体疾患の研究では有力な武器になる動物実験も精神疾患では困難を伴うように、一般的な身体疾患より精神疾患の病態解明は極めて難しい特徴がある。また医学全般において言えることだが、現在考えられている仮説も今後変わってゆく可能性もあり得る。上記の限界を踏まえたうえで、現在わかり得る知見について述べる。

総論

　この総論では精神疾患の病態生理を理解するうえで必要な生物学的基礎を説明する。

神経伝達物質

　脳は数百から数億のニューロン（脳細胞）から成り立っている。ニューロン同士は別のニューロンに電気信号で情報を伝達する（図3-3参照）。それぞれのニューロンには間隙があり、さまざまな種類の神経伝達物質が流れている。神経伝達物質は脳の機能に重要な役割を果たしており、神経伝達物質の放出量の変化は精神疾患の原因の一つとされている。ここでは精神疾患に関与する中枢神経内での作用を主に説明する。

　ドパミン：D_1〜$_4$までのサブクラスがある。意欲や報酬に関与している。

　セロトニン：$5HT_1$〜$_7$までのサブクラスに分かれ、さらに細分化されている。情動、体

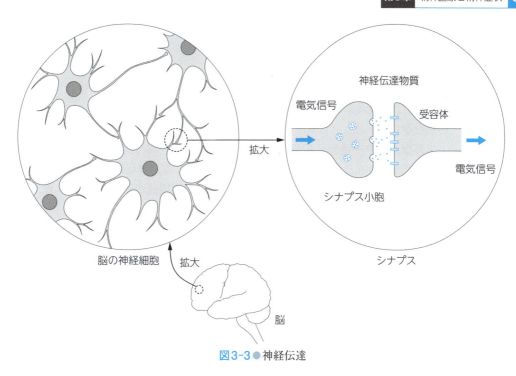

図3-3 ● 神経伝達

温、性行動、認知、運動に関与している。
　ノルアドレナリン：注意、覚醒、認知機能、ストレス反応に関与している。
　グルタミン酸：興奮性の神経伝達物質。記憶や学習などの高次脳機能に関わっている。
　γ-アミノ酪酸（GABA）：$GABA_A$〜$_C$のサブクラスに分かれる。抑制性の神経伝達物質。不安を和らげてリラックスし、睡眠に関与する。
　ヒスタミン：睡眠と覚醒、摂食行動、血圧や痛みの調整に関与する。
　アセチルコリン：中枢神経において認知機能、学習、記憶、覚醒に関係する。末梢神経では副交感神経末端から放出される。
　モノアミン：アミノ基を一個もつ神経伝達物質の総称である。ドパミン、セロトニン、ノルアドレナリンが含まれる。

遺伝

　現在、内因性の精神疾患は多因子遺伝であるとされている。これらの遺伝子に制御された神経伝達物質や脳血流や脳機能の異常を伴う生物学的要因が報告されているが、その他、環境要因、心理的要因なども関係している。

各論

　精神症状を引き起こす疾患は身体疾患を含めてさまざまである。ここでは精神科における基本的な疾患（ICD-10、WHOによる国際疾病分類を引用）のほかに、他の教科書にはまだあまり記載がない新しい疾患や知見についても紹介する。

F0 症状性を含む器質性精神障害

■ 認知症

認知症は後天的な脳の障害のため認知機能が低下し、それまでに習得したさまざまな能力が失われ、日常生活に支障をきたす状態像である。認知症をきたす疾患は多数存在し、複数の疾患が合併することもある。

アルツハイマー病型認知症：海馬を中心に全般性の脳萎縮を認める。組織病理では老人斑、神経原線維変化を認め、神経細胞の脱落が起こる。神経細胞の脱落が進むと、認知機能をつかさどる脳内のアセチルコリンも減少し、認知機能が低下する（老人斑：異常なβアミロイド蛋白からなるアミロイド沈着。神経原線維変化：タウ蛋白の沈着）。

レビー小体型認知症（DLB：dementia with Lewy bodies）：脳の組織病理で病変にレビー小体と呼ばれる変化を認める。DLBはレビー小体が出現する変性疾患であるという病態生理やパーキンソニズムと認知機能低下といった症状ともパーキンソン病の類縁疾患であり、パーキンソン病とレビー小体型認知症をまとめてレビー小体病と呼ぶ。脳の組織病理ではパーキンソン病で障害される黒質のほか、大脳皮質もびまん性に萎縮する。それぞれの障害部位にレビー小体がみられる。幻視の起こる機序としては視覚野のある後頭葉の血流低下に関連している。

脳萎縮は比較的軽いことも多く、SPECT[*1]では後頭葉の血流低下がみられる。また自律神経障害が起こるために、MIBG心筋シンチグラフィー[*2]にてMIBGの心筋への集積低下を認める。

アセチルコリンの減少はアルツハイマー病と比べ顕著であり、ドネペジルなど抗コリンエステラーゼ阻害薬の内服で顕著に認知機能や幻視が改善する例も臨床場面ではみられる。

血管性認知症：脳梗塞や脳出血など脳血管障害に伴う脳の器質的なダメージにより脳細胞が減少し、認知症状態に至る。

前頭側頭型認知症（FTD：fronto-temporal dementia）：前頭葉と側頭葉前方部を中心とした萎縮を認める変性性認知症はFTD、意味性認知症、進行性非流暢性失語があるが、一般的な臨床所見で早期に鑑別するのは困難である。FTDはそれらのうちの代表的な疾患群であり、FTDの中にピック病も属する。

FTDは初期には認知機能の低下よりも脱抑制、性格変化が目立つことが多い。進行すると言語障害が起こる。意思決定や自己制御をつかさどる前頭葉の障害により非常識な行動や意欲低下がみられる。

その他の認知症：プリオン蛋白が異常を起こし、感染性をもつことにより起こるクロイツフェルトヤコブ病、ハンチントン舞踏病などの遺伝性疾患、HIVや梅毒などの感染症、ビタミン欠乏症、正常圧水頭症など認知症状態を起こす原因には他にもいろいろある。

■ せん妄

身体疾患など何らかの原因により脳機能の障害が起こった際に幻覚、錯乱、不安、興奮、見当識障害などが起こる。意識障害の一部だが、単なる意識の清明度の変化ではなく、意識の質的変化が生じたために起こるとされている。

■ 脳炎

感染性脳炎：ウイルスや細菌などの感染によりさまざまな精神症状をとり得る。

[*1]：SPECT：single photon emission CTの略で、脳血管障害などの脳血流量や代謝機能をみる。
[*2]：MIBG心筋シンチグラフィー：心臓交感神経の状態をみる神経核医学検査。

傍辺縁系自己抗体脳炎：自己免疫性の脳炎で近年新しく提唱された。その名の通り、自己免疫により脳の辺縁系に障害を起こし、幻覚、妄想が起こるなど内因性疾患やせん妄と鑑別が必要となることがある。自己免疫疾患なので治療としてステロイドパルスなど免疫療法を行う。

抗NMDA（N-methyl D-aspartate）受容体抗体脳炎：若年女性に好発し、卵巣奇形腫の合併が多い。経過中にけいれんや不随意運動を起こす。

抗VGKC（voltage-gated potassium channel）抗体陽性辺縁系脳炎：壮年期の発症で、亜急性の経過をとる。記憶や見当識障害、けいれん発作、抗利尿ホルモン不適合分泌症候群（SIADH）がみられる。胸腺腫の合併が多い。

■ てんかん

一部の障害された大脳ニューロンからの過剰な発射により、反復した発作を起こす。過剰な電気活動が局所に留まれば巣症状が起こり、意識を保っている大脳全般に電気活動が波及すれば意識消失発作を起こす。特に側頭葉てんかんにおいてはさまざまな精神症状を呈することがある。側頭葉内側には情動をつかさどる扁桃体を始めとして、統合失調症の陽性症状を引き起こす原因となる中脳辺縁系があるためである（巣症状：脳の限局した部位の機能が欠落するために起こる症状。それぞれの脳の部位により症状は異なる）。

■ その他の器質性、症状性精神病

脳腫瘍や外傷性脳障害、甲状腺機能異常など器質性疾患ではいろいろな精神症状が起こり得る。

F1 精神作用物質使用による精神および行動の障害

■ 覚醒剤（アンフェタミン）

覚醒剤はドパミン神経終末のトランスポーターからの再取り込みが阻害され、シナプス間隙の内在性のドパミン濃度が高くなる。報酬系を促進された結果、覚醒剤への依存が起こる。またドパミン濃度上昇により幻覚妄想が起こる原因となる。統合失調症では中脳辺縁系においてドパミン放出が増えるが、シナプス間隙のドパミン濃度が上昇する観点で統合失調症と覚醒剤使用時の病態生理は類似している。症候学的に類似しているために、統合失調症の治療薬開発時の動物モデルにもアンフェタミンは使用される。

■ アルコール依存症

心理的要因：アルコールの初飲から連続飲酒に至るまでの依存症形成の過程において心理的要因は欠かせない。離婚や失職などライフイベントに伴いストレスを発散する目的でストレスコーピングとして飲酒量が増えることも多い。依存症状態では通常仕事はできないが、家族などからの金銭を含めた援助が飲酒を助長してしまうイネイブリング[*3]がある。アルコール依存症において、依存症状態であることを患者本人は否認する。飲酒により人生に失敗して底突き体験を経験し、患者本人が治療を受けたいと希望して初めて依存症の治療に結びつく。

生物学的要因：報酬系が関与し、依存形成に至る（報酬系：欲求が満たされたときに人に心地よいという感覚を与える脳神経の経路である。以前の良い体験から同様のことをしようと意欲が出るのはこの経路のためである。アルコールや麻薬、ニコチンなどの依存形成に深く関わる。報酬系は中脳

[*3]：イネイブリング：身近な人の依存や問題行動を助長させること。

の腹側被蓋野からのドパミンニューロンが関与し、満足感をもたらしたり、不安や苦痛から解放されたりといった強化効果を起こす。ドパミンはD_2のほか、D_3が関与する）。

　また、アルコール依存症患者の脳内において、平常時でも興奮を惹起する神経伝達物質であるグルタミン酸が増え、飲酒欲求が強まる。アルコール依存の生物学的な治療薬としてアカンプロサートカルシウム（レグテクト®）が使われこともあり、レグテクト®はこのグルタミン酸活動性神経（NMDA）の活動亢進を抑制し、飲酒欲求を抑えるとされる。しかし実際の臨床では、心理的な治療アプローチなしにこの薬だけを使っても、アルコール依存症が治ることはほとんどない。

F2 統合失調症、統合失調型傷害および妄想性障害

■ 統合失調症

　統合失調症は「心の病気」と誤解されることもあるが、内因性疾患すなわち「脳の病気」である。さらに近年では脳の異常ばかりでなく、全身のチャネルや生化学、代謝の異常を認めることもわかってきた。統合失調症で糖尿病やSIADHを合併しやすいことは、生活習慣の乱れや薬剤の副作用ばかりが理由ではなく、上記の代謝異常も大きな原因の一つである。

　原因：カプール（Kapur）のサリエンス理論（図3-4参照）によると、遺伝や環境要因や下記にあげるようなさまざまな発症リスクが重なり、脳神経内でドパミントランスポーターからドパミンが過剰に放出され、精神病状態の顕著発症に至るとされている。特に欧米では強く支持されている概念である。

　病態生理：統合失調症の急性増悪時は中脳辺縁系ドパミン神経路のシナプス前のドパミン機能が上昇し、ドパミンが過剰に放出されて幻覚、妄想などの陽性症状を起こす。慢性期においては中脳皮質神経路のドパミン機能の低下により、意欲低下などの陰性症状を起こす。これらはドパミン仮説と呼ばれる。またカプールによれば抗精神病薬でドパミン受容体を65％以上遮断すると幻覚妄想の改善が認められ、78％以上遮断すると錐体外路症状が出現するとされている。

　ドパミン仮説は統合失調症の病態として古くから最も支持されており、統合失調症の治療薬としてはこの仮説に基づいたドパミンD_2を標的とした薬が現在は主流である。ただしこれだけでは統合失調症の病態のすべては説明ができない。たとえばセロトニンを遮断する薬によって陰性症状の改善がみられることからセロトニンの関与も指摘されている。急性期の

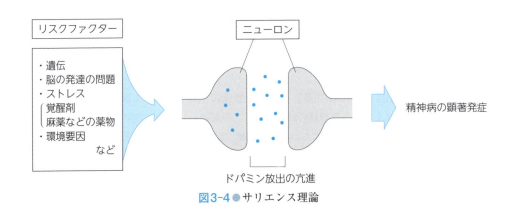

図3-4 ● サリエンス理論

興奮には興奮性神経伝達物質のグルタミン酸も過剰となり、攻撃性・易刺激性に関与している。近年ではグルタミン酸を標的とした治療薬も開発が試みられている。

統合失調症患者において精神病未治療期間（DUP：duration of untreated psychosis）が長期だとMRIのコンピュータ解析にて側脳室の拡大や側頭葉の体積の低下を認め、PETでは前頭葉の血流低下が起こることが確認されている。これらのことから持続的なドパミン過剰状態により脳細胞が障害されている可能性が示唆される。そのためDUPが長いほど予後は不良とされ、臨床での経験と矛盾しない。ビルチウッド（Birchwood）らは治療臨界期を発症後3〜5年ほどと定めた。この期間は脆弱性が高く、この期間にしっかりと治療がなされたか否かにより予後が左右される。

発症リスク：以下のようなことが発症リスクとされている。
①遺伝要因：遺伝的要因は7〜8割程度とされる報告が多く、生物学的要因の割合が多い精神疾患である。
②幼少期の虐待や心的外傷、都市での生活、移民、社会的逆境、ストレス：疫学調査から上記体験がリスクとしてあげられているほか、ストレスは発症要因となり得る。
③出生合併症：早産や低酸素状態にて出生した児は精神病発症のリスクが高くなる。
④麻薬類の使用：覚醒剤や麻薬類の使用により統合失調症の発症リスクとなる。これらの薬剤はドパミンやグルタミン酸を含む神経伝達物質の作用に影響を及ぼすためである。

■ 急性一過性精神病

病態生理はあまり解明されていない。しかし脳波に軽度の異常がみられやすいこと、抗てんかん薬が効くことがあるため間脳や視床下部―下垂体系の機能不全は疑われている。統合失調症とは病態生理が異なる可能性が示唆されている。

F3気分（感情）障害

■ 気分障害

大うつ病性障害：内因性の気分障害は遺伝的な素因に加え、ストレスや環境要因などが加わり発病すると考えられる。朝に気分の落ち込みが強く夕に改善することはより生物学的要因を示唆する所見である。

抗うつ薬が脳のセロトニン、ノルアドレナリンを増やし、抗うつ作用や意欲改善をもたらすという作用機序より、不安に関わるセロトニンの低下や活動性に関わるノルアドレナリンの低下がうつ病の一因とされている。また意欲に関わるドパミンの低下も関与している。これらモノアミンの関与はモノアミン仮説として知られている。

ストレス応答においては視床下部―下垂体―副腎系が反応することが知られている。内因性うつ病において視床下部―下垂体系が亢進し、コルチゾールの過剰分泌を示すことが多い。そのためデキサメタゾン抑制試験において抑制されないという所見がある。しかし感受性や特異度は高くなく、臨床場面でうつ病の診断目的にデキサメタゾン抑制試験を行うことは少ない。

SPECTや光トポグラフィーなどの画像研究においては脳血流や糖代謝の異常が報告されている。

うつ病では左背外側前頭前野の機能低下が起こるとされる。反復性経頭蓋磁気刺激法（rTMS）では左背外側前頭前野を磁気刺激し、局所的な脳の代謝の改善し、その結果として抗うつ効果をもたらす。左背外側前頭前野は意欲をつかさどり、また不安、恐怖、悲しみをつかさどる扁桃体の暴走を抑える働きがある。

うつ病の遺伝的要因については4割程度とされている。

双極性障害：躁状態時はセロトニン、ノルアドレナリン、ドパミン系の過活動が一つの仮説としてあげられる。遺伝子的な面からは単極性うつ病と比べより統合失調症により近いとされる。8割が遺伝的要因とも報告される。

F4 神経症性障害、ストレス関連障害および身体表現性障害

神経症はかつて心理的要因のために引き起こされる疾患とされてきていた。しかし現在では強迫性障害、不安障害、パニック障害などには生物学的基盤があることがわかり、さらに心理、環境的な要因が重なり発症すると考えられている。

■ 強迫性障害

強迫性障害の治療薬としてセロトニンに関与する三環系抗うつ薬やSSRIは効果がある。このことから神経伝達物質としてはセロトニン系の関与が指摘される。またかつては脳の定位手術や深部脳刺激が行われたこともあり、有効性も報告されている。病因として前頭眼窩面から視床、尾状核を結ぶ神経回路の異常が考えられている。脳の形態異常としては尾状核の体積減少や脳室の拡大が報告されるほか、遺伝的要因は4割程度とされる。

■ パニック障害

SSRIや三環系抗うつ薬が治療薬として使われることから、セロトニン、ノルアドレナリン系が関与しているとされる。パニック障害の症状である予期不安は大脳辺縁系が活性化することにより起こるとされる。パニック発作は大脳辺縁系にある扁桃体からさまざまな部位への投射があり、その結果として自律神経系は活性化され、動悸や発汗など自律神経症状に関わるとされる。遺伝的要因は3〜4割程度である。

■ 全般性不安障害

セロトニン系、ドパミン系の機能異常が指摘されている。遺伝の要因は2、3割程度とされる。

■ 心的外傷後ストレス障害（PTSD：Post-traumatic stress disorder）

PTSDにおいて、ストレスなどの環境要因に伴い海馬積減少が起こることが注目されている。また扁桃体の過剰反応がPTSDの病態仮説として提唱されている。

■ 解離性障害

脳の機能異常を指摘する報告もあるが統一した見解はなく、生物学的要因ははっきりとしない。

F5 生理的障害および身体的要因に関連した行動症候群

■ 摂食障害

摂食障害の発症の過程において文化的背景は大きく関与している。たとえばスリムな体格が良いとされ過度にダイエットが勧められる風潮などは発症のきっかけとなる。しかし家族内集積性があり、多因子の遺伝的要因も関係している。遺伝は摂食障害患者特有の摂食へ態度、行動、摂食障害特有の心理特性にも関与している。

脳内の病態として、制限型の神経性食欲不振症では炭水化物摂取により脳内セロトニン濃度が上昇すると不安が高まるために、炭水化物をさけるという危害回避行動をとる。そして摂食を止めればセロトニン濃度が減少して不安が軽減されることが報告されている。またドパミンや食物摂取への快感をもたらすオピオイド受容体の関与も摂食障害に関与している。

F6 成人のパーソナリティおよび行動の障害

■ 境界性パーソナリティ障害
境界性パーソナリティ障害の一部にMAO阻害薬が効果を認めたとの報告が海外ではある。そのため生物学的な要因も否定できないが、統一した見解は得られていない。

■ 統合失調質パーソナリティ障害、統合失調型パーソナリティ障害
統合失調質パーソナリティ障害、統合失調型パーソナリティ障害の患者の一部が統合失調症を発症することもある。そのためそれぞれの疾患は統合失調症のスペクトラムの範疇であり、程度の差であるとする意見もあるが、議論の余地が残る。

F7 精神遅滞

ダウン症などの染色体異常や器質的障害など、精神遅滞を起こす明らかな原因がない精神遅滞は多遺伝子により起こると考えられている。

F8 心理的発達の障害

心理的発達の障害は広汎性発達障害、学習障害などに代表される。心理発達の障害の領域の疾患には薬物療法は効果が乏しいが、中枢神経系の生物学的異常がある可能性が示唆されている。

■ 広汎性発達障害・小児自閉症（PDD：Pervasive Developmental Disorder）
PDDの症状はICD-10において「相互的な社会関係、コミュニケーションパターンにおける質的障害、限局した常同的で反復的な関心と活動の幅」の3徴によって特徴づけられている。つまり場の雰囲気が読めず、コミュニケーションをとることが苦手で、特定の物や動作に強くこだわるということである。脳機能異常として前頭葉機能障害により心の理論の障害が起こり、また扁桃体・辺縁系の障害や小脳低形成・機能障害仮説があげられている（心の理論：他者の心の状態や目的、意図、推測などを推測する心の機能のこと。これがあるために人は他人の心を理解し、それに基づいて行動をすることができる）。

F9 小児期および青年期に通常発症する行動および情緒の障害

■ 注意欠陥多動性障害（ADHD：Attention-Deficit Hyperactive Disorder）
中枢神経刺激剤であるメチルフェニデートはADHDの症状である多動・衝動性・不注意の改善に効果を認める。そのため脳機能の異常としてドパミン、アドレナリン系の機能低下が疑われている。脳の構造的異常は前頭葉を中心とした脳発達の遅延を指摘されている。病因としては遺伝、脳損傷、神経化学、神経生理学的、心理社会的要因があげられる。メチルフェニデートは乱用、依存の問題が生じたため、現在はADHDの治療薬としては乱用、依存のリスクの低い徐放製剤が使用されている。そのほかアトモキセチンが使用可能である。

（堀内智博）

参 考 文 献

1) Miyata H, Hironaka N, Ando K, Yanagita T：Rotational behavior induced by methamphetamine and cocaine in rats with unilateral 6-hydroxydopamine lesions of the nigrostriatal dopamine system. Nihon

Shinkei Seishin Yakurigaku Zasshi. Apr；14(2)：111-5, 1994.
2) MacCabe JH：Estimates of how many cannabis users need to be prevented in order to prevent one case of schizophrenia. Evid Based Ment Health. May；13(2)：57, 2010.
3) Kapur S：Psychosis as a state of aberrant salience：a framework linking biology, phenomenology, and pharmacology in schizophrenia. Am J psychiatry 160：13-23, 2003.
4) Anthony S. David Smith Kapur and Peter McGuffin Schizophrenia：The Final Frontier for Robin M. Murray.
5) 山内俊雄, 児島卓也, 倉知正佳, 鹿島晴雄・編：専門医をめざす人の精神医学　第3版. 医学書院, 2011.
6) 安藤哲也：摂食障害と遺伝子. 臨床精神医学 42(5) 609-620, 2013.
7) 谷井久志：パニック障害の生物学的研究. 臨床精神医学 35(6) 757-764, 2006.
8) 住谷さつき：強迫性障害の神経生物学的基盤. 臨床精神医学 41(1) 13-20, 2012.
9) 功刀浩, 堀弘明：うつ病のバイオマーカーと亜型－特に視床下部－下垂体－副腎系機能との関連について－. 臨床精神医学 42(8) 991-998, 2013.
10) Mental health care：http://www.mentalhealthcare.org.uk/
11) 渡部洋実, 中村元昭：ADHDの脳画像. 精神科 23(1) 36-41, 2013.

4 精神疾患・障害の概念、分類

精神疾患・精神障害の概念 (表3-4)

　精神疾患とは、脳の機能的・器質的障害によって精神に変調をきたし、生物学的に病的な状態をいう。
　精神障害とは、精神の病的状態全体をまとめて呼称するもので、医学的、社会的、法律的などさまざまな概念や価値判断が含まれる包括的な術語である。したがって、精神障害とは、さまざまな原因により精神の正常な働きが障害され、そのために、さまざまな精神症状や行動の異常が出現し、本人が苦痛を覚え、社会生活が著しく支障をきたしている状態をいう。すなわち、精神症状の存在と社会生活の支障という2つの要件が不可欠である。

精神疾患の分類

　精神疾患の分類には、分類の目的、疾患、症状、障害をどのようにとらえるかでいくつかの分類がある。

■ 古典的な2分類

　最近ではあまり使用されない。「精神病」の使用はときどき散見される。
　精神病：幻覚、妄想、記憶障害などを伴い、病識や現実検討能力、社会適応能力が重度に損なわれている状態をいう。統合失調症、気分障害、認知症が該当する。
　神経症：幻覚、妄想、記憶障害などもなく、病識や現実検討能力、社会適応能力が保たれている状態をいう。不安障害、パニック障害、心的外傷後ストレス障害が該当する。

表3-4 ● 精神障害とは

・さまざまな原因により精神の正常な働きが障害され、そのために、いろいろな精神症状や行動の異常が出現したり、本人が苦痛を覚え、社会生活が著しく支障をきたしている
・精神症状の存在と社会生活の支障の2要件が不可欠である

表3-5 ● 精神疾患分類

外因性精神疾患（器質性・症状性・中毒性）
・脳や重要臓器、取りこんだ物質に明らかな原因がある
・脳血管障害、頭部外傷、脳腫瘍、パーキンソン病、認知症
・膠原病、糖尿病、膵臓がん、内分泌疾患
・薬物、アルコール、覚醒剤
内因性精神疾患
・遺伝の関与が考えられるが明らかな原因がわからない
・統合失調症、気分障害
心因性精神疾患
・外的な環境が原因となるもの
・パニック障害、全般性不安障害、強迫性障害、心的外傷後ストレス障害、適応障害、身体表現性障害、解離障害

■ 病因に基づく3分類（表3-5）

病因に基づく分類は、外因性精神疾患、内因性精神疾患、心因性精神疾患の3つに分ける。座学上、基本的な分類である。

外因性精神疾患：脳に原因のある脳器質性精神疾患、脳以外の身体疾患により精神症状が出現する症状性精神疾患、物質や薬物が脳に影響して精神症状が出現する中毒性精神疾患がある。

内因性精神疾患：明らかな脳や身体の病理（身体因）は解明されていないが、発現に遺伝的素因が少なからず関与すると見なされている疾患をいう。

心因性精神疾患：外的環境が原因であると考えられているもので、外的刺激や出来事とそれに対する個体の反応（精神症状）の因果関係が心理的に理解できる（了解）疾患をいう。

■ 症候論的な分類

症候論的な分類して、国際疾病分類ICD-10（表3-6）とアメリカ精神医学会の精神疾患の診断統計マニュアルDSM-Ⅳ（表3-7）がある。世界中で最も使用されている分類である。2013年にDSM-5に改訂され2014年に日本語訳が確定した。また、2015年にはICD-11に改

表3-6 ● 国際疾病分類（ICD-10）

F00-F09	症状性を含む器質性精神障害
F10-F19	精神作用物質使用による精神および行動の障害
F20-F29	統合失調症、統合失調症型障害および妄想性障害
F30-F39	気分（感情）障害
F40-F49	神経症性障害、ストレス関連障害および身体表現性障害
F50-F59	生理的障害および身体的要因に関連した行動症候群
F60-F69	成人のパーソナリティおよび行動の障害
F70-F79	精神遅滞（知的障害）
F80-F89	心理的発達の障害
F90-F98	小児期および青年期に通常発症する行動および情緒の障害
F99	特定不能の精神障害

表3-7 ● 米国精神医学会分類（DSM-Ⅳ）

1. 通常、幼年期、小児期または青年期に初めて診断される障害
2. せん妄、認知症、健忘および他の認知障害
3. 一般身体疾患による精神疾患
4. 物質関連障害
5. 統合失調症および他の精神病性障害
6. 気分障害
7. 不安障害
8. 身体表現性障害
9. 虚偽性障害
10. 解離性障害
11. 性障害および性同一性障害
12. 摂食障害
13. 睡眠障害
14. 他のどこにも分類されない衝動制御の障害
15. 適応障害
16. パーソナリティ障害
17. 臨床的関与の対象となることのある他の状態

訂される予定である。

国際疾病分類（International Classification of Diseases ver10：ICD-10）

　国際疾病分類はもともと死因分類のために1900年に作成されたが、現在では死に至らない疾患も掲載され、精神疾患は「精神および行動の障害」として第Ⅴ章に記載されている。現在の国際疾病分類は、1995年に改訂された第10版であり、まもなく第11版になる。アメリカ精神医学会と内容の整合性をとることに力を注いでいるといわれており、内容の大きな改訂が見込まれる。

アメリカ精神医学会の精神疾患の診断統計マニュアル（Diagnostic and Statistical Manual of Mental Disorder：DSM）

　2013年5月に疾患の概念や診断基準が大きく改訂された第5版が発表された。第4版は、一人の患者に対し「多軸診断」と呼ばれる5つの視点（軸）から多角的に疾患をとらえるのが特徴であった。

　本書ではこのDSM-Ⅳの各精神疾患の診断基準を、第5章の各精神疾患で紹介をしていく。

（仙波浩幸）

5 意識・知能

意識障害

■ 意識の概念
外部からの刺激に対する十分な注意と迅速で適切な反応、現在自分が置かれている状況への正しい認識（見当識）、誤りのない印象づけ（記銘）、周囲の出来事や質問された意味の正しい理解が可能な場合をいう。自己の状態や外界の状況を正しく理解している状態である。

■ 意識障害の分類（図3-5）
意識障害を単純な意識障害と複雑な意識障害に区別する。意識混濁を単純な意識障害、意識狭窄とさまざまな意識変容が複合した状態を複雑な意識障害という。

※意識変容（複雑な意識障害）には、せん妄、アメンチア、もうろう状態があるが、明確な区分が難しいため「せん妄」に統一して使用されるようになってきた。

※精神医学の昏迷（stupor）は意識障害がなく意欲が高度に障害された場合に使用する。そのため、精神医学では意欲ないし行動の障害の章で取り扱う。精神科以外の各科では中等度の意識障害の状態像を示すので用語の使用には注意する必要がある。

意識混濁（清明度）（図3-6）：障害の軽い順に、明晰困難状態、傾眠、嗜眠、昏睡の4つの識レベルで示す。

* **明晰困難状態（confusion）**：最も軽度の意識混濁で、ぼんやりした表情、注意の集中や持続の困難、思考のまとまりの不十分さ、自発性の減退が求められるが、見当識は障害されない。
* **傾眠（somnolence）**：軽度の意識混濁で、うとうととして眠りやすい状態をいう。反復刺激や呼名には一時的にでも覚醒し、単純な内容の問いかけにはどうにか応ずることができるが、反応も遅く、見当識も障害される。
* **嗜眠（lethargy）**：中から高度の意識混濁で、強い痛覚刺激や身体を揺さぶり大声で名前を呼ぶことによる強度の刺激で多少の覚醒反応が認められるが、覚醒には至らない状態をいう。

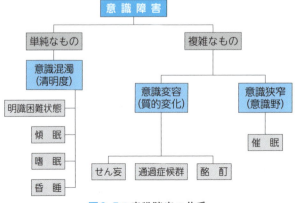

図3-5 ● 意識障害の体系

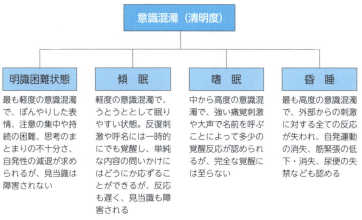

図3-6 ● 精神医学で用いられる意識障害分類

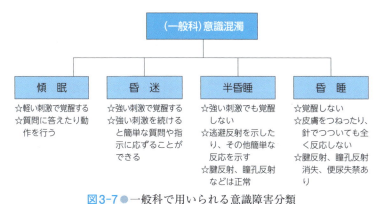

図3-7 ● 一般科で用いられる意識障害分類

* **昏睡（coma）**：最も高度の意識混濁で、外部からの刺激に対するすべての反応が失われ、自発運動の消失、筋緊張の低下・消失、尿便失禁なども認める。

※この意識混濁の4つの区分は精神医学で使用されている区分で、一般臨床医学では、傾眠、昏迷、半昏睡、昏睡の4区分が使用されている（図3-7）。

※傾眠は3つの概念が混在して使用されている。正常で眠り込む状態（drowsiness）、精神医学で使用される傾眠（somnolence）、一般科で使用される傾眠があり、意識混濁のない状態から中度意識混濁まであるため、どの概念で使用しているのかを注意する必要がある。

■ 意識狭窄（意識野）

意識野（範囲）の領域が狭くなって一部の対象しか意識されなくなる状態をいう。催眠、強い不安、精神錯乱状態、驚愕、強い精神集中状態、解離状態で障害される。

■ 意識変容（質的変化）

軽度から中等度の意識混濁に錯覚、幻覚、不安、不穏、精神運動興奮など種々の精神症状が加わる状態をいう。複雑な意識障害ともいう。

意識変容には、せん妄、アメンチア、もうろう状態がある。

■ 評価スケール

評価スケールとしてJapan Coma Scale（JCS）（3-3-9度方式）（表3-8）と、Glasgow coma scale（GCS）（表3-9）がある。両者とも臨床ではよく使用されている。

表3-8 ● Japan Coma Scale（JCS）

Ⅰ　刺激しないで覚醒している状態（1桁で表現） 　　（delirium, confusion, senselessness）

1　だいたい意識清明だが今ひとつはっきりしない
2　見当識障害がある
3　自分の名前、生年月日が言えない

Ⅱ　刺激すると覚醒する状態―刺激をやめると眠り込む（2桁で表現） 　　（stupor, lethargy, hypersomnia, somnolence, drowsiness）

10　普通の呼びかけで容易に開眼する。合目的な運動をするし、言葉も出るが間違いが多い
20　大きな声または体を揺さぶることにより開眼する。簡単な命令に応ずる。たとえば離握手
30　痛み刺激を加えつつ呼びかけを繰り返すと辛うじて開眼する

Ⅲ　刺激をしていても覚醒しない状態（3桁で表現） 　　（deep coma, coma, semicoma）

100　痛み刺激に対し、はらいのけるような動作をする
200　痛み刺激で少し手足を動かしたり、顔をしかめる
300　痛み刺激に反応しない

表3-9 ● Glasgow coma scale（GCS）

開眼機能（Eye opening）「E」

4点：自発的に開眼
3点：呼びかけにより開眼
2点：痛み刺激で開眼
1点：開眼しない

言語機能（Verbal response）「V」

5点：見当識が保たれている
4点：会話は成立するが混乱
3点：発語はみられるが会話は成立しない
2点：理解不能の発声
1点：発語みられず

運動機能（Motor response）「M」

6点：命令に従える
5点：痛み刺激に手で払いのける
4点：痛み刺激に逃避する
3点：痛み刺激に対し屈曲運動
2点：痛み刺激に対し伸展運動
1点：運動みられず

記載は、「E点、V点、M点、合計点」と表現する。

表3-10 ● 意識障害が疑われる状態

・ぼんやりとした表情
・話しかけに対する応答の悪さ
・周囲の状況に気がついていないような行動
・まとまりのない行動
・1日のうちでも変化する
・うつ状態や認知症と間違われることがある

■ 意識障害の症状

　意識変容のせん妄でみられる症状を表3-10に示す。

知能障害

■ 知能の概念

　知能（intelligence）とは、記憶、学習能力、抽象的思考能力、課題の処理能力など、新しい課題を解決する総合的な思考能力の機能をいう。

　※知能と「認知機能」を類義語、同意語として使用することがある。

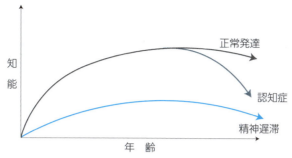

図3-8 ● 知能の発達とその障害

表3-11 ● 精神発達遅滞の分類と日常生活

軽度	・IQ 50-69 75％を占める。 ・9-12歳、小学校を最低の成績でやっと卒業できる程度。 ・日常生活も独立して可能だが高等な精神活動は不十分
中度	・IQ 35-49 ・6-9歳、小学校低学年程度 ・身辺自立は達成できないこともあるが社会的接触は可能
重度	・IQ 20-34 ・3-6歳 園児、児童 ・日常生活で他人の助けを必要とする
最重度	・IQ 0-19 3歳以下 ・他人との意思疎通困難、食事や排泄など全面的な介助が必要 ・多くの身体合併症を併発

■ **知能障害**（図3-8）

障害が生じた時期により精神（発達）遅滞と認知症に分類する。

精神（発達）遅滞：精神遅滞は、先天性または出生時、あるいは生後間もなくの脳傷害によって、知能が正常域まで発達し得ないものをいう。

認知症：認知症は、正常に発達した知能が、後天的な脳器質障害によって、不可逆的に低下した状態をいう。

■ **精神（発達）遅滞の分類と日常生活動作**（表3-11）

軽度：IQは50-69で、精神（発達）遅滞者の75％を占める。

9-12歳の能力に該当し、小学校を最低の成績でやっと卒業できる程度である。日常生活も独立して可能だが高度な精神活動は不十分である。

中度：IQは35-49で、6-9歳の能力、小学校低学年程度に該当する。身辺自立は達成できないこともあるが社会的接触は可能な状態である。

重度：IQは20-34で3-6歳の園児、児童に該当する。日常生活での自立は難しく、他人の助けを必要とする。

最重度：IQは0-19ないし測定不能で3歳以下に該当する。他人との意思疎通は困難で、食事や排泄など全面的な介助が必要である。臨床上多くの身体合併症を併発する。

（仙波浩幸）

6 記憶障害

記憶の概念（図3-9）

新しい経験を印象として刻み込む記銘、記銘されたものを保存する保持（把持）、保持されているものを再び意識に上らせる追想（再生）の心的過程をいう。
※追想されたものが過去に記銘された内容と同一であることを確認する再認を加えた4過程のとらえ方もある。

記憶の分類

■ 保持時間による分類（図3-10、図3-11）

心理学でよく使用される短期記憶と長期記憶の2分類と、臨床医学で使用される即時記憶、近時記憶、遠隔記憶の3分類がある。
短期記憶は1分以内、長期記憶は数分以上を意味する。
即時記憶は数秒から1分、近時記憶は数分から数日、遠隔記憶は数週から数十年である。
※短期記憶と長期記憶の2分類と即時記憶、近時記憶と遠隔記憶の3分類を混同して使用してはならない。

■ 内容による分類（図3-12）

イメージや言語などとして表現でき、学習により頭で覚えることができる陳述記憶と、いわゆる体が覚えている技能のようにイメージや言語により表現が困難な非陳述記憶とに区分

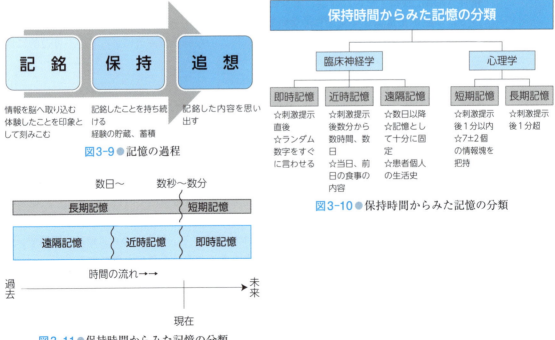

図3-9 ● 記憶の過程

図3-10 ● 保持時間からみた記憶の分類

図3-11 ● 保持時間からみた記憶の分類

される。陳述記憶は意味記憶とエピソード記憶に分けられる。

陳述記憶（宣言的記憶、顕在記憶）：言語や絵や音楽など、意味あるしるし（イメージ）を用いて他者へ伝達（陳述）可能な形で再生され得るものをいう。言語や社会常識、知識に関する意味記憶（semantic memory）と、生活一般での体験や思い出など時間空間的要素が含まれるエピソード記憶（episodic memory）に分けられる。

非陳述記憶：手続き記憶は、運動のスキルや技能の向上など、体験や練習によって身につける技能など、いわゆる体で覚えるものをいう。説明をして他人に理解や共感を得るのが困難である。

■ その他の記憶

プライミング：一度でも体験した内容であれば、2度目からは記憶に留まりやすくなることをいう。

ワーキングメモリー：情報の処理と保持を同時に行いながら、次々と課題を遂行する短期記憶と長期記憶にまたがる過程と考えられている。たとえば、多数の患者を受け持つ看護師業務で、各患者の看護業務の内容、各業務の手順、各作業の時間的前後関係を記憶にとどめて滞りなく遂行し、実施済みになると反復処理と保持を取りやめ、速やかに記憶内容を忘れてしまう。

記憶障害（図3-12、図3-13）

新しい事柄を印象づける記銘が障害される記銘障害、保存されているものを再び意識に上らせる追想が障害される追想障害がある。臨床上、保持の障害なのか、追想障害なのかの判断が難しいため、追想障害は保持（保存）と追想の障害としている。

記銘障害：新しい事柄を記銘する（覚える）ことができない障害である。

追想障害（健忘）（図3-14）：過去の経験が保持されていながら追想（思い出す）できないことを、追想障害または健忘という。追想の欠損が完全か不完全かにより全健忘と部分健忘に大別される。

部分健忘は障害発生以前の過去にさかのぼる逆向（後向）健忘、障害発生以降の未来に向かう前向（順向）健忘に分けられる。

前向健忘（anterograde amnesia）または順向健忘：発病時点以降の記憶障害で、本人が経験した新しい事実や事件を再生することの障害である。

逆向健忘（retrograde amnesia）または後向健忘：発病時点より以前の記憶障害で、発病

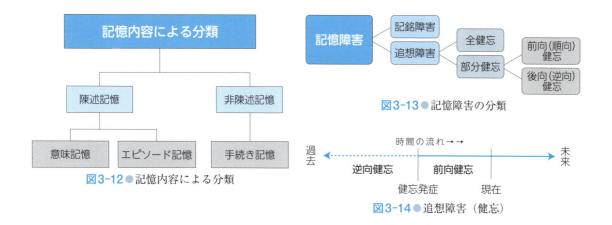

図3-12 ● 記憶内容による分類

図3-13 ● 記憶障害の分類

図3-14 ● 追想障害（健忘）

時点に近い経験が最も思い出しにくく、発病時点から遠い経験ほど思い出しやすい。
※健忘とは、一定の事物または過去の一定の期間の追想の障害をいうが、追想障害と同義語として使用されている。

記憶障害の評価

意識障害がないことを確認し、見当識、即時記憶、近時記憶、遠隔記憶の評価を実施する（表3-12）。臨床においては、改訂長谷川式簡易知能評価スケール（HDS-R）が広く用いられている（表3-13）。

表3-12 ● 記憶障害の評価

意識状態と見当識	名前、日付、場所、人物
即時記憶	数字順唱能力
近時記憶	発病後の出来事、食事内容、単語の5分後再生
遠隔記憶	個人の生活史

表3-13 ● 改訂長谷川式簡易知能評価スケール（HDS-R）

	質問内容		配点
1	お歳はいくつですか？（2年までの誤差は正解）		0 1
2	今日は何年の何月何日ですか？何曜日ですか？ （年月日、曜日が正解でそれぞれ1点ずつ）	年	0 1
		月	0 1
		日	0 1
		曜日	0 1
3	私達が今いるところはどこですか？ （自発的に出れば2点、5秒おいて、「家ですか？病院ですか？施設ですか？」の中から正しい選択をすれば1点）		0 1 2
4	これから言う3つの言葉を言ってみてください。あとでまた聞きますのでよく覚えておいてください。 （以下の系列のいずれか1つで、採用した系列に〇印をつける） 1：a）桜　b）猫　c）電車　　2：a）梅　b）犬　c）自動車		0 1 0 1 0 1
5	100から7を順番に引いてください。 （100－7は？、それからまた7を引くと？と質問する。最初の答えが不正解の場合、打ち切る）	（93） （86）	0 1 0 1
6	私がこれから言う数字を逆から言ってください （6-8-2、3-5-2-9を逆に行ってもらう。三桁逆唱に失敗したら、打ち切る。）	2-8-6 9-2-5-3	0 1 0 1
7	先ほど覚えてもらった言葉をもう一度言ってみてください。 （自発的に回答があれば各2点。もし回答がない場合、以下のヒントを与え正解であれば1点）a）植物　b）動物　c）乗り物		a：0 1 2 b：0 1 2 c：0 1 2
8	これから5つの品物を見せます。それを隠しますので何があったか言ってください。 （時計、鍵、タバコ、ペン、硬貨など必ず相互に無関係なもの）		0 1 2 3 4 5
9	知っている野菜の名前をできるだけ多く言ってください。 （答えた野菜の名前を右欄に記入する。途中で詰まり、約10秒待ってもでない場合にはそこで打ち切る。） 5個までは0点、6個＝1点、7個＝2点、 8個＝3点、9個＝4点、10個＝5点		0 1 2 3 4 5
		合計得点	

表3-14 ● 日常生活・社会生活の障害

間違いや失敗が多くなる 系統的な思考が困難 現実検討能力の低下 判断力の低下	緊張感の持続 情緒的混乱 不安 悲しみ 怒り

記憶障害の症状

記憶障害により、表3-14に示すような重大な障害をきたす。

(仙波浩幸)

7 意欲と行動の障害

意欲と行動の概念（図3-15）

　行動は欲動（drive）と欲動を制御する意志（will）の制御の結果として表れる。欲動は個体の生命や生活の維持に必要な行動を駆り立てるエネルギーである。意志が欲動を抑制あるいは促進させる制御の精神面に着目した表現が「意欲」であり、行為に着目した表現が「発動性」といい、意志あるいは精神活動により生じる行動を「精神運動」ともいう。
　したがって「意欲」「発動性」「精神運動」の3つの概念は異なるものの、ほぼ同義語として使用できる。
　興奮とは欲動が高まった状態であり、衝動行為とは、欲動が意志の制御を受けず直接行動を起こす状態をいう。欲動と意欲もしくは発動性が高まった状態を精神運動興奮、その逆が精神運動抑制という。

意欲と行動の障害（表3-15）

　意欲増進（亢進）、意欲減退（抑制・低下）を判断する場合、その人間の内面状況を本人が正確に認識し表出できなければならないが、その認識あるいは表出どちらかが正しくない場合はその判断は困難である。意欲あるいは欲動の状況を、意欲の亢進、意欲の減退に分けて述べる。

■ **精神運動興奮（意欲の亢進）**
　興奮とは欲動が高まった状態をいう。
　躁病性興奮：躁病にみられ、欲動が亢進し、高揚した気分とともに著しく活動的になりじっとしていられなくなり次々と行為を行う状態をいう（行為心拍）。
　緊張病性興奮：統合失調症の緊張病型でみられ、周囲との接触性が乏しく無目的でまとまりのない衝動行為がみられる（運動心拍）。
　衝動行為：欲動が意志の制御を受けず直接行動を起こす状態をいう。脱抑制行動、逸脱行動と呼ぶこともある。
　錯乱状態：意識混濁を伴いながら精神運動興奮を示す場合をいい、言動にまとまりのない

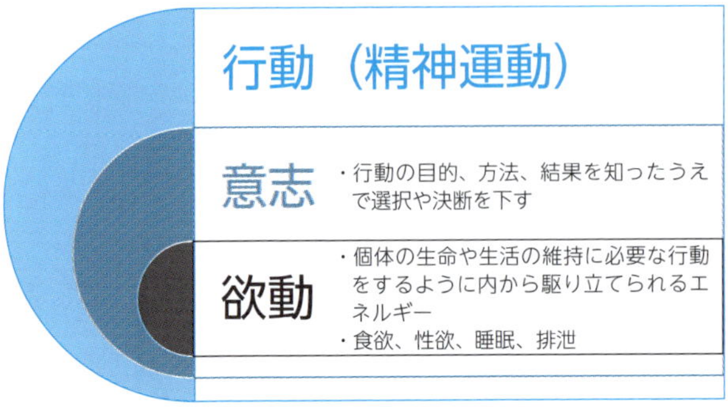

図3-15 ● 意欲・行動の概念

- 行動（精神運動）
- 意志：行動の目的、方法、結果を知ったうえで選択や決断を下す
- 欲動：個体の生命や生活の維持に必要な行動をするように内から駆り立てられるエネルギー
  ・食欲、性欲、睡眠、排泄

表3-15 ● 意欲（行動）障害

意欲亢進 精神運動興奮	・脱抑制（抑制消失） ・躁病性興奮（行為心拍） ・緊張病性興奮（運動心拍） ・錯乱状態 ・衝動行為（逸脱行動）
意欲低下 精神運動抑制	・昏迷、自閉 ・無為、無関心、自発性低下 ・緘黙（無言症）、拒絶症、常同症 ・行動制止 ・社会的引きこもり

状態をいう。

■ 精神運動抑制（意欲の減退）

行動は緩慢で減少し、発声も弱々しくなる。うつ病でみられる。

昏迷：意識は清明であるが意志の発動性が高度に障害されており、行動がまったく行われない状態をいう。抑うつ性昏迷、緊張病性昏迷、解離性昏迷などがある。

精神科で使用される「昏迷」は意識障害がないが、一般科で使用される場合には中程度以上の意識障害で使用されるため注意を要する。

思考途絶：意識障害がないにもかかわらず思考や行動が突然停止し、間もなく元に戻る状態をいう。統合失調症でみられる。

（仙波浩幸）

8 自我意識障害

自我意識の概念（表3-16）

　自我意識は自分自身に向けられた意識である。実存意識、実行意識、単一性、同一性、限界（境界）性の5つの要素が合わさった概念である。
　実存意識：自分の知覚、記憶、感情、身体感覚は自分のものであり、自分が感じているという意識をいう。障害例として離人体験（離人症）、つきもの体験がある。
　実行意識：知覚、観念、感情、行為は自分がしている意識をいう。障害例として、させられ体験（作為体験）がある。
　単一性：自分の身体は1つしかいないという意識をいう。障害例として二重身がある。
　同一性：昨日までの自分と今日の自分は同一の自分である。自分は以前から同一人であるという意識をいう。障害例として、解離、二重人格、交代パーソナリティがある。
　限界（境界）性：自分は外界から区別されている。隣の人と自分は別人格であり別の個体である。
　※実存意識と実行意識を合わせて能動性とする4分類の考え方もある。

自我意識障害

　自我意識のどの領域の概念が障害されたかにより、離人体験（離人症）、させられ体験（作為体験）、二重人格、交代意識、解離性障害が生じてくる。

■ 離人体験（離人症）
　能動性（実存意識、実行意識）が障害され、自分の感情が失われ、存在、行動している実感がない（行動感喪失）と感じることをいう。ビニールシートを通して外界を見ている、実在するものと接しても現実感が生じないなど、疎隔感（現実感喪失）を訴える。

■ させられ体験（作為体験）（表3-17）
　能動性や限界性の障害により、自分自身の主体性や活動感が失われ、思考、感情や行動が「他人にさせられている」と感じ、そのような状況から逃れられない状況をいう。以下の4つ

表3-16 ● 自我意識の概念

実存意識	・自分の知覚、追想、感情、身体感覚が自分のものであるという意識 ・離人体験（離人症）
実行意識	・知覚、観念、感情、行為は自分がしている意識 ・させられ体験（作為体験）
単一性	・自分の体は1つしかいない ・二重身
同一性	・昨日までの自分と今日の自分は同一の自分である ・解離、二重人格、交代パーソナリティ
限界（境界）性	・自分は外界から区別されている ・自我漏洩症状（自我意識障害）

＊実存意識と実行意識を併せて能動性とする考えもある

表3-17 ● 自我意識障害（作為体験）

思考察知	自分の考えが周囲に知られてしまう
思考奪取	自分の考えが抜き取られてしまう
思考吹入	他人の考えが自分の頭の中に押し込まれてしまう
思考伝播	自分の考えが他に伝播し、他人に自分の考えがわかってしまう

「思考」＝「考想」

が重要である。
　思考察知：自分の考えが周囲に知られてしまう。
　思考奪取：自分の考えが抜き取られてしまう。
　思考吹入：他人の考えが自分の頭の中に押し込まれてしまう。
　思考伝播：自分の考えが他に伝播し、他人に自分の考えがわかってしまう。
　※訳の表現の違いで「思考」を「考想」と置き換えても同じ。例：思考奪取＝考想奪取。

■ **二重人格、交代意識**
　1つの人格が、ある期間別人格に変化したように見える状況をいう。人格が3、4ないしそれ以上の場合もある。別の人格時の追想はできない。
　※自我意識障害を思考障害の思考体験様式の障害の章で扱う教科書も少なくない。

（仙波浩幸）

9 思考障害

思考の概念

課題に適応したいくつかの概念を順に想起しながら整理・統合し、判断と解釈をしながら課題の解決を図る精神活動をいう。思考目標に到達するまでの思考の進行過程を思路という。意識、知覚、記憶、言語機能に障害がないことが要件である。

思考障害（図3-16、図3-17）

思考障害の分類もさまざまな考え方がある。
①思考形式の障害と思考内容の障害（妄想）に分け、思考形式の障害を思路の障害と体験様式の障害に分ける。体験様式の障害には強迫性障害と自我意識障害を含む（図3-16）。
②思考形式の障害（思路障害）、思考内容の障害（妄想）、思考制御の障害（強迫性障害と恐怖性障害を含む）の3分類。
③思考形式の障害（思路障害）と思考内容の障害（妄想）に分ける。体験様式の障害（強迫性障害と自我意識障害）は、思考障害の範疇に含まず、思考障害から切り離して単独で扱う。
④思考障害、自我意識障害、強迫性障害を読み進める場合、書籍によって本文の展開が異なってくるので留意する必要がある。本書では思考障害を、思路の障害と妄想（思考内容の障害）に分類し、強迫性障害、自我意識障害を思考障害から分けて記載する分類で筆を進めていく（図3-17）。

思路障害

考えの進み方の障害で、1つの観念から次の観念への進み方や結びつきに問題があり、思考の最終目標に到達する過程に障害をきたしている状態である。

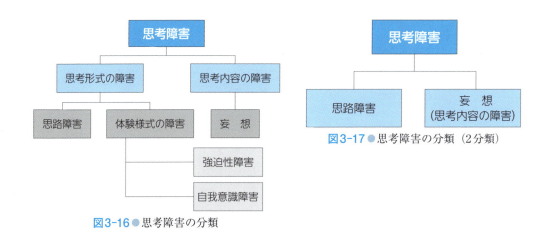

図3-16 ● 思考障害の分類

図3-17 ● 思考障害の分類（2分類）

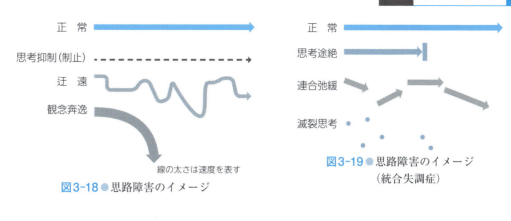

図3-18 ● 思路障害のイメージ

図3-19 ● 思路障害のイメージ（統合失調症）

　思路については思考の進み方の速度（速い・遅い・停止）、進みの方向（それる・それない）、前後の観念の結びつき（ある・弱い・ない）、最終目標への到達（到達する・到達しない）の4つの視点で考える。また、思路障害のイメージを図3-18、図3-19で示す。

　観念奔逸：思考の進み方が異常に速く、次々に観念が湧き起こるため目的に向かって進まず、やたらと脇道にそれる。思考全体のまとまりが悪く冗舌で一貫性がない。1つひとつの考えには関連性があるが、考えが飛躍したり、不必要な考えも入ってくるため脱線や反復が多くなる。ひどくなると語呂合わせ、主として表面的な音連合による駄洒落になってくる。躁病にみられる。

　思考抑制（思考制止）：思考の進み方が遅くなり、浮かんでくる観念も少なくなり思考がうまく進行しない状態である。口数が少なくなり、小さな声で話すことが多い。自覚的には「何も考えることができない」と訴える場合が少なくない。うつ病でみられる。

　思考途絶：思考の進行が急に中断され思考が停止する。臨床では話が突然止まり、しゃべらなくなる。口をとがらせたり、眉をひそめたり、顔をしかめたりする表情の変化がみられ、しばらくしてまたもとの話に戻る。統合失調症でみられる。

　連合弛緩：思考の進み方に関連性と統一性が不十分で、全体のまとまりが乏しいが何とかわかるものをいう。重度の場合は思考滅裂になる。統合失調症でみられる。

　思考滅裂（滅裂思考）：思考の進み方に関連性と統一性に欠け、思考目標も定まらない。全体のまとまりに乏しくなり、いかにも理屈っぽく聞こえるが、具体的に何を言おうとしているのかわからない。さらに重度になると相互に無関係で意味不明な単語レベルの表出になる（言葉のサラダ）。統合失調症でみられる。

　思考錯乱：意識障害のときに全体のまとまりが悪くなることで、意識障害の程度に影響する。

　迂遠：思考の目標は失われていないが、1つひとつの観念について些細なことにこだわり、言い換えや注釈をやたらと加えるので、なかなか結論に達せず、思考目標になかなか到達しないものをいう。まわりくどい感じを与える。認知症、てんかん、知能障害にみられる。

　冗長：思考の目標は失われておらず、細部にこだわることがないものの、話の要領が悪くまとまりの悪いものをいう。

　保続：同じ観念が繰り返し現れ、思考が先に進まない状態をいう。単語や文字を書くように指示すると、そのなかの1文字を繰り返して書いたり、名前を言うように指示して名前を言ってもらったのち、別の質問をしても名前を答えてしまう。単語の組み合わせの復唱を行わせると、1つの単語から次の単語への移行ができず、前に復唱した単語を繰り返してしまう。器質性脳障害患者にみられる。

妄想（思考内容の障害）

　妄想は、病的精神状態による判断で、現実的・合理的にあり得ない事柄を、根拠が薄いにもかかわらず思い込みで事実であると強く確信する思考内容をいう。その思考内容について、本人がなぜそのような考えに至ったのか（動機）はまったく理解できない（了解不能）。
　ヤスパース（Jaspers）は、妄想の3要素として、主観的確信性、訂正不能性、内容の不可能性をあげている。

■ **妄想の構造上による分類**
　＊**一次妄想**：突然不合理な妄想が出現し、その確信に至る動機が客観的に心理的にまったく理解できないものをいう（了解不能）。
　＊**二次妄想**：患者の精神状態や性格に基づく環境への反応として理解ができる（了解可能）のものをいう。

■ **妄想の出現様式による分類**
　妄想気分、妄想知覚、妄想着想に分かれる。
　＊**妄想気分**：妄想の内容は、漠然としているが、何かただならぬことが起こっている、という不気味な気分におそわれることをいう。はっきりした形をもった妄想に発展する前の段階である。
　＊**妄想知覚**：何でもない外界の出来事、物や人に対して、病的な意味づけが行われる知覚された事実に特別な意味を付加する状態をいう。
　　例：今赤い車が通ったが、わたしを殺すぞという合図だとわかった。
　＊**妄想着想**：何の前触れもなく突然、自分に対して何かしらの意味をもつものとして判断されるものをいう。
　　例：自分が神であることが突然わかった。

■ **妄想の内容による分類**
　妄想の内容による分類では、被害的内容、自己の過小評価、自己の過大評価、その他の4つに大きく分けることができる。
　＊**被害的な内容の妄想**：自分が他人から害を加えられるという内容の妄想
　　関係妄想：周囲の人たちの態度や表情、話し声などを自分に関連づけて考える妄想。
　　迫害妄想：個人や組織から危害を加えられたり陥れられたりするという妄想。
　　注察妄想：自分が他人に注視されていると考える妄想。
　　追跡妄想：誰かにあとをつけられているという妄想。
　　被毒妄想：飲食物に毒を入れられる、毒殺されるという妄想。
　　物理的被害妄想：電波など物理的手段で自分が害を加えられる、影響を受けるという妄想。
　　嫉妬妄想：配偶者が他の異性と浮気をしているという妄想。
　＊**自己を過小評価する内容の妄想**
　　貧困妄想：財産を失い、貧乏になるという妄想。
　　罪業妄想：罪深いことを行ったと思い強い自責感をもつ妄想。
　　心気妄想：健康であるにもかかわらず、不治の重い病気にかかってしまったという妄想。
　　微小妄想：自己を過小評価する内容の妄想で、健康、能力、経済力、社会的地位などすべて他人より劣っており無価値な人間と確信する。貧困妄想、罪業妄想、心気妄想もこれに含まれる。
　＊**自己を過大評価する内容の妄想**

誇大妄想：自己を過大評価する内容の妄想。
発明妄想：大発見や偉大な発明をしたと思い込む妄想。
血統妄想：自分は権威ある血統であると思い込む妄想。
恋愛妄想：異性から愛されていると思い込む妄想。
宗教妄想：宗教的な特殊な使命をもっていると思い込む妄想。

(仙波浩幸)

10 強迫性障害

強迫の観念 （表3-18）

何度も繰り返ししつこく心に浮かんでくる強迫観念を打ち消したり、逃れるための強迫行為をとらざるを得ない状況をいう。

強迫性障害

自分ではばかげている、不合理であるとわかっているにもかかわらず、自分の意志に反して強迫観念が生じ、それを打ち消すため強迫行動をとらざるを得ず、悩み苦しむ障害である。

■ **強迫の要素**

強迫観念：何度も繰り返ししつこく心に浮かんでくる思考、衝動、表象（イメージ）。
強迫行為：強迫観念を打ち消したり、逃れるための思考や行動。

（仙波浩幸）

表3-18 ● 強迫観念の内容

不潔及び汚染	・手が細菌に汚染されている
攻撃的行動	・他人を傷つけようという考え ・大声で罵りたい
固執	・衣類を特別な順番で整頓する ・事物の順番、時間や対称性にこだわる
病気	・自分が重大な病気にかかっているという考え
性行動	・卑猥なことを叫びたくなる
宗教	・神を冒瀆してしまう

11 知覚障害

知覚の概念（図3-20）

末梢からの感覚器によって受け取られた情報に中枢での記憶、判断、感情が加わり、具体的で個人的な理解や判断がなされる精神機能をいう。

知覚障害（図3-21）

知覚障害は、知覚の量の異常と質の異常がある。ここでは錯覚と幻覚について述べる。

■ 錯覚

外界の対象を誤って知覚することをいう。

集中力が欠ける場合や、不安や恐怖が強い場合に生じる。視覚的に見誤るのを錯視、聞き間違うのを錯聴という。アルコール依存症患者で壁のシミや模様を小さな虫や動物と見えるのをパレイドリアという。

■ 幻覚

知覚対象が存在しないのに、存在すると知覚する現象で、具体的な感覚として体験される。しばしば妄想を伴う。意識障害、統合失調症、アルコールなど精神作用物質使用時に出現しやすい。幻覚には、幻聴、幻視、幻味、幻嗅、幻触および体感幻覚がある。

また、幻覚の内容が単なる音、色や光のようなものを要素幻覚、人の話し声や情景などのように複雑でまとまったものを複合幻覚という。

幻聴：音源がないにもかかわらず言葉として聞こえてくるもので、知覚障害では最も頻度が多い。しばしば自分への悪口、批判、命令などを伴い、被害的な内容で不快なことが多い。

幻視：対象がないにもかかわらず、視覚の対象として認識すること。統合失調症や器質性、症状性、中毒性など背景になんらかの意識混濁が想定される病態で出現する。せん妄の際に出現しやすい。また、アルコール離脱時の小動物幻視やリープマン現象でも出現する。

幻味・幻嗅：毒のような味や臭いがすると訴える。被害妄想を伴うことが多い。

幻触：幻触は、体を触られている、体を虫が這っているなどを訴え、被害妄想との結び

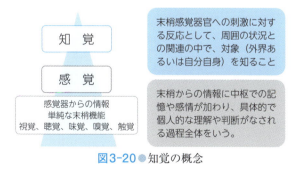

図3-20 ● 知覚の概念

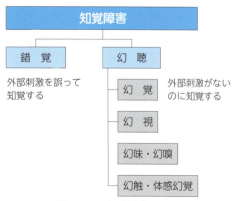

図3-21 ● 知覚障害の分類

つきが多い。訴えとして、夜中に体を触られる、性器を触られる、刃物で皮膚を切られたなどがある。体中蟻が這いずり回っていると訴える蟻走感や寄生虫が宿主しているという皮膚寄生虫幻想がある。

体感幻覚：脳やさまざまな臓器が異様な動きや奇妙な感覚にとりつかれていることをいう。身体のある部分に異様な、しばしば持続性の感じを訴える。症状は多彩、かつあり得ない感覚体験を訴える。例として、脳がねじれて動く感じがして仕方がない、脳がぐちゃぐちゃに溶けている、体中を針金が動き回る、内臓が巻き上げられているなどである。

幻肢痛

　四肢を切断した場合、しばらくの間、なお失った手足が残存している感覚をいう。幻肢に疼痛を伴うもので切断者の50〜70％に発生する。生活不安、経済的・家庭環境による心理的因子が重なり発生するといわれている。大脳皮質に身体像が形成される8〜10歳以後の切断者に認められる生理的現象である。切断端における末梢神経の術後処理や神経過敏・刺激なども原因とされ、精神医学の幻覚とは言い難い。

※知覚障害の判断は意識障害が認められないときに実施する。意識障害時には病的意義の判断は難しい。

※高齢者は皮膚疾患や睡眠に随伴する障害の合併が少なくない。幻覚や皮膚症状を訴えた場合、身体疾患を除外する必要がある。

（仙波浩幸）

12 気分・感情障害

気分・感情の概念 (表3-19)

感情は、基本的に快、不快、好き、嫌い、恐怖、怒りという主観的体験である。
状況に反応し一時的で激しい感情を表す「情動」と、持続的で起伏の少ない穏やかで対象のない感情である「気分」がある。

気分・感情障害 (表3-20)

気分・感情の障害を、気分の質の異常、気分の変動の異常、気分と思考の不一致に分けて述べる。

■気分の質の異常

不安：特定の対象をもたない漠然とした恐れの感情で、過剰な恐怖を抱き、しかも不合理であることを認識している。いたたまれないような苦しい感じに、自律神経症状を伴い、苦悶感として現れる。特定の対象への不安を恐怖という。

抑うつ：憂うつ、悲哀、悲観的な気分をいう。不安、意欲の低下、思考抑制も同時に認められ、しばしば自殺念慮をもつ。将来への絶望感、自責感、罪業感、劣等感、自信喪失などが現れる。

恐怖：特定の対象や状況に対し過剰な不安や恐怖を抱く。しかも不合理であることを認識しているが、その状況を考えると、いたたまれないような苦しい感じになるのではないかという予期不安が生じる。自律神経症状を伴い苦悶感として現れる。特定の恐怖には、混雑で身動きがとれない場所、特定の昆虫や動物などがある。

爽快（高揚）：さわやかで高揚した気分で、自信に満ちあふれた状態を呈する。抑制がとれて多弁、多動となり、会話も楽天的、誇大的となる。

上機嫌（多幸）：自分の置かれている状況や病状には無頓着、内容がない空虚さ、楽天的で

表3-19 ●気分・感情を表す用語

感情（feeling）	・快・不快のような未分化な感情 ・喜び、悲しみ、怒り、恐れ、憎しみ、寂しさ
情動（emotion）	・身体的表出（自律神経系、内分泌系）を伴う ・一時的で激しい感情 ・歓喜、悲嘆、不安、苦悶、激怒、驚愕
気分（mood）	・持続的で起伏の少ない穏やかで対象のない感情 ・喜び、愉快、幸福感、憂うつ、悲哀、不安

表3-20 ●気分障害

気分の質の異常	抑うつ、不安、恐怖、気分高揚（爽快）、疎隔（疎外）
気分の変動の異常	刺激性（易怒性）、失禁、鈍麻・平板化
気分と思考の不一致	両価性

弛緩した爽快気分をいう。些細なことでイライラ、不機嫌を呈しやすい。

　疎隔（離人）：自己の感情や外界に対し生き生きとした感じられなくなる状態をいう。恍惚は、現実の世界とは別の世界（宇宙や神）に一体となったように感じる状態をいう。

■ 気分の変動の異常

　（易）刺激性（易怒性）：些細なことでいらいら、不機嫌、興奮状態になりやすい状態をいう。

　情動（感情）失禁：意志による統制力が低下するため情動の調整がうまくなされず、情動が過度に発現される状態をいう。

　感情鈍麻（感情の平板化）：感情の動きや反応が著しく減退した状態をいう。周囲にも関心が払われなくなる。

■ 気分と思考の不一致

　両価性：同一の対象に対して快と不快、愛と憎しみのように、正反対の感情を同時に抱く状態をいう。

※精神症状で使用される上機嫌（多幸）、爽快（高揚）は、精神医学では、精神症状が正常から逸脱しており精神症状に問題が生じている意味で使用する。

（仙波浩幸）

【第3章の参考文献】

1) 太田保之, 上野武治：学生のための精神医学. 医歯薬出版, 2006.
2) 高橋三郎, 大野　裕, 染谷俊幸（訳）：DSM-Ⅳ-TR　精神疾患の診断・統計マニュアル新訂版. 医学書院, 2011.
3) 山内俊雄, 小島卓也, 倉知正佳, 他編集：専門医を目指す人の精神医学. 医学書院, 2011.

第4章

薬物療法、各種精神療法

1 薬物療法の理解

はじめに

　精神科の治療に用いられる薬物には、抗精神病薬、抗うつ薬、気分安定薬、抗不安薬、睡眠薬、抗てんかん薬、抗認知症薬（認知機能改善薬）などが含まれる。精神科薬物療法は、1952年に抗精神病薬であるクロルプロマジンが、1957年には抗うつ薬であるイミプラミンが導入されたことに始まり、その後、多くの薬物が開発されてきた。しかし、1996年に新規抗精神病薬のリスペリドンが、1999年に新規抗うつ薬のフルボキサミンが認可されてから、2000年以降は次々に新しい精神科治療薬が登場し、精神科薬物療法は新しい時代に入った。これらの新しい世代の治療薬は、従来の薬物と比べて副作用が少なく、治療効果の面でもすぐれている。その点では、身体合併症をもったケースの治療に適している。しかし、従来にはない新たな副作用が問題となることもあり、これら新しい世代の治療薬の知識をもつことは大切なことである。

抗精神病薬

　抗精神病薬とは、統合失調症の幻覚、妄想や興奮に対して用いられる薬物であり、メジャー・トランキライザー、神経遮断薬とも呼ばれる。適応疾患は統合失調症であるが、一部の薬物は躁病やうつ病にも適応をもっている。そのほか、保険適応はないが、高齢者のせん妄、神経症性障害における強い不安、緊張、不眠、あるいは、アルコールや覚醒剤などの依存性物質による幻覚、妄想、興奮にも使用されることがある。

　抗精神病薬は、古い世代を第一世代（または定型薬）、新しい世代を第二世代（または非定型薬）と呼ぶ。第二世代の抗精神病薬は第一世代で問題となる錐体外路症状（パーキンソン症状、急性ジストニアなどの運動障害）や血中プロラクチン値増加に基づく性機能障害（月経障害、乳汁分泌、性欲の低下など）の副作用を起こしにくい点ですぐれている。しかし、第二世代の抗精神病薬では、代謝異常（耐糖能障害、脂質代謝障害）や食欲・体重増加などの新たな副作用が問題となることがある。治療効果の面では、第一世代の抗精神病薬と同等の抗精神病効果をもちながら、従来は効果の乏しかった統合失調症の陰性症状や認知機能障害、あるいは躁うつなどの感情障害にも効果を示すことが期待される。

抗精神病薬の薬理作用

　抗精神病薬の主な薬理作用は、脳内のドパミン神経との関係で考えられている。表4-1のように脳内には4種類の主要なドパミン神経路が存在するが、統合失調症では脳の情報処理に関係する中脳・辺縁系のドパミン神経の機能が亢進しているために陽性症状（幻覚や妄想）が発現し、一方、中脳・皮質系のドパミン神経の機能が低下していることが陰性症状（意欲減退、感情の平板化、思考内容の貧困化など）の発現に関係していると考えられている。これに対して、運動系を制御する黒質・線状体系（錐体外路系）と、内分泌系を制御する漏斗・下垂体系のドパミン神経の機能は正常に維持されている（表4-1）。第一世代の抗精神病薬は、脳

表4-1● 脳内のドパミン神経路と統合失調症の症状、抗精神病薬の効果の関係
（文献1）を一部改変）

ドパミン神経路	統合失調症の病態	精神症状	第一世代薬による効果	第二世代薬による効果
中脳・辺縁系	機能亢進	陽性症状	陽性症状改善	陽性症状改善
中脳・皮質系	機能低下	陰性症状 認知機能障害	陰性症状悪化 認知機能障害悪化	陰性症状改善 認知機能障害改善
黒質・線状体系	正常	なし	錐体外路症状	錐体外路症状はなし～ごく軽度
漏斗・下垂体系	正常	なし	血中プロラクチン上昇	血中プロラクチン上昇はなし～ごく軽度

内のすべてのドパミン神経路を抑制してしまう。したがって、中脳・辺縁系ドパミン神経を抑制して幻覚や妄想を改善させるものの、本来正常である黒質・線状体系や漏斗・下垂体系のドパミン神経も抑制して錐体外路症状や性機能障害を副作用として起こす。さらに、統合失調症では機能が低下している中脳・皮質系のドパミン神経機能をさらに低下させるため、陰性症状を悪化させることが避けられなかった。

これに対して、第二世代の抗精神病薬は、統合失調症で機能異常がみられる中脳・辺縁系のドパミン神経路に作用するものの、本来正常な他のドパミン神経路に作用しないことから副作用を起こさない。このようなことが可能になる薬理学的背景として、第二世代の抗精神病薬は、①セロトニン5-HT$_{2A}$受容体遮断作用をもつこと、②D$_2$受容体への親和性が弱いこと、③D$_2$受容体の部分作動作用を示すことの3種類のメカニズムをもっていることが関係しているが、詳細は後述する。

抗精神病薬の分類

抗精神病薬の分類を表4-2に示した。

表4-2● 抗精神病薬の種類

	分類	一般名	商品名
第一世代抗精神病薬	フェノチアジン系薬物	クロルプロマジン	コントミン、ウインタミン
		レボメプロマジン	ヒルナミン
	ブチロフェノン系薬物	ハロペリドール	セレネース
	ベンザミド系薬物	スルピリド	ドグマチール、アビリット
第二世代抗精神病薬	セロトニン・ドパミン拮抗薬	リスペリドン関連薬物	リスパダール、インヴェガ徐放製剤 コンスタ持効性注射剤、ゼプリオン持効性注射剤
		ペロスピロン	ルーラン
		ブロナンセリン	ロナセン
	ドパミンD$_2$受容体低親和性薬物	オランザピン	ジプレキサ
		クエチアピン	セロクエル
		クロザピン	クロザリル
	ドパミンD$_2$受容体部分作動薬	アリピプラゾール	エビリファイ

■ 1) 第一世代抗精神病薬

フェノチアジン系薬物：クロルプロマジン（コントミン、ウインタミン）やレボメプロマジン（ヒルナミン）などで、この群の薬物は、鎮静、催眠作用が強く、興奮や不眠を示す患者に使用される。副作用に関しては錐体外路症状は少ないが、抗コリン作用による副作用（視力調節障害、口渇、便秘、排尿困難など）が起こりやすい。

ブチロフェノン系薬物：ハロペリドール（セレネース）が代表的薬物である。この群の薬物は幻覚、妄想に対して強力な効果を示すが、錐体外路症状や性機能障害を起こしやすい。一方、催眠作用、自律神経症状、血圧低下などの循環器系に対する影響は少ない。

ベンザミド系薬物：代表的薬物であるスルピリド（ドグマチール、アビリット）は少量では抗うつ効果があるためうつ病にも使用されるが、中等量以上では幻覚、妄想への改善効果を示す。錐体外路症状は少ないが、血中プロラクチン値増加による性機能障害を起こしやすい。

■ 2) 第二世代抗精神病薬

セロトニン・ドパミン拮抗薬：運動系のドパミン神経に対する抑制を、セロトニン神経を介して回復させることによって錐体外路症状という副作用を回避する薬物をセロトニン・ドパミン拮抗薬と呼ぶ。脳内ではセロトニン神経は$5-HT_{2A}$受容体を介してドパミン神経を抑制しているが、このセロトニン神経による抑制は、黒質・線状体系ドパミン神経路では強く、中脳・辺縁系ドパミン神経ではほとんどない。したがって、セロトニン・ドパミン拮抗薬は黒質・線状体系ではドパミン神経の機能を回復させ、錐体外路症状を軽減させる。一方、中脳・辺縁系ではドパミン神経を回復させないために抗精神病効果が維持される。第二世代抗精神病薬は、すべてセロトニン・ドパミン拮抗作用を示すが、特にその作用が強い薬物は、リスペリドン、ペロスピロン、ブロナンセリンである。

リスペリドン（リスパダール）、インヴェガ徐放製剤、コンスタ持効性注射剤、ゼプリオン持効性注射剤：リスペリドン（リスパダール）は幻覚や妄想に確実な効果と、速効性のある鎮静効果を示すが、増量すると錐体外路症状などの従来型の副作用を起こしやすい。このような特徴を生かして、リスペリドンの内用液は不穏時の頓用として用いられることが多い。用量は、1～6mg/日で1日1～2回投与である。リスペリドンの代謝産物であるパリペリドンの徐放製剤（インヴェガ徐放製剤）は、幻覚、妄想への確実な効果が維持されつつ、錐体外路症状などの副作用が少ない。一方、リスペリドンに比べると鎮静効果はマイルドである。用量は3～12mg/日、1日1回（朝食後）で有効用量の6mgから投与できる。コンスタ持効性注射剤とゼプリオン持効性注射剤は、それぞれリスペリドンとペリペリドンの注射製剤で、コンスタでは2週間に1回、ゼプリオンでは4週間に1回筋肉注射する。血中濃度が安定していることから副作用はほとんどなく、毎日服薬しなくてすむことから維持療法に優れている。ゼプリオンはコンスタと比較して効果発現が早い。

ペロスピロン（ルーラン）：ペロスピロン（12～48mg/日で1日2～3回）は、リスペリドンよりも副作用が少なく、作用はマイルドで、抑うつや不安にも効果がある。副作用が少なく、効果の持続が短いことから、適応外使用であるが高齢者のせん妄にも使用される。

ブロナンセリン（ロナセン）：ブロナンセリン（8～24mg/日で1日2回）は、幻覚、妄想に対する確実な効果を発揮する一方、過剰な鎮静や性機能障害を起こさない点で優れている。しかし、アカシジアは比較的起こる。

ドパミンD_2受容体低親和性抗精神病薬：この群の薬物はD_2受容体への親和性が弱いことが副作用の軽減に役立っている。すなわち、黒質・線状体系ではドパミンが豊富に存在するため、ドパミンD_2受容体への低親和が弱い薬物では、D_2受容体に対してドパミンに結合力で負けるために錐体外路症状が生じにくい。一方、幻覚、妄想に関係する中脳・辺縁系ドパ

ミン神経路ではドパミン量が少ないので、D_2受容体への結合が維持されて抗精神病効果が発揮される。

オランザピン（ジプレキサ）：オランザピン（5～20mg/日で1日1回）は幻覚や妄想に対する効果のほか、情動安定化作用にすぐれていることから、双極性障害の躁状態とうつ状態に適応をもっている。また、オランザピンの注射剤は、経口剤よりも効果発現が早い。副作用として食欲・体重増加、耐糖能障害、脂質代謝障害があるため、糖尿病またはその既往のある患者には使用できない。

クエチアピン（セロクエル）：セロクエル（75～750mg/日で1日2～3回）はオランザピンと類似した効果や副作用プロフィールを有するが、オランザピンよりも全体的にマイルドである。米国では単剤でうつ病に効果が認められている。副作用として眠気は比較的みられる。一方、錐体外路性の副作用がほとんどないことから、高齢者のせん妄にも使用される。オランザピンと同様に糖尿病またはその既往のある患者には使用できない。

クロザピン（クロザリル）：クリザリル（初回は12.5mg、維持量100～400mg/日、最高600mg/日、1日2～3回）は、治療抵抗性統合失調症（他の抗精神病薬では効果のないケース）に使用される。無顆粒球症、糖尿病性ケトアシドーシス、心筋炎などの重篤な副作用が生じることから、クロザリル患者モニタリングサービスに登録された医師、薬剤師が勤務する登録医療機関でのみ使用可能である。

ドパミンD_2受容体部分作動薬（パーシャルアゴニスト）：ドパミンD_2受容体部分作動薬は、固有活性（30％）に基づくドパミンの神経伝達を維持することが他の抗精神病薬と異なる。この作用のために、ドパミンの機能が亢進している中脳・辺縁系では抑制して幻覚、妄想を改善させ、機能が低下している中脳－皮質系では回復させて陰性症状や認知機能障害を改善させる。

アリピプラゾール（エビリファイ）：アリピプラゾール（6～30mg/日で1日1回）は、他の抗精神病薬と比べて抑うつや意欲を改善させる点ではすぐれている。副作用も少ないが、アカシジア様のソワソワ感と不眠を起こすことがある。統合失調症以外の疾患では、抗うつ薬では改善の乏しいうつ病患者に対して、抗うつ薬との併用による抗うつ薬の増強療法に用いられる。

身体合併症のある患者への使用

表4-3、表4-4に抗精神病薬で出現しやすい副作用とその対策をあげる。身体合併症のある患者では、特に副作用が少ない第二世代の抗精神病薬が推奨される。

高齢者、肝機能障害のある患者：高齢者では、薬物の代謝、排泄機能が低下しているため、低用量から慎重に使用していく。また、排泄機能が低下しているために体内に薬物が蓄積されやすいことから、遅れて副作用が出現することがある。抗精神病薬は主として肝臓で代謝されることから、肝機能障害のある患者では肝機能が悪化する可能性があることと、薬物の代謝が不十分となり、体内に薬物が蓄積されやすいことに注意が必要である。

麻痺、筋力の低下している場合：ふらつき、転倒を起こす可能性があるため、錐体外路症状を起こしやすいリスペリドンや、鎮静効果が強いオランザピンでは注意が必要である。

妊娠、出産の場合：妊娠中に関しては、ハロペリドールは催奇形性のために禁忌で、クロルプロマジンもその危険性がある。第二世代の抗精神病薬では、再発予防などのメリットがある場合には妊娠中でも服薬継続は可能である。ただし、妊娠中には第二世代薬による糖尿病の副作用が起きやすいので注意が必要である。授乳に関しては、少量であっても薬物が母

表4-3 ● 抗精神病薬の副作用（文献2）を一部改変

〈比較的早い時期にみられるもの〉

副作用	症状	出現しやすい薬物
眠気・だるさ	服薬後、1週間以内に強く、その後軽くなる。自動車の運転などに注意が必要	定型抗精神病薬
たちくらみ	急に立つと、めまいがする	定型抗精神病薬
口渇	口が渇く	定型抗精神病薬
鼻閉	鼻がつまる	定型抗精神病薬
排尿困難	尿が出にくい。残尿感がある	定型抗精神病薬
便秘	便秘になったり、腸にガスがたまる	定型抗精神病薬
視力調節障害	物が二重に見える。かすんで見える	定型抗精神病薬
パーキンソン症状	手足の筋肉が硬くなる。こきざみ歩行になる。手の指がふるえる	定型抗精神病薬
アカシジア	手や足がむずむずする。じっと座っていられなくなる	定型抗精神病薬
急性ジストニア	眼球が上がる。舌が出たままになる。頸が曲がる	定型抗精神病薬
月経障害	月経が不規則になったり、止まったりする	定型抗精神病薬
乳汁分泌	乳房が張ったり、乳汁が出るようになる	定型抗精神病薬
インポテンツ	性欲低下や勃起・射精障害が起きることがある	定型抗精神病薬
心電図異常	QTc間隔延長など	定型、非定型抗精神病薬
悪性症候群	高熱が出る、筋肉が硬直する、意識がなくなる（生命にかかわる）	定型抗精神病薬
食欲亢進、体重増加	食欲が亢進する。体重が増える	定型、非定型抗精神病薬
血糖値の上昇	血糖値を上昇させる。糖尿病を起こすことがある	定型、非定型抗精神病薬

〈服薬してしばらくしてから（数か月から数年）みられるもの〉

副作用	症状	出現しやすい薬物
遅発性ジスキネジア	口、下、顎、腕などが自分の意思とは関係なく、いつも動いてしまう	定型抗精神病薬

表4-4 ● 抗精神病薬の代表的な副作用とその対応（文献3）より

代表的な副作用	症状	発症までの時間	治療
急性ジストニア	眼球上転、舌突出、斜頸、頸後屈など	1〜2日以内	抗コリン薬の筋肉注射
パーキンソン症状	筋固縮、手指振戦、寡動、仮面様顔貌、前屈歩行	11〜22週	抗パーキンソン薬の投与
アカシジア（静座不能症）	手足の蟻走感（ムズムズ感）、じっとしていられず歩き回る、不安、焦燥	2〜3週以内	抗コリン薬、β遮断薬（プロプラノロール）、クロナゼパムなどのベンゾジアゼピン系薬物の投与
遅発性ジスキネジア	口唇・舌・頬・下顎の不随意運動、四肢・軀幹の舞踏病様・アテトーゼ様運動	6か月以後、多くは長期連続服用後	有効な方法はない。予防的意味で非定型抗精神病薬を使用したり、抗精神病薬の総投与量を減らしておく
悪性症候群	高熱、錐体外路症状、意識障害、自律神経症状（発汗、頻脈など）、CPK上昇	5〜15日	抗精神病薬の中止、ダントロレン（点滴、経口）、ブロモクリプチンの投与
耐糖能障害	血糖値上昇、糖尿病、糖尿病性ケトアシドーシス	16週間*	糖尿病とその既往のある患者では禁忌、ハイリスク群（肥満や糖尿病の家族歴をもつ）では注意が必要。多飲・口渇・過食などに注意し、モニタリング（空腹時血糖、中性脂肪、体重・血圧測定）を定期的に行う

*非定型抗精神病薬による耐糖能障害や糖尿病発症までの期間はさまざまであるが、使用開始16週から6か月以内が多い。

乳に排泄されることから人工乳の使用が推奨される。

多飲、水中毒：抗精神病薬で治療中の患者に多飲、水中毒が生じることがある。原因は薬物の副作用、精神疾患の影響、精神的ストレス、抗利尿ホルモンの分泌異常などが複合的に関係していることが多い。対応としては、飲水量を制限することと、処方の単純化である。

抗うつ薬

抗うつ薬とは、抑うつ気分、精神運動制止、不安・焦燥などのうつ病の諸症状を改善させる薬物である。

抗うつ薬は開発の歴史に伴い第一世代から第三世代に分類される。単極性のうつ病に有効であるが、双極性障害（いわゆる躁うつ病）のうつ病に使用した場合、躁病を誘発する、あるいは、躁うつの両病相が繰り返し出現しやすくなるなど問題のために、双極性障害への使用は推奨されない。

抗うつ薬の薬理作用

うつ病に関係する神経伝達物質として、セロトニンは衝動性と不安、ノルアドレナリンは興味と関心、ドパミンは楽しみや意欲に関係するとされている（図4-1）。抗うつ薬は、これらの神経伝達物質に作用して改善効果をもたらす。

抗うつ薬に共通する作用機序は、神経伝達物質であるセロトニンやノルアドレナリンのシナプスでの作用を増強することである。シナプス前膜には、神経伝達物質を取り込む部位が存在するが、抗うつ薬は、この取り込みを阻害することによって、シナプス間隙でのセロトニンやノルアドレナリンの量を増加させる。この結果、受容体以降の細胞内二次情報伝達の変化や、脳由来神経栄養因子（brain-derived neurotrophic factor：BDNF）の合成増加などの遺伝子発現システムの変化が生じて、抗うつ効果が生じるとされている。

抗うつ薬の種類

抗うつ薬は、表4-5のように分類されている。

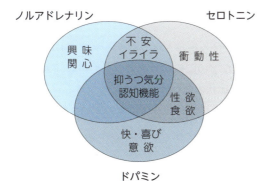

図4-1 ● 神経伝達物質に関連した精神機能の模式図
（文献4）を一部改変

表4-5 ● 抗うつ薬の種類

種類		一般名	商品名	用量（mg/日）
第一世代	三環系抗うつ薬	イミプラミン	トフラニール	25〜300
		アミトリプチリン	トリプタノール	30〜300
		クロミプラミン	アナフラニール	50〜225
		ノルトリプチリン	ノリトレン	20〜150
		トリミプラミン	スルモンチール	50〜300
第二世代	四環系抗うつ薬	アモキサピン	アモキサン	25〜300
		ロフェプラミン	アンプリット	20〜150
		ドスレピン	プロチアデン	75〜150
		マプロチリン	ルジオミール	30〜75
		ミアンセリン	テトラミド	30〜60
		セチプチリン	テシプール	3〜6
	その他	トラゾドン	レスリン、デジレル	75〜200
第三世代	SSRI	フルボキサミン	ルボックス、デプロメール	50〜150
		パロキセチン	パキシル	20〜40
		セルトラリン	ジェイゾロフト	25〜100
		エスシタロプラム	レクサプロ	10〜20
	SNRI	ミルナシプラン	トレドミン	25〜100
		デュロキセチン	サインバルタ	20〜69
	NaSSA	ミルタザピン	リフレックス、レメロン	15〜45
その他		スルピリド	ドグマチール	150〜300

1）第一世代の抗うつ薬

最も古い抗うつ薬である。特徴は、抗うつ効果は強いが、副作用も強く、効果発現も2週間以上と時間がかかる。作用の中心は、セロトニンとノルアドレナリンの2種類の神経伝達物質の再取り込みを阻害して、両神経伝達物質のシナプス間隙の濃度を増加させる。一方で、アドレナリンα_1、α_2受容体、ヒスタミン（H_1）受容体、ムスカリン性アセチルコリン（mAch）受容体を遮断することから、抗コリン作用（視力調節障害、口渇、振戦、便秘、排尿障害、緑内障には禁忌）、心循環系、鎮静、性機能障害などの副作用が強い。最も注意すべき副作用は、心循環系への毒性であり、過量服薬すると致命的となる。

2）第二世代抗うつ薬

第一世代抗うつ薬と比べて、より選択的なセロトニンやノルアドレナリンの再取り込み阻害作用をもつ。抗コリン作用や心毒性などの副作用は軽減されている。アモキサピン（アモキサン）は効果発現が比較的早く、制止症状の強いうつ病に有効である。ミアンセリン（テトラミド）やトラゾドン（レスリン、デジレル）は不安焦燥や不眠の強いうつ病に有効などの特徴をもつ。

3）第三世代抗うつ薬

最も新しい世代の抗うつ薬であり、その作用機序の違いによって以下の3種類がある。

選択的セロトニン再取り込み阻害薬（selective serotonin reuptake inhibitor：SSRI）：選択性にセロトニンの再取り込みを阻害する抗うつ薬である。フルボキサミン（ルボックス、デプ

ロメール）、パロキセチン（パキシル）、セルトラリン（ジェイゾロフト）、エスシタロプラム（レクサプロ）がある。第二世代までの抗うつ薬と異なり、抗コリン作用、心循環系、鎮静の副作用がほとんどないことから、安全性が高い。SSRIはうつ病のほか、各種不安障害に使用される。

SSRIには以下のような副作用がある。

- 消化器症状：悪心（胸やけ）、吐気などが服薬初期に出現する。頻度は15～35％と比較的高いが、多くの場合、制吐剤で治療できる。
- 性機能障害：頻度は比較的高く（30～40％）、性欲減退のほか男性では射精障害、女性では無快感症が生じる。
- 賦活症候群（activation syndrome）：不安、イライラ、不眠、怒りなどの症状が出現することがある。小児や思春期での自殺関連事象が問題となっている。
- セロトニン症候群：頻度は低いが、錯乱、興奮、ミオクローヌス、反射亢進、発汗、発熱などが生じることがある。
- 中断症候群（discontinuation syndrome）：SSRIを急に中止すると、めまい、頭痛、不安、不眠、ふるえ、しびれ、ショック様の異常な感覚などが3日以内に出現するが、1～2週間で自然に消失する。多くの場合は軽症で、ゆっくりと減量すれば問題はない。

また、肝でのチトクロームP450を抑制することから、他の薬物との併用によって予想外の薬物相互作用が生じる可能性がある。

セロトニン・ノルアドレナリン再取り込み阻害薬（serotonin noradrenaline reuptake inhibitor：SNRI）：セロトニンとノルアドレナリン両者の再取り込み阻害作用をもつ。ミルナシプラン（トレドミン）とデュロキセチン（サインバルタ）がある。効果の発現はSSRIよりも早く、他の薬物との相互作用が少ない点で安全性が高い。SSRIと同様に、抗コリン作用、心循環系、鎮静などの従来型の抗うつ薬でみられる副作用は少なく、また、SSRIで問題となる副作用もSSRIに比べると弱い。しかし、排尿障害、口渇、頭痛の頻度はSSRIよりも高い。SNRIは慢性疼痛性障害にも使用される。

ノルアドレナリン作動性・特異的セロトニン作動性抗うつ薬（noradrenergic selective serotonergic antidepressant：NaSSA）：最も新しい抗うつ薬で、SSRIやSNRIと異なり、再取り込み部位とは異なる作用機序でセロトニンとノルアドレナリンの両者の神経機能を亢進させる。ミルタザピン（リフレックス、レメロン）の1種類である。SSRIで問題となる副作用が少なく、抗うつ効果も比較的強い。ただし、ヒスタミンH_1受容体を遮断するために眠気と体重増加の副作用がある。不安、焦燥、不眠を伴ううつ病に有効とされる。

抗不安薬

抗不安薬は、主に不安障害に使用される薬物である。日本で不安症状に適応をもつ薬物はベンゾジアゼピン系薬物を除くと一部の薬物に限られるが、そのほかにも多くの薬物が不安障害に使用されている。表4-6に不安障害に効果が報告されている薬物を示す。近年、不安障害の薬物療法は、ベンゾジアゼピン系抗不安薬に加えて、セロトニン5-HT_{1A}受容体部分作動薬、SSRI、SNRIが使用されるようになっている。しかし、不安障害の治療では、薬物療法のみならず、精神療法や心理教育などを多角的に組み合わせて行うことが重要である。

表4-6 ● 不安障害の治療薬（文献5）を一部改変）

薬物	全般性不安障害	パニック障害	強迫性障害	社会不安障害	外傷後ストレス障害	急性ストレス障害
ベンゾジアゼピン系薬物	○	○		○	○	○
セロトニン5-HT$_{1A}$受容体部分作動薬	○			(○)		
三環系抗うつ薬		○	○			
SSRIs	○	○	○	○	○	
MAO阻害薬*		○		○		
β遮断薬				(○)		

＊MAO阻害薬：日本では使用できない。　β遮断薬：カルテオロール（ミケラン）、プロプラノロール（インデラル）

表4-7 ● 代表的なベンゾジアゼピン系薬物の作用特性（文献6）を一部改変）

	一般名	主な商品名	用量（mg/日）	作用特性		
				抗不安	鎮静・催眠	筋弛緩
短期作用型（半減期：6時間以内）	エチゾラム	デパス	1～3	○○○	○○○	○○
	クロチアゼパム	リーゼ	15～30	○○	○	○
	トフィソパム	グランダキシン	150	○	−	−
中期作用型（半減期：12～24時間）	ロラゼパム	ワイパックス	1～3	○○○	○○	○
	アルプラゾラム	ソラナックス、コンスタン	1.2～2.4	○○	○○	○
	ブロマゼパム	レキソタン	3～15	○○○	○○	○○○
長期作用型（半減期：24～100時間）	フルジアゼパム	エリスパン	0.75	○○	○○	○○
	クロキサゾラム	セパゾン	3～12	○○○	○	○
	ジアゼパム	セルシン、ホリゾン	4～20	○○	○○○	○○○
	クロナゼパム	リボトリール、ランドセン	3～12	○○	○○	○○
超長期作用型（半減期：100時間以上）	ロフラゼプ酸エチル	メイラックス	2	○○	○	○
	フルトプラゼパム	レスタス	2～4	○○○	○○	○○
	プラゼパム	セダプラン	10～20	○○	○○	○

ベンゾジアゼピン系薬物

　ベンゾジアゼピン系薬物は不安に最も多く使用されている薬物で、日本ではSSRI導入後も処方が減っていない。表4-6に代表的なベンゾジアゼピン系薬物を示す。ベンゾジアゼピン系薬物は即効性の抗不安効果を示すものの、眠気、倦怠感、記憶障害、常用量依存、離脱症状などの副作用があるため、特に、長期使用については否定的な意見が多い。一方で、ベンゾジアゼピン系薬物を継続することで恩恵を受けており、実際的な不都合がない場合は、服薬を継続してもよいという意見も少なくない。しかし、一般的には、ベンゾジアゼピン系薬物は1か月以内の短期使用にとどめ、長期使用になっている場合には、1～4週ごとに10～25％ずつ減量する方法が推奨されている。

　ベンゾジアゼピン系薬物は、表4-7に示したような抗不安効果、効果持続時間、筋弛緩作

用などの程度によって使い分けられる。例をあげると、①不安が1日持続する場合には長期作用型のロフラゼプ酸エチル（メイラックス）、②ときに不安発作が生じる場合には、短～中期作用型のロラゼパム（ワイパックス）の頓用、③不安・緊張が強い場合には、抗不安効果の強いブロマゼパム（レキソタン）、④筋緊張性の頭痛や肩凝りを伴う場合には、筋弛緩作用のあるフルジアゼパム（エリスパン）などである。

SSRI

　SSRIはベンゾジアゼピン系薬物の常用量依存が問題となった欧米では、1990年代に適応拡大が図られ、現在では急性ストレス障害を除いて、強迫性障害、パニック障害、外傷後ストレス障害、社会不安障害、全般性不安障害など不安関連疾患の第一選択薬とされている。日本では2010年4月現在、SSRIの不安障害に対する適応疾患は、フルボキサミン（ルボックス、デプロメール）が強迫性障害と社会不安障害、パロキセチン（パキシル）がパニック障害、強迫性障害、社会不安障害、セルトラリン（ジェイゾロフト）がパニック障害のみであり、これ以外の使用は適応外使用となる。しかし、今後、欧米の状況を鑑みてこれらの薬物の他の不安障害への適応が図られることが予想される。

ベンゾジアゼピン系薬物とSSRIの使い分け

　SSRIとベンゾジアゼピン系薬物の抗不安効果発現のメカニズムとして、ベンゾジアゼピン系薬物は、$GABA_A$受容体を介して即効的で強力な抗不安効果を発現させる。これに対して、SSRIは慢性投与により徐々にセロトニン$5\text{-}HT_{1A}$受容体を介した抑制作用を発揮する。SSRIの作用は、効果発現は遅いが、神経細胞に可塑的な変化を生じることが特徴であり、このことが、SSRIではベンゾジアゼピン系薬物と異なり、不安の元となる疾患そのものを治療する可能性があるとされるゆえんである。臨床効果の観点からは、ベンゾジアゼピン系薬物は正常な不安から病的な不安まで、特に急性の不安に対して迅速な（服用して数分から30分くらいで）効果発現と高い有効性を示し、服用者もこれを自覚できる。一方、SSRIは、服薬開始から1か月くらい（早くても1週間目頃から）効果が出現し、服用者が効果を自覚しにくい。

　このような両薬物の作用機序の違いから、治療開始時のみSSRIにベンゾジアゼピン系薬物を併用し、SSRIの効果が十分出現してからベンゾジアゼピン系薬物を中止していく方法や、ベンゾジアゼピン系薬物は当初からなるべく不安時のみの頓用とするなどの方法が提唱されている。

その他の不安障害治療薬

　その他、セロトニン$5\text{-}HT_{1A}$受容体部分作動薬タンドスピロン（セディール）が、心身症と神経症に適応を有している。ベンゾジアゼピン系抗不安薬で問題となる副作用はないが、効果発現まで数週間を要し、抗不安効果もマイルドである。β遮断薬ではカルテオロール（ミケラン）が心臓神経症に適応を有している。不安に伴う動悸や手のふるえに有効であるが、心不全や気管支喘息を悪化させる可能性がある。

　以下にあげる薬物は不安障害に対する適応はないが、有効性が報告され、不安障害に使用されることが少なくない。まず、SSRIのエスシタロプラム（レクサプロ）とSNRIのミルナシプラン（トレドミン）はパニック障害、強迫性障害、社会不安障害などに効果が期待される。

三環系抗うつ薬のイミプラミン（トフラニール）はパニック障害に、クロミプラミン（アナフラニール）は強迫性障害に有効とされている。また、少量の抗精神病薬は、従来から軽度から重度の不安に対して比較的よく使用される。

睡眠薬

睡眠の導入を促す薬物群をいう（表4-8）。現在、臨床で用いられている睡眠薬はベンゾジアゼピン系睡眠薬が中心であり、安全性は高いが、ふらつき、翌朝の眠気、記憶障害などが生じることがある。非ベンゾジアゼピン系睡眠薬は、ベンゾジアゼピン系睡眠薬でみられる副作用が少ない点でメリットがある。古いタイプの睡眠薬であるバルビツレート系睡眠薬は、高用量では呼吸抑制を起こすため、ほとんど使用されることはない。

睡眠薬の使用法

副作用からは、最も優れている薬物は非ベンゾジアゼピン系睡眠薬で、次いでベンゾジアゼピン系睡眠薬となる。睡眠薬では、半減期や睡眠障害の型（入眠障害、熟眠障害、早朝覚醒など）、患者の年齢や身体状況を考慮しながら薬物を選択することが重要である。また、アルコールとの併用や、重症筋無力症、急性狭隅角緑内障、高度の呼吸機能障害を合併している患者では、ベンゾジアゼピン系睡眠薬は禁忌である。

睡眠薬の副作用

バルビツレート系睡眠薬では、①連用により耐性と依存が形成される、②強い離脱症状がみられる、③睡眠薬としての至適用量と致死用量が近く、安全性に問題があるために、現時点では特殊なケース以外では用いるべきではない。

表4-8 ● 睡眠薬の種類

分類	一般系	商品名	誘導体	作用時間（半減期/時間）
超短時間型（〜6時間）	ゾルピデム	マイスリー	非ベンゾジアゼピン系	2〜3
	ゾピクロン	アモバン	非ベンゾジアゼピン系	3〜4
	トリアゾラム	ハルシオン	ベンゾジアゼピン系	2〜3
短時間型（6〜12時間）	ブロチゾラム	レンドルミン	チエノ・トリアゾロ・ジアゼピン系	7
	エチゾラム	デパス	ベンゾジアゼピン系	6
	ロラメタゼパム	ロラメット、エバミール	ベンゾジアゼピン系	10
中間型（12〜24時間）	ニトラゼパム	ベンザリン、ネルボン	ベンゾジアゼピン系	21〜25
	フルニトラゼパム	サイレース、ロヒプノール	ベンゾジアゼピン系	15
	エスタゾラム	ユーロジン	ベンゾジアゼピン系	24
	アモバルビタール	イソミタール	バルビツール系	8〜42
長時間型（24時間〜）	クアゼパム	ドラール	ベンゾジアゼピン系	29〜43
	ハロキサゾラム	ソメリン	ベンゾジアゼピン系	20〜40

ベンゾジアゼピン系睡眠薬は、バルビツレート系睡眠薬と比較して安全性、耐性、依存性において優れた薬物として広く使用されている。しかし、副作用として、①持ち越し効果（翌朝の眠気）、②精神運動作業能力の低下、③記憶障害、④筋弛緩作用、⑤反跳性不眠（急に服用をやめたときに不眠となる）、⑥奇異反応（不十分な量で逆説的な興奮が生じる）、⑨催奇形性・新生児への影響がある。また、睡眠内容に歪みを与える問題点も指摘されている。

　非ベンゾジアゼピン系睡眠薬は、ベンゾジアゼピン系睡眠薬にみられる副作用が少ない点で優れている。非ベンゾジアゼピン系睡眠薬は、血中半減期が1〜2時間と短いため、持ち越し効果もなく、睡眠内容に及ぼす影響も少ない。

気分安定薬

　気分安定薬とは躁病やうつ病に対する改善効果をもつと同時に、躁うつ病の予防効果が期待できる薬物であり、抗うつ効果のみを有する抗うつ薬や、抗躁効果のみを有する薬物（鎮静作用の強い抗精神病薬など）とは区別される。ただし、躁やうつに対する効果は抗うつ薬や抗精神病薬に比べるとマイルドである。気分安定薬には、炭酸リチウム、カルバマゼピン、バルプロ酸、ラモトリギンのほかにクロナゼパムが含まれる。

炭酸リチウム（リーマス）

　炭酸リチウムは、抗躁効果と躁うつ両病相の予防効果をもつ。また、前二者の効果に比べると弱いが、抗うつ効果も期待される。

　躁病の治療：躁病治療のための用量は1日600〜1,200mgであり、有効血中濃度は0.4〜1.2mEq/Lである。中毒を起こす血中濃度は1.5mEq/Lで、治療域と中毒域が接近しているため、定期的な血中濃度のモニタリングが必要である。

　炭酸リチウムは躁病治療の第一選択薬であるが、炭酸リチウムを含めた気分安定薬の抗躁効果は自然寛解に似ており、気分より行動や運動レベルの改善に優れる抗精神病薬とは異なっている。したがって、精神病症状や不眠が強い躁病では、抗精神病薬や睡眠薬を併用することが多い。

　双極性障害の予防：躁うつ両病相の予防のための用量は1日200〜800mg（血中濃度は0.3〜0.8mEq/L）である。うつ病相よりも躁病相に対する予防効果が優れているとされる。

　副作用と中毒症状：一般的な副作用は、胃腸症状（悪心、嘔吐、下痢）、口渇、多尿、手指振戦で、治療域での維持療法中に甲状腺機能低下や腎機能低下が生じることがあるので、定期的なチェックが必要である。血中濃度が2.0mEq/L以上で意識障害やけいれんなどの重篤な副作用が起こり、2.5mEq/L以上で永続的な神経障害が生じる。

　禁忌：腎疾患、心血管疾患、脳障害には禁忌である。また、心血管系の催奇形性があるため、妊娠中特に初期3か月以内の投与は避ける。

カルバマゼピン（テグレトール）

　躁病の治療、双極性障害の予防：抗てんかん薬であるカルバマゼピンは、抗躁効果と躁うつ両病相の予防効果をもつ。情動安定化作用があることから、不快気分の目立つ重症の躁病や、病相の急速交代型にも有効である。

　投与量は、躁病治療では1日600〜1,200mg（血中濃度4〜12μg/mL）、病相予防では血中濃度

2〜10μg/mLとされている。

副作用：代表的な副作用は、眠気、ふらつき、だるさ、発疹、一過性白血球減少症などである。カルバマゼピンは、肝臓の分解酵素（CYP3A4）の活性を誘導することから、バルプロ酸など他の抗てんかん薬や、三環系抗うつ薬、抗精神病薬などの代謝を促進し、血中濃度を低下させるため、併用の際には注意が必要である。

バルプロ酸（デパケン）

躁病の治療、双極性障害の予防：抗てんかん薬であるバルプロ酸は、抗躁効果と躁うつ両病相の予防効果をもつ。また、病相の急速交代型や躁うつ混合状態にも有効とされる。

投与量は、躁病治療では1日600〜1,200mg（血中濃度50〜125μg/mL）、病相予防では血中濃度40〜100μg/mLとされている。

副作用：バルプロ酸は、炭酸リチウムやカルバマゼピンと比較して副作用が少ない。ただし、血中アンモニア値を上昇させ意識障害を起こすことがあるので、定期的な血液検査が必要である。ほかには、胃腸症状、良性の肝トランスアミラーゼの上昇、振戦、ねむけ、無症候性の白血球減少などが生じるが、多くは減量で改善する。

ラモトリギン（ラミクタール）

うつ病の治療、双極性障害の予防：ラモトリギンは、うつ病およびうつ病相の再発予防効果に優れていて、躁病および躁病の再発予防効果はあまり期待できない。その点では、双極性障害のうつ成分に特化した治療薬といえる。

副作用：スティーブン・ジョンソン症候群（発熱、のどの痛み、全身の皮膚・粘膜・眼球結膜の発赤・びらん、全身倦怠感など）などの重大な皮膚疾患を副作用として起こす可能性があるため、低用量からゆっくりと増量することと、投与初期の1〜2か月間に注意が必要である。また、バルプロ酸との相互作用があるため、バルプロ酸を併用する場合としない場合では増量法が異なる（バルプロ酸を併用する場合にはラモトリギンの用量は半量となる）。これらの問題を除くと、眠気、認知障害などの副作用が少なく長期的に使用しやすい薬といえる。

クロナゼパム

ベンゾジアゼピン系薬物であり、抗てんかん作用を有するクロナゼパムは、それ自体で、あるいは、他の気分安定薬との併用によって、抗躁効果、抗うつ効果、ならびに、躁うつ両病相の予防効果をもつことが報告されている。

気分安定薬の併用投与

気分安定薬に単剤での治療では効果がない、あるいは不十分な場合には併用投与を行う。その場合には、炭酸リチウムとバルプロ酸あるいはラモトリギンの組み合わせが一般的であるが、それでも効果が不十分な場合には、気分安定薬三剤の併用投与を行うこともある。

抗てんかん薬

てんかんの治療は薬物療法が中心であり、8割は薬物によって発作が抑制される。抗てんかん薬治療の原則は、表4-9に示したように発作型に対して最も有効な薬物（第一選択薬）を適量用いることである。第一選択薬が無効であれば、第二選択薬を用いる。最近開発された新しい世代の抗てんかん薬であるガバペンチン（レグナイト）、トピラマート（トピナ）、ラモトリギン、レベチラセタム（イーケプラ）は、既存の抗てんかん薬では十分な効果が認められない場合の併用療法が基本となっている。多くの抗てんかん薬では、治療有効血中濃度がありこと、また、副作用の回避のためにも、血中濃度の測定によるモニタリングが不可欠である。抵抗てんかん薬による代表的な副作用を表4-10に示した。

認知症治療薬

日本ではアルツハイマー病治療薬は長らくドネペジル（アリセプト）だけであったが、2011年に新たに3剤が追加となった。その内訳は、アセチルコリンの分解酵素であるコリンエステラーゼを阻害することによって脳内のアセチルコリン量を増加させ、脳内コリン作動性神経を賦活する薬物が、ドネペジル、ガランタミン（レミニール）、リバスチグミン（イクセロン、リバスタッチ）である。一方、アルツハイマー型認知症ではグルタミン酸神経系の機能異常が報告されていることから、クルタミン酸受容体のサブタイプであるNMDA受容体チャンネルを阻害することによって、その機能異常を抑制する薬物がメマンチン（メマリー）である。

ドネペジル、ガランタミン、リバスチグミンでは、軽度から中等度のアルツハイマー型認知症に有効であり、ドネペジルでは初期投与は3mgであるが、有効用量は1日1回5mgから10mg（10mgは高度のアルツハイマー型認知症に用いられる）、ガランタミンでは初期投与は8mg

表4-9 ● てんかんの発作型と治療薬の選択

発作型		第一選択薬	第二選択薬	第二選択薬 （新世代薬による併用療法）
部分発作	単純部分発作、複雑部分発作	カルバマゼピン	フェニトイン	ガバペンチン、トピラマート
	二次性全般化		ゾニサミド	ラモトリギン、レベチラセタム
全般発作	強直間代発作	バルプロ酸ナトリウム	フェノバルビタール	ガバペンチン
			クロバザム	トピラマート
			フェニトイン	ラモトリギン
			ゾニサミド	レベチラセタム
欠神発作		バルプロ酸ナトリウム	エトスクシミド	ラモトリギン
ミオクロニー発作		バルプロ酸ナトリウム	クロナゼパム	レベチラセタム
脱力発作		バルプロ酸ナトリウム	エトスクシミド	
強直間代発作重責		ジアゼパム静注	フェニトイン静注	
West症候群		ACTH	ニトラゼパム、ビタミンB6、バルプロ酸ナトリウム	
Lennox-Gastaut症候群		バルプロ酸ナトリウム	クロナゼパム、ニトラゼパム	ラモトリギン、ゾニサミド

表4-10 ● 抗てんかん薬の主な副作用

薬物	副作用
フェニトイン	眼振、構音障害、運動失調、歯肉増殖、胎児への催奇形性
エトスクシミド	眠気、嘔気、頭痛
フェノバルビタール	眠気、構音障害、運動失調
クロバザム	眠気、ふらつき、めまい
ゾニザミド	眠気、食欲減退
クロナゼパム	眠気、ふらつき
トピラマート	眠気、体重減少、めまい
ガバペンチン	眠気、めまい、頭痛
ラモトリギン	皮膚粘膜症候群（Steven-Johnson症候群）、眠気、めまい
レベチラセタム	眠気、頭痛、めまい

であるが有効用量は1日2回16mgから24mgである。リバスチグミンは、パッチ製剤として1日1回4.5mgから18mgを貼付する。メマンチンは、中等度および高度のアルツハイマー型認知症に適応があり、1日1回5mgから20mg投与する。メマンチンとその他の薬物は作用機序が異なることから併用療法されることが多い。

アルコール依存治療薬

　アルコール依存の治療の基本は、①患者自身が断酒の意志をもつこと、②断酒を継続することである。この目標を維持する治療薬として、抗酒薬と飲酒欲求を抑制する薬（断酒補助薬）がある。

　抗酒薬：アルコールの代謝産物であるアルデヒドの分解を阻害するために、体内のアルデヒド濃度が上昇し、少量の飲酒でも頭痛、嘔気・嘔吐、めまい、動悸などの不快な反応を生じる。アルデヒドの分解を阻害する過程の違いによってシアナミド（シアナマイド）とジスルフィラム（アンタブース、ノックビン）の2種類がある。いずれも、アルコール依存症者が、自ら断酒を行う意志を確認することと、断酒を継続するために、自らの意志で服用する。家族が、本人がわからないようなかたちで服用させ、患者が大量に飲酒した場合には、ショック状態から死に至ることがあるので、このような服用方法は避けるべきである。

　断酒補助薬：抗酒薬は、あくまで飲酒した場合に強い不快な反応を起こすことによって、飲酒行動にブレーキをかけることを目的とした治療薬である。これに対して、アカンプロセート（レグテクト）は、アルコール依存によって亢進したグルタミン酸作動性神経の機能を抑制することによって飲酒欲求を抑制する。666mgを1日3回食後に服用する。しかし、アルコールへの欲求を完全に消失させるものではないことから、カウンセリングなどの精神療法や、自助グループ（断酒会など）への参加を始めとした心理社会的治療と併用することによって治療効果が高まる。

精神刺激薬

　メチルフェニデート（リタリン）は、コカインと同様の作用機序でドパミン神経機能を賦活する精神刺激薬である。過去においては、うつ病や注意欠陥多動性障害（ADHD）にも用い

られていたが、乱用や依存が問題になったことから、現在は適応はナルコレプシーだけであり、日中の強い眠気に対して投与される。モダフィニル（モデオダール）は、薬理作用が十分解明されていないが、ドパミン、ノルアドレナリン、オレキシン系に作用して覚醒促進効果を発揮すると考えられている。ナルコレプシーと閉塞性睡眠時無呼吸症候群に使用される。

　なお、メチルフェニデートの徐放製剤（コンサータ）は、薬物が徐々に体内に放出され、血中濃度が高くならない状態で維持されることから、乱用や依存のリスクが少ない。このため、18歳未満のADHDに使用される。また、アトモキセチン（ストラテラ）は選択的ノルアドレナリン再取り込み阻害薬であり、従来のADHDに対する精神刺激薬とは異なる。前頭前野のノルアドレナリンとドパミンを増加させてADHDの症状を緩和させるが、報酬系のドパミン神経を賦活させないことから乱用や依存を起こすことはない。このため、18歳以上のADHDにも使用できる。

（宮田久嗣）

引用文献

1) 木下利彦，分野正貴，奥川　学：ドパミンパーシャルアゴニスト，aripiprazoleはどう位置づけられるか．臨床精神薬理7：1737-1744，2004.
2) 宮田久嗣：統合失調症（精神分裂病）．牛島定信（編）最新介護福祉全集13巻．メヂカルフレンド社，p130-136，1997.
3) 宮田久嗣：薬物療法，加藤進昌，神庭重信（編）text精神医学 第3版．南山堂，p94，2007.
4) Leonard BE et al：Differential Effects of Antidepressants. Martin Dunitz；1999.
5) 田島　治：不安障害の薬物療法の最近の動向．日本神経精神薬理学雑誌24：133-136，2004.
6) 尾鷲登志美：各種抗不安薬の使い分け．今月の治療13：59-65，2005.

2 各種精神・心理療法

　精神科領域においては、精神面より治療効果のある心理的影響を及ぼすことを目的とし、各種の精神・心理療法が行われる。精神療法、心理療法ともに英語では「Psychotherapy」という単語が用いられており、本節では以下同種のものとして扱う。
　精神療法にはさまざまな分類の仕方があるが、まず一般精神療法と特殊精神療法に大別して論ずる。

一般精神療法

　一般精神療法とは、特定の理論に基づかない精神療法とされ、簡易精神療法とも呼ばれることがある。多くは医師の通常診療の中で実施されており、受容や共感を伴って助言や支持などの形で為される。

特殊精神療法

　特殊精神療法とは、特定の理論と技法に基づき行われる精神療法である。特殊精神療法は多種多様に存在するが、ここでは主なものについて述べる。実際の臨床現場においては、各精神療法の理論・技法を対象患者に合わせて選択、カスタマイズして実施されることが多い。

精神分析的精神療法

　フロイトが創始し、その後の精神分析家が発展させた精神分析理論を理論的背景とする。その目的の第一は心的葛藤の意識化と、それによる種々の問題の再理解である。古典的精神分析においては寝椅子を使用するが、技法的概念的に修正された精神分析的精神療法においては用いられないことが多い。

認知行動療法

　ベックやエリスらの認知療法、ウォルピ、アイゼンク、スキナーらの学習理論を基にした行動療法などの技法を用い、発展した精神療法である。
　集団プログラムとしてパッケージ化されて実施されることも多く、本邦で代表的なものの一つとしてSST (Social Skills Training) があげられる。SSTはバンデューラの社会的学習理論を理論的基盤とし、リバーマンやベラックらがそれぞれ体系化している。コミュニケーションを主とした技能について、ロールプレイなどを用いて適宜強化修正しつつ、日常生活への汎化をめざす技法である。

来談者中心療法

　来談者中心療法とはロジャーズにより創始された精神療法である。その立場はパーソンセンタード・アプローチと呼ばれる。人間には本来自律や成長に向かう「実現傾向」が備わっており、セラピストはその傾向の発現を促進する態度をとることが求められる。

心理教育

　心理教育とは精神障害者やその家族に精神障害の正確な知識を伝え、適切な対処法を検討していく技法である。専門家からの一方的な教育ではなく、現在では認知行動技法や解決志向的アプローチなどさまざまな技法を盛り込み、被援助者の主体的問題解決能力を伸ばすよう援助するものである。集団で展開される場合が多い。

心理検査

　心理検査は保険診療において臨床心理・神経心理検査とされ、「発達および知能検査」「人格検査」「認知機能検査その他の心理検査」の3つに類別される。
　特定の精神疾患のスクリーニングを目的として開発された検査を除き、その多くは人格や知能、認知機能などある一定の心理学的概念、精神病理の測定や評価のために作成されている。
　精神科領域においては、診断補助や治療および処遇方針の策定のために実施されることが多い。そのため、いかに机上の検査結果を被検査者の日常生活に対応・還元させて解釈するかが非常に重要である。

精神科領域における精神・心理療法および心理検査と身体的リハビリテーションの協働

　通常、リハビリテーションの実施にあたっては、良好な治療者－患者関係を基盤とし、治療効果を相乗させることが求められている。さらに、身体的リハビリテーションの対象となる患者はその身体機能の喪失体験を有している。障害受容の概念に照らせば、リハビリテーション従事者が簡易精神療法を実施することが望ましいとされる。しかしながら、精神科患者はその疾患特性により、良好な対人関係を築くことが困難であったり、近接な関係性の構築を図ること自体がリハビリテーションの阻害要因となる場合がときにみられる。
　また、身体的リハビリテーションを実施するにあたり、その評価として心理検査を用いるセラピストも多かろう。この場合、脳機能局在に拠った神経心理学的解釈からは説明し得ない心理的現象が確認されることも少なくない。
　精神科領域においては、臨床心理技術者が配置されている現場が多いため、上記困難事例においては、コンサルテーションやカンファレンスにおいて精神病理を含めたその心理学的知見を求め活用することが、治療効果の高いセラピーにつながるものと考えられる。

協働事例の紹介

精神疾患を有する患者に対して理学療法と心理療法が並行して行われた事例の入院治療経過を通じて、実際の臨床場面での連携、そして協働のあり方について考えてみたい。

■ 事例の概要と治療経過

患者は統合失調症の悪化から幻覚妄想状態となり、家族に対する他害行為および自傷行為の結果、脊髄損傷による両下肢不全麻痺となった事例である。

入院当初より理学療法士による身体的リハビリテーションが開始となった。理学療法室でのリハビリテーション自体には非常に意欲的である一方、病棟ではスタッフや他患に対する被害妄想が出現し、たびたび攻撃的となった。そのつどやむなく行動制限がなされ、そうなるとリハビリテーションも病棟内に限られるなど実施に影響が出る状況であった。

そこで主治医より疾患教育導入の提案があり、臨床心理士が主となって心理教育プログラムを行った。その後さらにフォローアップのため心理療法を続け、過去の統合失調症の症状増悪パターンを振り返ると共に、入院生活中（現在）に生じる被害的な認知の修正に取り組んだ。そして退院に向けて、再発予防と再燃の前兆への対処法などについて患者と話し合いを重ねた。

一方、どうしても入院生活中、行動範囲に限りがある本患者にとって病棟を出て理学療法室に行けることが、心理療法にて取り組む被害認知の修正の手がかりを摑む機会となったり、あるいは心理療法で検討した対処法を実際に試す場面となっていた。

やがてリハビリテーションは退院を見据えた棟外歩行に移行することが可能な状況となり、それについて患者も面接の中で非常に嬉しそうに臨床心理士に話していた。

しかし、ある段階からリハビリテーションの進行が停滞傾向となると共に、リハビリテーション後に泣くなど不安定な様子がみられるようになった。その報告が理学療法士からなされたのと同じ頃、臨床心理士との面接の中で患者から「治ることの申し訳なさ」、そして「退院する怖さ」が語られた。

臨床心理士はそれらを聴きつつ、リハビリテーションが前進している実感、そして退院が現実味を帯びてくるところまで来たからこその罪悪感や不安感であろうことを患者に伝えた。そして、その葛藤状況を何とか抱えつつ、引き続きリハビリテーションをはじめとした治療に臨むことについて話し合っていった。またその様子や見立てを理学療法士をはじめとした多職種チーム間で情報共有し、リハビリテーションの実施は維持された。

■ 考察

本事例における臨床心理士の働きかけとして、まず特に心理教育プログラムおよび心理療法の初期では、主に本人の有する精神疾患ゆえの被害的認知にアプローチして、妄想の出現や悪化による行動化を防ぐことをめざした。その結果、理学療法をはじめとした各種治療の実施や入院生活の安定にも寄与したものと考えられる。

また他方でリハビリテーションの病棟外実施は、心理療法での課題の抽出や新たな対処行動の実施の貴重な機会を伴っており、つまり両治療は相補的に働いていたといえる。

そして治療の後期では、退院を現実的に推し進める役割を担うリハビリテーションにおいて、無意識ではあるが患者に治療抵抗的な状況が生じていたところに心理療法が介入した。患者の「歩けるようになって退院したい」「でも不安。そして申し訳ない」という葛藤に対して、いわば理学療法と心理療法が両輪のかたちでアプローチできたことが有用であったと思われる。

■ まとめ

　以上に紹介したケースに限らず、精神と身体の両方に障害を有する患者に対する各種治療は、その双方の障害の影響によって順調に進まないことは決して少なくはないものと思われる。

　しかし、その重複ゆえに患者が抱えるさまざまな困難に対する援助を考えるにあたっては、必然的にそれぞれの職種がおのおのの専門性を発揮しつつ互いに連携する、つまり多職種協働でのアプローチがなされるチャンスともなり得るのではないかと実感している。

〔淵上奈緒子・畦地良平〕

第5章

精神症状別
リハビリテーションの実践

この第5章では実際に精神疾患をもつ患者にどう対応したか、その対応がどういうアウトカムを得たかについて記載をした。冒頭の4症例については、第1章で示した概略図に当てはめて紹介し、その他については対応方法を中心に記載をしている。また、個別症例の紹介以外に、疾患の診断基準（DSM-Ⅳ）、そして臨床現場で具体的に用いられている対応方法の例も追記してあるので、日々の臨床のヒントにしていただきたい。

1 症例

[統合失調症、多発外傷]

症例の基本情報

60歳代、男性。

診断名：統合失調症、多発外傷（右肘頭骨折、骨盤骨折、左膝蓋骨開放骨折、右下腿切断、左踵骨骨折、左2～4中足骨骨折）、肺塞栓症。

A精神科病院に20年以上長期入院されていた。入院中の単独での院外散歩時に希死念慮が出現し近隣アパートの3階より飛び降りて受傷。B救急病院に搬送され観血的手術を施行された後に、リハビリテーション目的にて平川病院に入院となった。入院時は左下肢ギプス装着、左下腿切断、その他骨折部位も治癒しておらず寝たきりの状態であった。治療経過でさまざまな精神障害がみられたが、最終的には義足を装着しての歩行を獲得し前精神科病院に退院となった症例。

初期評価

身体面

MMT：おおむね3～4レベル。
ROM：右肘関節、両股関節、SLR、両膝関節に制限あり。
ADL：BI 10点、FIM 50点。
※術後管理中で動作は食事以外にすべて介助が必要。

精神面

[精神面：初期]

　性格は穏やか。自発語は乏しいが表面的なコミュニケーションは可能。全般的に無為・自閉的でリハビリテーションに対してはあまり意欲的ではなく訓練拒否もしばしばみられた。訓練経過のなかで幻聴・体感幻覚がみられていた。

[精神症状の例]

＊妄想：義足を曲がったまま装着しても「これは真っすぐだ」と言う。「誰かが義足を違う義足にすり替えた」「薬を飲んだから体がしびれる」
＊幻聴：「お前はバカだ」「おまえはダメだ」などの自己を否定する内容。
＊体感幻覚：「骨盤にボルトが入っていて、それが動くと当たって痛い（実際には入っていない）」。ボルトの大きさや質感もはっきりと感じている。

精神面への対応の工夫

訓練実施場面での配慮

- セラピスト間で役割を分担し明確にする。
- 訓練前に内容を提示。
- 最初は簡単なものから徐々に変更。
- 道具や目印などを使用しわかりやすく。
- 疲労に注意し、必要に応じ休憩を入れる。
- 訓練後にはその日できたことを評価する。

物品の工夫

- ドレッシングのための弾性包帯を靴下タイプの短いものに変更。

訓練拒否

- 時間割カレンダー作成し自身で確認できるようにする、各訓練内容の明確化。

義足装着の誤った認識

- 定規などを当て視覚的に誤りを確認しながら実施。

最終評価

身体面

MMT：4～5レベル。
ROM：著明な制限なし。
ADL：BI 90点、FIM 106点、入浴動作以外はほぼ自立。
歩行は義足装着下での独歩可能になる。

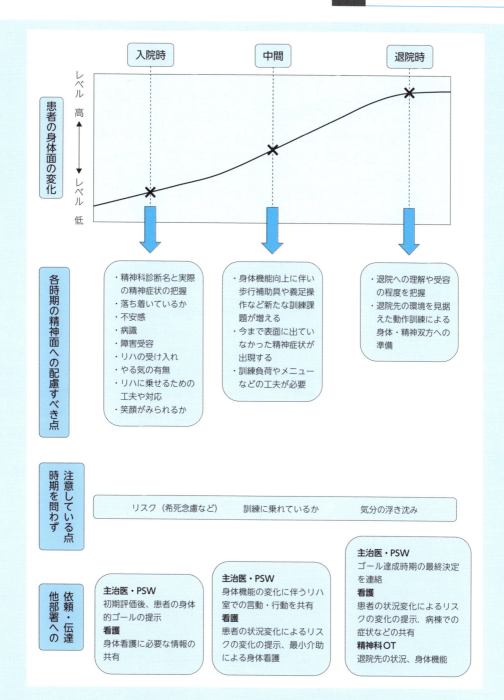

■ 精神面
無為・自閉は残存し妄想的発想も続いたが、傾聴すると治まる程度。訓練拒否はなくなった。

■ 経過
入院時は骨折部位の治癒過程により病室で寝たきりの状態で、表面的なコミュニケーションは可能であるが無為・自閉的な面がみられていた。本人としては「また歩けるようになりたい」との発言もあり、歩行獲得を目指してリハビリテーションを開始した。開始時は訓練拒否もなく導入できたが意欲的ではなく受動的であった。希死念慮はみられず今回の自殺行動への後悔の発言もあったが、スタッフとしては油断す

ることなく、日々の発言や行動には注意を払った。また、絞首予防のために切断部に使用する弾性包帯を靴下タイプの短いものに変更するなど使用物品などにも配慮し対応した。

　一方で、患者と良好な関係を築けるように雑談を増やし、楽しい雰囲気づくりをしながら訓練に取り組んだ。運動量や課題が増え移動手段の変更など身体的にも精神的にもストレスが増加した頃に幻覚や妄想などが徐々に明確になってきた。それに伴い訓練拒否をすることもしばしばみられた。訓練拒否の内容はセラピストやリハビリテーション自体が嫌で拒否しているのではなく、どちらかと言えば幻聴や妄想により「行けない」というものが多かった。そのため、前述した工夫や配慮を実施することで訓練自体は実施可能となり「行けない」という拒否も徐々にみられなくなった。拒否はなくなっても進行が難渋したものの一つに義足装着時の誤った認識があった。義足を曲がったまま装着していても、本人は「これは真っすぐになっている」という発言があった。セラピストが何度も口頭で説明してもけっして納得することはなかった。これに対して義足の中心位置に印を付けてこれを目印に義足装着時に定規を当て中心位置を自身で確認できるようにした。そうすることで自ら真っすぐな位置で義足を装着できるようになり、誤った発言もみられなくなった。その他では訓練終盤まで「義足を誰かが勝手に違う義足に交換している」「薬のせいで体がしびれる」「薬の内容を薬剤師が勝手に変えている」などのさまざまな妄想的訴えは続いたが、訓練に直接影響のないものは積極的な傾聴に留めるなどの対応をとった。そうすることで症状自体は消失しなくとも、訓練自体の進行は可能であった。最終的には義足での歩行および自己管理が可能になり、前精神科病院へと退院となった。

まとめ

　精神疾患をもつ多発外傷患者の場合、入院時のラポール形成や症状の把握は訓練の進行やリスク管理の意味でも大変重要になる。また初期に症状が落ち着いているようにみえても訓練進行に伴う移動手段の変化や義足装着などの求められる内容の変化に新たに症状が明らかになることもある。可能な限りの予測と出現した症状に対する臨機応変な対応が求められる。

（濱田賢二）

コラム　デイケア科

　デイケアはすでに地域で生活している精神障害者を対象にした外来医療の場である。対象者の多くは入院やひきこもり生活を経験しており、デイケアの集団療法を通じて対人場面での主体性や自己効力感を取り戻していくことになる。一方で地域生活の土台となる体力や身体機能の回復も重要な課題となる。そのためデイケアのスポーツプログラム以外に、個別に自分の身体とじっくりと関わることができる身体的リハビリテーションを利用する場合もある。専門スタッフと身近な目標を設定して一つ一つ課題を積み重ねていくことで、着実に身体面でのリハビリテーションを進められている。また専門スタッフがかたわらにいることで自分の身体を客観視できて、身体とのほどよい付き合い方を知る機会になっている。デイケアでは対人交流を通じて、身体的リハビリテーションでは身体との関わりを通じて、自分との付き合い方やコントロールしにくい対象と折り合いをつけてゆくことを体験しているのだと感じる。

（井手　学）

[双極性感情障害、アルコール依存症、上肢切断]

症例の基本情報

20歳代、男性。
リハビリテーション対象診断名：右上腕骨開放骨折、右上腕不全切断。
精神科診断名：双極性感情障害、アルコール依存症。

[高校時代]
高校へ入学した後、次第に休みがちになった。

[大学時代]
その後、大学に入学するものの対人関係が一つの要因で、うつ状態や不眠となった。メンタルクリニックへ通院し始め、服薬によりうつ状態は改善傾向に向かったものの、一貫して不眠は訴えていた。ときおり躁状態もみられ、好きなライブで怪我をすることもあった。周囲と上手くコミュニケーションがとれずに中退した。

[フリーター時代]
さらに不眠症状は強くなり、インターネットにて自身の症状や治療薬について調べた。その中で、本人が興味を示したのは、「睡眠薬とアルコール飲料を一緒に飲むことで強い効果を示す」という体験談であった。それを試したところ、すっきり寝ることができたという。

その後、精神的にも安定傾向にありコンビニでアルバイトをしていた。しばらくすると、職場でトラブルを起こし、ウィスキーハーフボトルを毎日飲むようになりアルバイトを欠勤するようになった。

[受傷時]
欠勤が数日続いた後、自宅マンション4階から飛び降り、救命病院に搬送された。診断名は、右上腕骨開放骨折、右上腕不全切断。翌日、再接合術を施行するが、3日後に再接合部の壊死がみられ右上腕切断となる。

[平川病院入院時]
救命病院入院より約2か月後、リハビリテーション目的で平川病院入院となった。

入院時、断端末から手部にかけて幻肢、幻肢痛の訴えがあり、鎮痛薬を毎日服薬していた。救命病院で幻肢、幻肢痛について相談するものの、自分が求めているような対応はなくそれが一つのストレスになり、うつ状態や不眠といった精神症状の悪化に繋がっていた。

また、医療に対する不信感をもち、治療者に対し試すような発言が多くみられていた。

そこで、訓練内容を明確にする目的でインテーク面接を実施した。

作業療法：認知神経リハビリテーション（幻肢痛へのアプローチ）、上腕義肢作製、利き手交換。
理学療法：基礎体力づくり。

なかでも、幻肢痛へのアプローチに対し大きな関心をもった。「高校の頃からブラックボックスと言われている、脳に興味をもっていて、何冊も本を読んだ。そして、幻肢痛に関する内容にも触れていた。当時はまったく理解できない状態であったが、実際に幻肢痛が生じていると探りたくなる。あとは、この痛みは非常に苦痛であり開放されたいと思います」。障害受容はできていると人ごとのように言う。

[入院1か月]
体性感覚の改善に伴い、焼きつくような痛みを伴う幻肢痛が軽減してきた。そして、徐々に医療に対し不満をもっていたことを、自らの言葉で語り始めることができるようになった。

利き手交換は、左手で箸が使えるようになった。

[入院2か月]
上腕義肢作製に取り掛かる段階になり、「義肢は必要ありません」と言い出す。「もし作るのなら、パンチができるような義肢にして欲しいです」と現実味のないことを言う。

既婚者である理学療法士が親の立場として、自分の子供が上腕切断に至った場合の想いを本人に伝えた。すると、一時的にうつが強まったものの、「自分のことしか考えていなかった。作りたい」と気持ちに変化が出てきた。

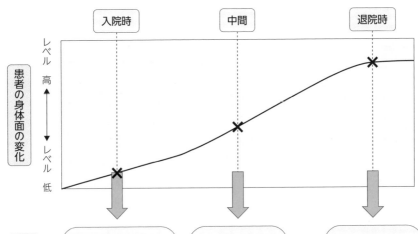

■ [入院3か月]

義肢を作製する過程およびさまざまな治療者と出会い話をすることで自分の負った障害と向き合うことになった。

■ [退院時]

障害受容の過程は今もその途上である。

理学療法／作業療法初期評価

MMT：右上肢低下。

ROM：右肩関節屈曲、外転制限（シャツを着るときに苦労する）。

感覚：表在・深部感覚共に低下。

簡易上肢機能検査：左83点。

協調性：振戦（＋）。
その他：
幻肢について：「肘関節が90°屈曲した状態で、手関節が固定されている」「うつ伏せになろうとすると、上肢がベッドにめり込んでしまうような気がし怖い」。
幻肢痛：「焼きつくような痛み」「頭がおかしくなるような痛み」、疼痛程度NRS8/10。

理学療法／作業療法最終評価

MMT：ほぼ正常。
ROM：右肩関節屈曲、外転制限改善（シャツをスムーズに着ることが可能）。
感覚：表在・深部感覚共に正常域。
簡易上肢機能検査：㊧96点。
協調性：振戦（±）。
その他：
幻肢について：「ないはずの腕があるけど、薄れてきている」。
幻肢痛：「ほとんど痛みが消えた」、疼痛程度NRS1/10。

まとめ

　医療に対する不信感をもっている症例に対しリハビリテーションを行った。導入ではしっかりとインテーク面接を実施し、不安を取り除くことが必要である。
　また、治療者個人の特性を利用することが有効であった。

- 幻肢痛に対し、作業療法士が普段より治療コンセプトの一つとして使用している認知神経リハビリテーションを行った。その結果、およそ2か月程度で「ほとんど痛みが消えた」と言語化されている。
- 義肢作製に対し「義肢は必要ありません」と述べていたが、既婚者である理学療法士が親の立場として、自分の子供が上腕切断に至った場合の想いを本人に伝えた。一時的にうつが強まったものの、「自分のことしか考えていなかった。作りたい」と気持ちに変化が出てきた。

（鈴木淳一）

コラム　看護部

　精神科での介護に携わり、統合失調症、躁うつ病、認知症、アルコール依存症などの患者と接している。始めは介護抵抗に悩まされたり、作話にだまされたりと戸惑うことが多くあった。7年が過ぎた今、医師、病棟スタッフ、リハビリテーションスタッフと共にカンファレンスを行い発病までの生活歴や発症のきっかけなど情報収集し、言葉遣いや態度に気をつけ一人一人の患者に合った介護を心がけながら身体や精神面の変化に注意、観察しながらADLの向上をめざして介助している。が、それでも意味のない執拗な要求や依存、拒否などに困ることもあるが、無表情で心閉ざしていた人に徐々に笑顔がみられたり、歩行困難だった人が歩けたり、オムツ対応の人がトイレで排泄できるようになると、患者と共に頑張ってきてよかったと思う。また、「ありがとう」などお礼や感謝の言葉、笑顔をもらえることで励まされ、自分自身の介護の見直しをしながら日々奮闘している。　　　（佐伯美津江）

[アルコール依存症、脳梗塞後遺症、アルツハイマー型認知症、せん妄]

症例の基本情報

70歳代、男性。元々習慣的に飲酒しており以前から自宅で転倒・失禁などがあった。妻他界後に飲酒量が増え、呂律が回らないことや脱力し転倒を繰り返すことがあり歩行困難となる。アルコール離脱症状か認知症によるものか、物忘れや事実ではない発言などもみられるようになり平川病院入院となる。

理学療法評価

■身体面

ブルンストローム検査：初期：上肢Ⅵ・手指Ⅵ・下肢Ⅵ／最終：上肢・手指・下肢変化なし。

スピードテスト（Rt/Lt）：10秒間実施。

初期：足部回内外運動14.5/12回、足部底背屈運動28/24.5回。

最終：足部回内外運動21/21回、足部底背屈運動30/29回。

ROM検査（Rt/Lt）：（単位°）

初期：体幹回旋20/30、股関節伸展5/5、股関節内旋20/15、SLR 85/80。

足関節背屈5/5、足関節外反10/10。

最終：変化なし。

MMT検査（Rt/Lt）：

初期：体幹回旋2、体幹屈曲2、股関節伸展3/3、足関節底屈2+/2+、足関節外反3/3。

※その他上肢・下肢はすべて4、左右差あり軽度右弱化。

最終：変化なし。

反射検査（Rt/Lt）：

【深部腱反射】

初期：上腕二頭筋反射：＋／＋、上腕三頭筋反射：＋／＋＋、大胸筋反射：＋／＋。

腕橈骨筋反射：＋＋／＋＋＋、膝蓋腱反射：＋＋／＋＋＋、アキレス腱反射：＋／＋。

最終：変化なし。

【病的反射】

初期：

- バビンスキー、トレムナー、ホフマン反射：陰性／陰性。
- 上肢バレー徴候：陰性。

最終：変化なし。

筋緊張検査：

初期：

MAS1＋：左股関節内転筋群、左膝屈筋・伸筋群、左足関節底背屈筋群。

MAS1：右足関節底背屈筋群。

最終：変化なし。

感覚検査：表在・深部感覚共に異常所見なし。

バランス検査：

【荷重測定】：（Rt/Lt）、※全体重59キロ。

初期：静止立位：35キロ/24キロ、最終：32キロ/27キロ。

初期：最大左下肢荷重：40キロ、最終：42キロ。

初期：一歩前に出し最大左下肢荷重：37キロ/32キロ、最終：45キロ/37キロ。

【片脚立位】：（Rt/Lt）※3回実施平均

初期：3.2秒/2.2秒、最終：7.2秒/6.3秒。

【TUG】：※3回実施平均

初期：右回り：10.9秒、左回り：12.6秒

最終：右回り：9.3秒、左回り：9.6秒。

【BBS】：46/56点

初期：

減点項目：立位でのリーチ、片脚立位、タンデム肢位。

閉眼・閉脚立位、床からの拾い上げ、その場1回転。

最終：50/56点。

減点項目：立位でのリーチ、片脚立位、タンデム肢位、閉眼・閉脚立位。

歩行：

【10M歩行】：独歩・自由歩行。

初期：

時間：14.34秒、歩数：24歩、速度：69.7、歩行率1.67。

最終：

時間：12.67秒、歩数：23歩、速度：78.9、歩行

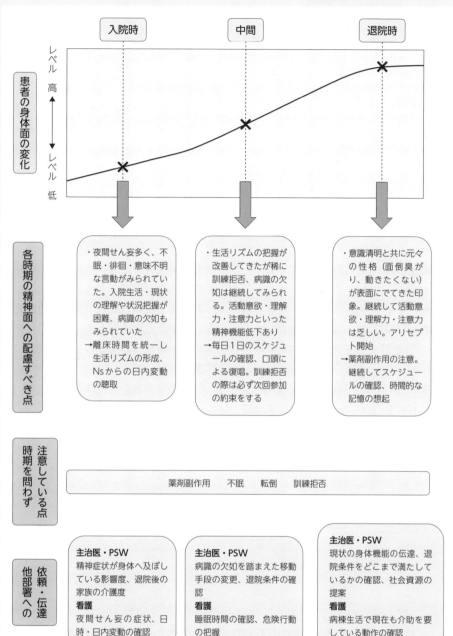

率1.81。

ADL検査：

初期：
BI：55/100点、FIM：76/126点。

最終：
BI：75/100点、FIM：90/126点。

精神面

活動性・自発性は乏しく物事への関心は薄い。症状として夜間せん妄、記銘力低下、言語不明瞭、不眠などがあり終日覚醒不良。

病棟内生活ではベッド上で過ごすことが多く、訓練に対し拒否がみられ敬遠気味。病識の

欠如が目立ち入院・リハビリテーションの必要性理解困難。

移動は車椅子だが自己の誤った解釈や過大評価の影響により転倒リスクは常にある状態。

精神面への対応・工夫

①生活リズムを習慣化するためにリハビリテーション時間を統一する。

②覚醒を促すために、日中同時刻にできるだけ多く離床させる（病棟スタッフへ依頼）。

③身体機能に対し過大評価な部分があり、できないことを提示して認識させてしまうと不機嫌となり帰棟欲求が高まってしまうため、難易度の高い訓練は一つに絞り取り入れた。

④訓練の動作手順や注意点を記憶・理解できないため、毎回口頭にて確認。初めはこちらでヒントを与え口頭で復唱するよう促した。

⑤帰棟欲求が強い時は訓練内容のレベルを下げ可能なものをやってもらう。日によっては訓練継続困難となる、その際は理学療法士の帰棟順路の記憶が曖昧であったため遠回りをし、できるだけ歩行距離を稼ぐといった対応をした。

まとめ

身体機能の改善をめざすにあたって、認知面の影響が強く病識の欠如・活動意欲、理解力、注意力の低下が問題であった。当初は訓練拒否があったため、まずはリハビリテーション室に来ることをめざし生活リズムの形成、スケジュール管理を病棟と連携して行った。

認知面に対し直接的なアプローチは薬剤を使用、食事や入浴、リハビリテーション時間の確認など時間的な記憶の想起を促した結果徐々に生活リズムが把握できた。

退院時も活動意欲低下・注意力の乏しさはみられたが、意識清明と共に元々の性格である面倒臭さや物事への関心のなさが表面に出てきた印象。

機能面に大きな変化はなかったが、動作面においてわずかに改善がみられた。

（宮下泰範）

コラム　精神科作業療法科

平川病院の社会復帰支援病棟は、男女混合の開放病棟であり、平均年齢は60歳。疾患や症状は多様であるが、一貫して地域生活をめざし、さまざまな取り組みを行っている。精神科作業療法もその一つであり、復職支援やADL訓練など患者の目的に合わせた具体的なプログラムも導入している。しかし、年々長期入院による高齢化が進み、それに伴う身体合併症が増えているのが現状である。そのため精神科作業療法でも身体面への介入が求められるが、個別対応が難しいことから、楽しみながら身体を動かす集団プログラムが中心となっている。こうした取り組みは以前からあったものの、患者のスキルにより状況やニーズも刻々と変化してきている。最近では主に体力づくりや運動不足解消といった希望が多く、患者の要望によって運動プログラム（軽度のスポーツや散歩、ゲームなど）が考案されたばかりである。これからも、変化していく患者のスキルに合わせ精神科作業療法としてできることを考えていく必要があるだろう。

（山岸真沙美）

[認知症、大腿骨頸部骨折]

症例の基本情報

70歳代、男性。精神科診断名は統合失調症、脳血管精神病。

前医入院中に転倒し左大腿骨頸部骨折を受傷、他院にて観血的治療を実施後に精神身体の治療目的に平川病院入院となる。

入院中は訓練拒否や認知機能の低下がめだち、転倒リスクがあるのにもかかわらず、歩行器を使用せず独歩にて病棟内を歩行している場面が多くみられた。HDS-Rは10点、MMSEは16点である。身体面では、入院時は車椅子移動レベル、ADLもすべて介助が必要な状態であった。およそ6か月間の入院治療を経て車椅子から見守り下での歩行が可能となったため、以前入院していた精神科へ再入院となる。

理学療法／作業療法初期・最終評価

改訂長谷川式簡易知能評価スケール：10点/30点。
減点項目：日時・場所の見当識、数字の逆唱、3つの言葉の想起、5つの物品記銘、言葉の流暢さ。
関節可動域測定：初期、最終で各関節に著明な制限はみられない。
徒手筋力検査（Rt/Lt）：
初期：
体幹屈曲2、体幹回旋2、体幹伸展2、骨盤挙上2。
股関節屈曲3/3、股関節伸展2/2、股関節外転3/3。
膝関節屈曲3/3、膝関節伸展3/3。
足関節背屈3/3、足関節底屈2+/2。
最終：
体幹屈曲3、体幹回旋3、体幹伸展3、骨盤挙上3。
股関節屈曲4/4、股関節伸展3/3、股関節外転3/3。
膝関節屈曲4/4、膝関節伸展4/4。
足関節背屈4/4、足関節底屈3/3。
形態測定：FTA（背臥位）右175°、左175°。
FTA（立位時）右190°、左185°。
周径（Rt/Lt）（単位センチ）：
初期：
大腿周径：膝蓋骨上縁部：33.5/33.0、上縁から5センチ部：32.0/34.0、上縁から10センチ部：34.0/36.0。
下腿周径：最大周径：28.0/27.0。
最終：
大腿周径：膝蓋骨上縁部：32.0/32.0、上縁から5センチ部：32.0/32.0、上縁から10センチ部：34.0/35.0。
下腿周径：最大周径：27.5/28.0。
筋緊張検査：
初期：被動性検査にて、肩関節、肘関節、手関節、股関節、膝関節、足関節の各関節にAshworthスケールグレード1程度の筋緊張を観察する。
最終：視診、触診より左肩甲帯の挙上がみられる。
バランス検査：
Time up and go test
初期：
右回り：15.0秒。
左回り：16.5秒。
最終：
右回り：12.4秒。
左回り：11.6秒。
姿勢反射：
初期：
頸部・体幹の立ち直り＋、上肢の平衡反応－、ステッピング＋、ホッピング－。
全方向に対し、ステッピングは出現するが、特に前後方向は1歩では制動できず数歩出現する。そのため、実用性に欠ける。
最終：
頸部・体幹の立ち直り＋、上肢の平衡反応＋、ステッピング＋、ホッピング＋。
ステッピングの歩数が減少し、歩行時の急制動が可能となり小刻みが制御可能となる。
Functional reach test（単位センチ）
初期：

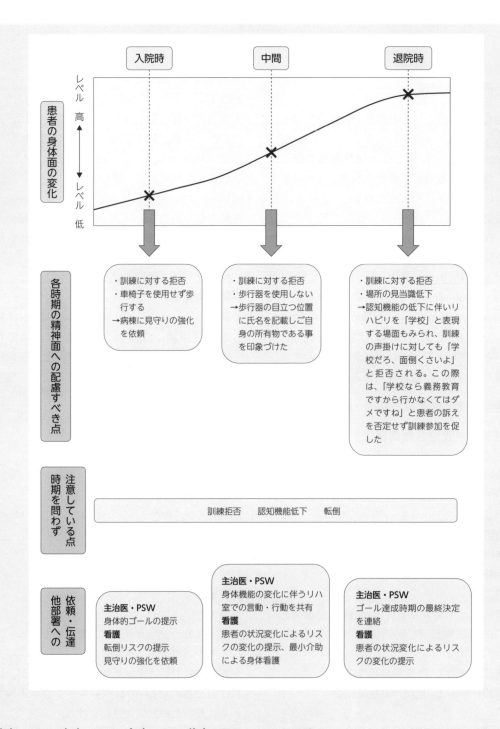

前方：10.0、右方：14.0、左方：7.5、後方：2.0。
最終：
前方：17.0、右方：24.0、左方：13.5。
10メートル歩行：
初期：歩数：34歩、時間：15.5秒、歩幅：29.4
　　　センチ。
最終：歩数：29歩、時間：11.5秒、歩幅：34.4

センチ。
ADL評価：
Barthel Index
初期：80点。
最終：80点。
FIM
初期：93点。

最終：93点。

精神面への対応・工夫

認知機能の低下に伴い、転倒リスクがあるのにもかかわらず、歩行器を使用せず独歩にて病棟内を歩行している場面が多くみられた。この問題に対する対応として、歩行器の目立つ位置に氏名を記載し自身の所有物であることを印象付けた。

また、訓練に対する拒否もあり、リハビリテーションに対する理解も得られ難い。拒否に関しては、訓練を行わないことで生じる不利益（筋力低下、歩行能力低下など）をそのつど説明し、理解を得た。

さらに、認知機能の低下に伴いリハビリテーションを「学校」と表現する場面もみられ、訓練の声掛けに対しても「学校だろ、面倒くさいよ」と拒否される。このような場合は、理学療法士は「学校なら義務教育ですから行かなくてはダメですね」と患者の訴えを否定せず訓練参加を促した。このように訴えを否定することなく傾聴、促すことでさらなる拒否をあおることなく訓練参加を得られた場面を多く経験した。

まとめ

訓練を行うにあたり、認知機能低下が障害となる症例であった。

訓練拒否に対しては、極力否定せず患者の訴えを尊重し訓練参加を促す方法を選択することで多くの場面で参加させることが可能であった。

また、転倒リスクに対しては歩行器の目立つ所に名前を貼り付け、自身の私有物であると印象付け、物理的に認識しやすい環境調節も行い効果を得ることができた。

その他、病棟スタッフにも見守りを強化してもらうなど、他職種と共に介入した症例であった。

（山中裕司）

コラム リハビリテーション科

平川病院に勤務するまでは精神科病院がどういったリハビリテーションを行っているのかわからず、不安もあった。実際働いてみると、リハビリテーションに誘っても断られたりして戸惑うこともあったが、患者の多くは気さくに話しかけてくれたり冗談を言い合ったり、テレビの話をしたりと毎日トラブルなく業務に取り組むことができている。しかし、精神状態が不安定な患者はときに突発的な行動をとることも考えられる。はさみやカッターなどの刃物類は自傷行為に使用される可能性があるため危険物となり、患者の目の前での使用は極力控えているが、患者に貸し出す際は絶対に目を離さないようにしている。刃物以外にも訓練室には危険物となり得る物品がある。訓練中に使用するセラバンドやタオルなどのひもやゴム類がそれにあたる。また、鉛筆やボールペン、クリップというような一見危険物とは思えないような文房具さえも時に自傷行為につながる恐れがある。

そのため、物品には番号を書き、貸し出しノートを活用し、昼と夕方に必ずチェックして、徹底した管理を行っている。

また、訓練室は他病棟の患者が集まるところなので、金銭の受け渡しや物品の譲渡や妄想の標的といった患者同士のトラブルが起こらないように常に気を配っている。訓練時間を調整したり、訓練が終わったら直ぐに病棟に送るようにしてトラブル防止に努めている。送迎中でも突然走り出したりすることも考えられるので、患者とは一定の距離を保ちながら送迎を行っている。

実際にはそのような患者ばかりではないが、管理を十分にすることで安全に訓練が行える環境づくりをしている。

（梅澤奈保）

2 せん妄

患者概要

　70歳代、女性。60歳代後半に夫の他界によりうつ状態となり、うつ病の診断を受ける。その後、在宅から通院→A病院→B病院と入退院を繰り返し、70歳代のB病院入院中に転倒し左大腿骨頸部骨折を受傷する。手術後、左大腿骨頸部骨折術後の廃用性症候群にてリハビリテーション目的で平川病院入院となる。

　入院時は膝OAの疼痛が主な症状で左大腿骨頸部骨折に関しては特に問題なし。精神症状は日差変動が激しく、調子が良くない日は被害妄想が加わり「みんな私を部屋で寝かさないようにしているの、きっと組織がそうしているんでしょ！！」と居室から出てこなくなることがあったり、「洋服に仕掛けがしてあるの…」と言い布団の中は下着だけで寝ており、衣類は布団の上に散らばっていたこともあった。また、「私が預かっている子供たちがいなくなってしまった。洗濯機に入ったかのようにスッと消えてしまった」などの不安を訴えリハビリテーションどころではないと布団を頭から被っていた時は拒否が強く訓練実施できないことがあった。

　調子が良い日は笑顔が多くみられ、多弁傾向となり、訓練に非常に協力的であった。

症状・障害への対応の工夫

　妄想に対する対応として、「みんな私を部屋で寝かさないようにしているの、きっと組織がそうしているんでしょ！！」と居室から出てこない時は、「そんなことはありませんよ。無理して部屋から出なくてもいいですから」と話し居室でのリハビリテーションを促した。「洋服に仕掛けがしてあるの…」と言った場合は一緒に衣類の確認をして安心していただくこともあった。「私が預かっている子供たちがいなくなってしまった。洗濯機に入ったかのようにスッと消えてしまった」などの不安を訴えた場合は傾聴しリハビリテーションを休みとすることが多かった。

　精神症状に対しては精神科医に相談し、本人と面談。うつ症状ではなくせん妄状態であると診断される。薬剤コントロールし、調子が良くない日は無理せず休みにするよう指示を受けた。

　膝の痛みに対しては整形外科医に相談、ヒアルロン酸注射を行うことで膝疼痛軽減し、不安の解消・意欲の向上につながる。それに伴い精神症状も安定し妄想は治まっていった。約8か月間の入院治療にてT-Cane歩行の獲得、（階段昇降見守り、屋外・坂道歩行見守り）となり施設へ退院した。

　精神科医、整形外科医、病棟スタッフと連携を密にとることにより、精神症状の改善や身体機能の改善を行うことができたと考える。

（田中直美）

[せん妄の診断基準]

A. 注意を集中し、維持し、他に転じる能力の低下を伴う意識の障害（すなわち環境認識における清明度の低下）
B. 認知の変化（記憶欠損、失見当識、言語の障害など）、またはすでに先行し、確定され、または進行中の痴呆ではうまく説明されない知覚障害の発現。
C. その障害は短期間のうちに出現し（通常数時間から数日）、1日のうちで変動する傾向がある。
D. 病歴、身体診察、臨床検査所見から、その障害が一般身体疾患の直接的な生理学結果により引き起こされたという証拠がある。

3 物質依存

患者概要(1)

　50歳代、男性。元々人間関係に難があり、飲酒による問題行動が増え、本人が30歳代の頃、家族が病院へ相談し、アルコール依存症と診断される。退院しては再飲酒するということを繰り返していた。今回、足部の疼痛にて歩行困難となり、閉塞性動脈硬化症が判明したため、他院にて外科治療を受けた後、平川病院にアルコール依存症の治療継続を目的として入院することとなった。コミュニケーションはとれるが病識はなく、アルコール依存症に対しての治療に対しての意欲は低いままであった。たとえば、アルコールプログラムの場面では、プログラムに参加しもっともらしい発言をするが、それ以外の時間帯に「節酒すればいい」などと発言するという状態である。逆に、身体的リハビリテーションへの意欲は高く、リハビリテーション室での運動にはおしゃべりしつつも積極的に参加している。

症状・障害への対応の工夫

　身体的リハビリテーションの場面で、アルコール治療に発言などがあった場合には、訓練中であっても、その場で「どうしてそう思うのか」「そう思って行動してきた結果、どういう結果を招いたか」などについて本人と話をした。また、あくまで身体治療はアルコール依存症の治療の過程に必要な身体機能を維持するためのものであり、入院目的はアルコール依存症治療であることを繰り返し確認する作業を継続し、精神科スタッフと共通した対応をとった。アルコール依存症患者からみると、精神科スタッフでない身体的リハビリテーションスタッフは絶好の逃げ場となりやすく、アルコール依存症治療に参加しているふりをして、身体的リハビリテーションスタッフの前で本音をこぼすという場面はよくみられる。

　本症例も、複数回の入退院を繰り返しており、治療に対する慣れもあり、治療の場面でどんな発言をすれば、スタッフのその場での目をごまかせるかを理解をしていた。しかし、リハビリテーション室では「どうせ退院したら飲むし」「自分は節酒ができるから大丈夫なんだ」などと発言していた。そのつど、アルコール治療の中でどう学んできたのか、主治医からはどんな説明を受けていたのかを本人に確認し、本人の入院目的をアルコール治療により戻すために注意を払っていた。

　一般的には、一生懸命身体的なリハビリテーションに参加する態度は、リハビリテーション職からだけみると賞賛されるが、一方でそもそもの入院目的であるアルコール依存症治療については、否認を続けるケースも多い。本

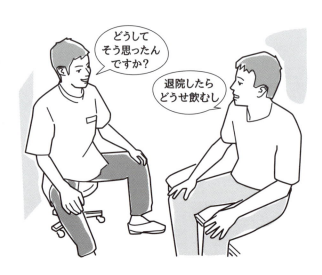

症例も、そういった傾向が強かった。そのため、治療に関わる精神科スタッフとの情報共有も密に行うようにし、入院の目的を身体的リハビリテーションにすり替えられないよう注意しつつ関わりを継続した。

(上薗紗映)

患者概要(2)

40歳代、男性。16歳ころより暴行事件などで少年刑務所に服役。高校を中退後も窃盗事件や放火事件を起こして服役した。出所後、覚醒剤の使用が始まり、保護観察官への暴行や放火事件を起こし、反社会性パーソナリティ障害でM病院に措置入院となった。M病院を退院後、再び放火事件を起こし、服役。服役中に覚醒剤精神病を疑われ、平川病院に措置入院となった。その後、怠薬、問題行動で数度の入院、退院を繰り返していた。

X年3月下旬、幻覚、妄想の影響で自宅マンション2階から飛び降りて受傷。救急搬送された病院を経て、3日後、平川病院に入院となった。身体的診断は第2腰椎圧迫骨折、第1〜3腰椎椎体骨折、第4腰椎椎体骨折、糖尿病であった。入院当初の様子は、看護師に対して、「痛てえなっ、コノヤロー」「お前、生意気だ」などと恫喝することがあった。一方で"年齢より幼い印象"の患者で、易怒的なところや浅薄な面、依存性もあった。リハビリテーション中は節度が保たれていたが、変身妄想的な発想、食べ物への執着、ささいな言葉に反応する、へらへら笑うなどの様子が認められた。

症状・障害への対応の工夫

4月中旬、理学療法訓練が開始された。初期評価は両下肢に麻痺、骨折による腰部痛を認め、MMT右0レベル、左1〜2レベルであった。セラピストには「何とかして下さいよ。歩けるようになったら、カツ丼を奢りますよ」といった依存的な言動を認め、リハビリテーションは自らが動かないと意味がないことを繰り返し伝えた。6月上旬、立位訓練を開始。下肢の訓練はさまざまな方法を導入したが拒否することが続いた。思考の柔軟性に乏しく一度思い込むと変更が困難ところがあり、セラピストの提案した運動プログラムに「そうですか」と口では肯定するが納得しないと取り合わないところに表れていて、提案したプログラムの強制をして怒らせない、説得をしてイライラさせない、何を好むかを観察してさまざまな提案をすることを心がけた。そうしたなかで良好に受け入れることができたのがマシーントレーニングであり、筋力の強化が図られた。6月中旬、平行棒で歩行訓練を開始。8月上旬、歩行器を使用した歩行が見守りとなり、8月下旬、独歩で50m可能となった。10月中旬、院内独歩が可能となり、更生施設入所・退院へ向けて検討が開始された。環境に順応しにくく信頼関係を築き難いために時間を要したが、筋力が向上する、立てるといった小さな成功体験を積み上げていくことを続けて退院に至った。

(菊地善行)

[物質依存の診断基準]

臨床的に重大な障害や苦痛を引き起こす物質使用の不適応的な様式で、以下の3つ（またはそれ以上）が、同じ12か月の期間内のどこかで起こることによって示される。
(1) 耐性、以下のいずれかによって定義されるもの
　(a) 酩酊または希望の効果を得るために、著しく増大した量の物質が必要
　(b) 物質の同じ量の持続使用により、著しく効果が減弱
(2) 離脱、以下のいずれかによって定義されるもの
　(a) その物質に特徴的な離脱候群がある（特異的な物質からの離脱の診断基準の項目AおよびB参照）。
　(b) 離脱症状を軽減したり回避したりするために、同じ物質（または、密接に関連した物質）を摂取する。
(3) その物質をはじめのつもりより大量に、またはより長い期間、しばしば使用する。
(4) 物質使用を中止、または制限しようとする持続的な欲求または努力の不成功のあること。
(5) その物質を得るために必要な活動（例：多くの医師を訪れる、長距離を運転する）、物質使用（例：たて続けに喫煙）、または、その作用からの回復などに費やされる時間の大きいこと。
(6) 物質の使用のために重要な社会的、職業的または娯楽的活動を放棄、または減少させていること。
(7) 精神的または身体的問題が、その物質によって持続的、または反復的に起こり、悪化しているらしいことを知っているにもかかわらず、物質使用を続ける（例：コカインによって起こった抑うつを認めていながら現在もコカインを使用、または、アルコール摂取による潰瘍の悪化を認めていながら飲酒を続ける）。

[アルコール依存症の対処方法]

症状	対処方法
身体的な不調を次々に訴え、リハビリに熱意を燃やす。	身体的不調はまずドクターに相談するように促す。
アルコールプログラムでは断酒について理解しているような発言があるが、リハビリ室では「どうせ飲むし」というようなことを言う。	情報共有をしている旨を伝える。
自分は、身体リハビリをしに入院したのだ、アルコール依存症ではないといい、アルコールプログラムは適当に過ごし、身体リハに熱意を燃やす。	目的が再確認できるよう、アルコールと身体の影響などの説明を行う。断酒をしている生活を維持しやすくするための身体リハであるということをしっかり伝えていく。
リハビリを拒否してなかなか来室しない。	プログラムの一部分だけでもいいよ、というようにして参加を促す。
自転車訓練、マシーン訓練など過負荷でやりすぎる。	心拍数などの客観的な指標を用いて、目標・適正負荷を説明し、可視化すると、そちらに目が向き、負荷をかけることに固執しなくなる。
リハビリ拒否。	リハビリ＝運動はやりたくないと思うのか拒否するので、「お散歩に行きましょう」と誘う。
女性職員の髪を触ったり、体を触ったりするような、セクハラする。	男性スタッフで対応する。 どうしても女性スタッフで対応をする場合は、必ず患者の後ろに立つようにする。
毎日違う部位が痛いと訴え、対応を求める。主治医や看護師に伝えず、リハビリ室で初めて言うことも多い。	医師の指示がないとできないと説明。どうしても痛い場合は、整形受診を進める。
「手が痛いので触ってください」「写メをとっていいですか？」と言われる。	話を流したり、そういう行動をしていることについて、先生へ報告するということを伝える。
他患に対しての不満を自分に都合の良いようにリハスタッフに話をして、その患者を排除しようとしたり、自分の思いどおりにしようとする。	傾聴したうえで、必ず看護師や主治医にも同様のことを言うように伝える。口添えはしてもよいが、自分でしっかり病棟で訴えるようにするように促す。
飛び降りにより、上肢切断となったアルコール依存症患者。「俺は障害を受容したから義手を作らない」「他人の目なんて気にならない」と義手作成に対して断固拒否。また、家族背景として父親との軋轢による歪んだ父親像をもっていた。	治療者としてではなく、子をもつ父親としてわが子が障害をもつことについて意見を述べた。患者がもつ歪んだ父親像と異なる像を見せた。義手の作成については、最終的に自身で決定するのもよいが少しでも親の気持ちを考慮して欲しいと伝えた。頑なだった義手作成拒否はなくなり、義手作成の後に、自宅へと退院した。

（次ページへ続く）

[アルコール依存症の対処方法]（続き）

症状	対処方法
痛みなどの身体症状や、妄想などの精神症状を整理することができずに混乱し、訓練を拒否する。	痛みや妄想に対して否定や修正を促すのではなく、現実と照らしながら上手く付き合っていくことも必要、ということを伝えて患者自身が線引きができるようにアシストする。

[訓練の妨げとなる精神症状の対処方法]

症状	対処方法
「死にたい」と言っている。	死んでほしくないことを伝える。医師、看護師に報告してチームで対応する。
イライラしている。怒りっぽい。	振り回されないように受け流す。「また明日」など存在を認める。
攻撃性を見せる。	あわてず毅然とした態度をとる（女性だと甘くみられることがある）。
依存的になってくる。	遅刻を許すことなど、曖昧に解決をしない。
身体的暴力。	逃げ道を確保する。弱みを見せないように、複数で対応することが原則。

4 認知症

患者概要

　70歳代、男性。統合失調症、脳血管性精神病にて精神科病院へ入院していた。その病院で転倒し、大腿骨転子部骨折を受傷し、手術施行後、リハビリテーション目的で平川病院入院となった。平川病院入院時のHDS-Rは10点、MMSEは16点であった。臨床上は、短期記憶（視覚、聴覚含む）、作動記憶に関連する問題、流暢性課題、病識低下・危機管理意識の低下・訓練拒否・車椅子を使用せずに歩行する・弄便などの不潔行為が確認された。訓練開始当初、不安や病識の低さなどから訓練に対して拒否的な発言や行動が多くみられていた。

症状・障害への対応の工夫

　訓練開始当初、不安や病識の低さなどから訓練に対して拒否的な発言や行動が多くみられた。反面、素直でものわかりの良い性格の持ち主ということもあり、訓練の必要性や目的について説明をすると理解を示し訓練参加が可能となることが多かった。また、認知症の影響から記憶の把持力に乏しく、毎回「俺は転ばないよ」「学校は面倒くさいから行かないよ」などの理由で訓練拒否をすることが多かったが、毎回訓練の必要性を説明して理解してもらい、時には「学校なら義務教育ですから行かなくてはダメですね」と訴えを尊重する形で理学療法を実施した。

　また、転倒のリスクがあるため、病棟内は歩行器を使用し移動するように指導していた。しかし、独歩にて病棟内を移動している場面が多くみられた。このため、歩行器の見やすい位置に患者の氏名を記載したところ、自身の物との認識ができたのか、歩行器で歩行している姿が多くみられるようになった。

（山中裕司）

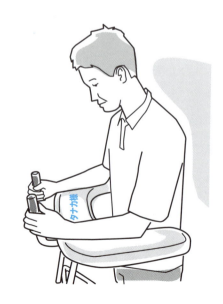

[アルツハイマー型認知症の診断基準]

[アルツハイマー型認知症]
A. 多彩な認知欠損の発現で、それは以下の両方により明らかにされる。
　(1) 記憶障害（新しい情報を学習したり、以前に学習した情報を想起する能力の障害）
　(2) 以下の認知障害の1つ（またはそれ以上）
　　(a) 失語（言語の障害）
　　(b) 失行（運動機能が損なわれていないにもかかわらず動作を遂行する能力の障害）
　　(c) 失認（感覚機能が損なわれていないにもかかわらず対象を認識または同定できないこと）
　　(d) 実行機能（すなわち、計画を立てる、組織化する、順序立てる、抽象化する）の障害
B. 基準A1およびA2の認知欠損は、そのおのおのが、社会的または職業的機能の著しい障害を引き起こし、病前の機能水準からの著しい低下を示す。
C. 経過は、緩やかな発症と持続的な認知の低下により特徴づけられる。
D. 基準A1およびA2の認知欠損は、以下のいずれによるものでもない。
　(1) 記憶や認知に進行性の欠損を引き起こす他の中枢神経系疾患（例：脳血管疾患、パーキンソン病、ハンチントン病、硬膜下血腫、正常圧水頭症、脳腫瘍）
　(2) 痴呆を引き起こすことが知られている全身性疾患（例：甲状腺機能低下症、ビタミンB12または葉酸欠乏症、ニコチン酸欠乏症、高カルシウム血症、神経梅毒、HIV感染症）
　(3) 物質誘発性の疾患

[認知症の対処方法]

症状	対処方法
「ご飯の時間だから（食べていないから）リハビリやらない」	「ご飯は今作っているので、それまでリハビリをやりましょう」と促す。
見当識や睡眠のリズムが崩れている。	同じ時間帯で毎回行うようにする。
動作の手順が覚えられない。	移乗動作手順を覚えてもらい、安全な動作遂行を促すために手順を記載した資料を作成し、毎回確認してもらう。
リハビリへの参加意欲の低下。	カレンダーを渡し、参加するたびにはんこを押す。
記憶力の低下。	比較的保てられている長期記憶から再学習し、短期記憶へと学習させた。できることを繰り返した。
訓練拒否。	○○さんのリハビリをしないと、私の給料が減らされてしまうので、お願いですから少しリハビリをやってもらえませんか、と泣き落とし。
固執性が強く話題の転換が難しい。	タイミングをみてまったく異なる話をして、注意をそらす。
移乗時の約束が守れない。	方向転換の位置や停止位置の床に印を付ける。ブレーキを目立つようにする。
認知機能低下に対して。	回想療法的に昔の事を聞く。
独歩不可の患者が勝手に病棟内を独歩してしまう。	病棟スタッフに易転倒性を理解していただき、見守りを強化した。
訓練拒否。	もうすぐ食事だから、食堂に食べに行きましょうといって歩行を促す。
訓練の記憶が維持されずに、毎回拒否される場合。	訓練内容を部分的に思い出してもらうように促す。部分的に想起できた場合は、「またその運動をやりに行きましょう」と導入を促す。
歩行訓練の拒否。	好きな食べ物があっちにあるから、食べに行こうと誘って歩いてもらう。
複雑な動作を行えない。新しいことができない。	簡単な動作、指示にて訓練に乗せる。
安静が保てない。動き回ってしまう。	リハビリ室で、横になってできるプログラムを入れ、プログラム中に安静をとれるようにした。

（次ページへ続く）

[認知症の対処方法]（続き）

症状	対処方法
車椅子を止める位置やブレーキなど部屋の場所などが覚えられない。	床にテープでマーキングをしたり、張り紙などをすることによって視覚で確認できるものを用意する。
入れ歯が無くなった、といってずっと探し回っていて、訓練に誘導できない。	じゃあ、入れ歯を探しに行きましょう、といって歩行訓練に連れ出し、歩行を行う。その間に、別の話題を振って乗ってくるかどうかを試してみる。
すぐに疲労を訴え、休みたいと話す。	本人の興味のある酪農の話、農業の話を出すとそちらの話に集中し、運動を継続することができる。
「ほらやっぱり名前忘れてる。顔は見ると見たことがあるというのはわかるの。でもさっき見たこともすぐに忘れちゃう。だからすごく不安なのよ。」認知症へ進行途中のなんともいえない不安感、違和感や、今までできたことができなくなっていく、喪失感を感じている。	（80歳も生きていたら、80年分の経験や思い出で頭が一杯になりますよね。だから新しいことは頭に入りにくくなるのかもしませんね。） 「そうなのよー」 （誰も年には逆らえないから、年だししょうがないか〜とか、まぁいいか〜なんて思えるといいかもしれませんね） 「そうよね〜年だししょうがないか〜って思えるようにします。ありがとうございます」

5 統合失調症（陽性症状）

患者概要

　　10歳代で発症した30歳代男性の統合失調症患者。他精神科病院にて入院と通院を繰り返しながら実家で生活していた。発症当初より幻覚や奇異な言動を家族は認識していた様子。本人は人懐こく社交的で外出することが好きな性格。また病識については曖昧で、統合失調症であることを認識しつつも、一方で「このままでいい」と病的体験を楽しんでいる様子もあり、継続的な通院が行えずに精神科治療は中断しがちであった。

　　今回の受傷は幻覚に注意や意識が向いてしまい、赤信号に気付かずに道路を横断した結果、自動車と接触したと本人は述べていた。

経過

　　入院時は車椅子移動で、その他のADLは自立。
　　入院＋30日で屋内独歩自立。
　　約4か月の精神・身体の治療を経て自宅退院。
　　退院後は平川病院外来にて2回/月のペースで両親の送迎のもと通院継続。

理学療法場面での対応

　　訓練意欲はあり、見当識は保たれているものの、年相応の節度や現実検討に欠いた言動が目立つ。上肢を振り回し、空を掴み、捻るような行動や急に振り向き一点を見つめるなど、盛んに身体を動かし、安静を保つことが困難。コミュニケーションでは、表面的な会話は可能だが、独語・空笑・途絶が混在し散文的。幻覚の影響を受け、話題の転導が目立つ。

　　幻覚は、幻視・幻聴を中心に、かなりの鮮明さと活発さを併せもち、多彩な症状を呈する。本人から幻覚と認識している発言は聞かれる。一方で妄想成分は比較的少ない印象。

　　幻覚について聞かれた内容として、常に自分の周囲に多くの目玉や霊のようなものが見えており、声が聞こえ、会話や幻視像に触れることも可能である。幻視像から殴られたり罵倒されたりすることもあり、その際には、握りつぶしたり、払いのけたり、殴り返し、幻視像の形状を変化させているとのこと。本人はこれを「悪霊退治」とわずかに楽しそうに表現する。幻覚が強く現実との区別ができず、現実世界で起きていることへの意識や関心が薄れているように見える。上記の他者からみると奇異な行動やコミュニケーション低下も鮮明かつ活発な幻覚に対応した反応ととらえた。また、特徴的な逸話として震度5の地震の最中にも病棟廊下を歩きながら「悪霊退治」を続けていたことがあった。

　　訓練場面では、本人の積極的に理学療法に取り組みたいという気持ちとは裏腹に、幻覚に影響され、指示入力が困難な場面も多くみられた。その際にはいったん訓練を中断し、意識をこちらに向けるための手がかりとするために、現段階で最も訓練の邪魔をしている幻覚について表出させた。幻覚について傾聴し、こちらに意識が向いたタイミングで指示入力をすることで、大半の部分においては訓練継続可能となった。

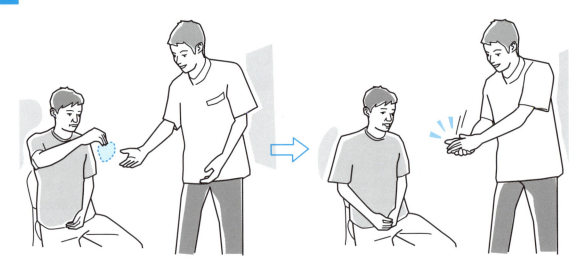

　上記対応を越えた強い幻覚の影響により疎通困難な場合は、患者に見えている目玉や霊をセラピストの掌に乗せてもらい、叩き潰すことや食べるなど、一緒に「悪霊退治」をした。こちらに意識を向けることを強調するために「悪霊退治」の行動の一つ一つを常に患者に声をかけながら行った。結果、その場での疎通性は確保され訓練継続可能となった。また、「悪霊退治」を共にした盟友として認められ、さらに患者からの信頼度が高まった印象。

　その他、カラーコーンや踏み台などの物品を使用した訓練は、明確な目標提示がされるため、比較的集中を途切れさせることなく取り組むことが可能だった。

　自宅退院後は平川病院外来通院にて精神科治療が継続されている。ひとまずは交通ルールを守り交通事故など、外出先でのトラブルは起きていない様子。現在、幻覚自体は継続し変動性もあるが、幻覚と現実の境界が明瞭化し「悪霊退治」は不必要となったと本人は述べる。他覚的にも奇異な行動は抑えられている様子である。

〈奥出　聡〉

[統合失調症陽性症状の対処方法]

症状	対処方法
物とられ妄想が強く、それに基づく発言が頻回に聞かれる。	基本的に妄想に付き合わず、淡々とリハビリを行う。
印を結び、呪文を唱える。集中できない。	特に突っ込まず、タイミングを見計らって声をかける。
強い幻聴がある。	治療者としての態度を強めない。比較的フレンドリーな対応で、幻覚などの自覚的症状が聞き取りやすくなった。
セクハラ発言、行動。	別の話に変えたり、聞いていないそぶりをする。後ろに立たれないように気をつける。一歩距離をあけて話すようにする。
立位訓練は自分にはできない、足が痛くてできないと言う。	輪投げをして遊びましょう、といって段々重心を高い位置に持っていく。あるいは風船バレーなど他の種目を入れる。
誇大妄想、血統妄想が強い。	妄想に対して否定するのではなく、ある程度受容的な姿勢で対応することで、リハビリ参加を促した。
スタッフに対して好意を抱く。	物療セッティングや送迎などはできる限り対応しないようにした。
妄想がある。	話に付き合わず、さらりとかわす。
お菓子などを渡してくる。	「いらない」「食べれない」といって拒む。
リハビリ担当者に対して依存的。病棟で大声で叫ぶ。	相手にせず、冷静に対応する。
○○に骨を粉々にされたので、歩くことができない、と訴える。	それでは、昼ごはんを食べに歩いて病棟に戻りましょう、といって歩行練習をした。
一人になると、男の人と女の人が喧嘩する、と話す。	プログラム中は一人で考える時間をなるべく与えない。
風の音が死ねといっているように聞こえる。TVから「お前が悪い」と言われる。	連想できるような場所に行かない。話題にしない。
妄想、幻聴、幻覚。	傾聴し、症状の緩和。もしくは話題を変化させる。訓練に乗れない場合は、簡単なメニューから実施していく。
強い妄想。	傾聴し、否定も肯定もせず話題を変える。
治療者側が妄想の対象となり「あの人は犯罪者」「あの人は梅毒」など言われる。訓練拒否され介入困難となる。	複数人での担当により、入れ替わりながら関わり、継続的な治療を行った。

6 統合失調症（陰性症状）

患者概要(1)

　50歳代、男性。妄想型統合失調症あり、平川病院慢性期病棟で長期入院していた。誤嚥性肺炎を起こし、身体合併病棟へ転棟、リハビリテーション処方となったものの意欲は低下しており、「死にたい」など悲観的な発言が多かった。何事にも依存的で、「できないって言ってるのに、ここのスタッフは少しでもできるとすぐ自分でやらせようとする」と被害妄想的な発言も聞かれ、訓練がなかなか進まなかった。

症状・障害への対応の工夫

　「死にたい」など悲観的な発言が出たとき、なぜそのように思うのか本人の気持ちを尋ねると、このままずっと寝たきりだったり食べられなかったらどうしよう、のような身体的・精神的なつらさや不安を訴えることが多かった。「つらいのはわかるけれど、リハビリをして少しでも良くなりましょう」と声をかけると、「わかった」と気分が変わることがあった。この患者の場合、後見人がなかなか会いに来ないことも精神的不安の原因になっていたため、このような発言が出た場合は主治医や病棟に報告した。

　依存的な発言、たとえば、全身状態が安定し、自力で立位がとれるようになっても、「立てない」と言った場合は、「体を動かすと全身の機能が上がり、そうすると飲み込みの機能も良くなります」と少しでも自力で動かすよう促すと、やや時間はかかるものの自分で足を動かすことができることがあった。

　訓練は本人ができることから始め、少しずつ項目や負荷量を増やしていった。たとえば、喉頭挙上に関わる筋の筋力強化を図る頭部挙上訓練では、2～3回程度の反復法から開始し、徐々に回数を増やしたり持続法へつなげていった。訓練内容の変更や追加を急に行うと、「できないよ」と拒否し、それ以上訓練が進まなくなったことがあった。受け入れてもらうまで日や時間をおいて何度も説明して、本人から「やってみよう」という意欲的な発言が出るまで待つ必要があった。一度に複数の指示をすると混乱するため、指示は1つ1つ提示するよう心がけた。

（津川美木）

患者概要(2)

　40歳代、男性。10歳代後半より統合失調症を発症し入退院を繰り返しており、入院生活の長いケース。X年、入院中の一時外出時に高所より転落。救急病院に搬送され、多発骨折、脊髄損傷（L3以下の不全麻痺）の診断を受ける。受傷後リハビリテーション開始となったが、疼痛のため拒否が続き車椅子乗車がゴールと判断され、受傷2か月後に前病院に再入院となる。しかし、臥床状態が続き、廃用が進んだため、平川病院へ受傷6か月後に入院となる。転院時は自閉的で環境変化への適応困難や疼痛の訴えで訓練には拒否的であった。リハビリテーション開始後1か月で入院当初の目標であった車椅子移乗自立は達成。その後は本人の

希望もあり歩行訓練を開始。しかし、リハビリテーションの辛さもあり疼痛や拒否的発言が増え、悲観的な発言が聞かれるようになった。また、自身の身体能力を過小評価する傾向があり訓練は難航した。

症状・障害への対応の工夫

　訓練開始当初にみられた発動性の低下、自閉的、拒否的発言に対し、保護的な環境からリハビリテーションを導入し、傾聴や受動的な訓練を行った。目標達成後は意欲の向上もみられ、本人の希望を踏まえ目標修正を行った。しかし、プログラム変更への対応困難、リハビリテーションの辛さなど、ストレス不耐性があり訓練は難渋。妄想（宗教妄想、被害妄想、追跡妄想など）の再現、否定・判断の歪み、訓練拒否が目立つようになり、自身の身体能力を過小評価する傾向がみられた。妄想に対しては、否定や肯定もせず傾聴にとどめた。すると、ときに冷静になり落ち着く場面もみられ、リハビリテーションに集中するようなこともあった。否定や判断の歪みに対しては、指示方法や関わり方を工夫した。口頭指示が理解されにくく、細かな指示や複数のことを同時に提示することで混乱を招き、拒否に繋がる。そのため、指導内容は具体的に提示し、1つ2つに限定するように心がけた。基本的に指示は明確にと言われているが、ときにはあえて選択枝を与えゆとりをもたせるなどの工夫も行った。訓練拒否に対しては、達成しやすい目標を提示し達成感などの経験を積み重ねて自信をもたせるよう配慮した。身体能力の過小評価に対しては、自己評価表を導入。自己評価にフィードバックすることで自身の身体能力について客観化は可能となり、拒否的言動が減少。気分変動はあるものの自立歩行獲得へのプログラム導入が可能となり、両側ロフストランド杖での歩行がおおむね自立となった。その頃には自閉的なものはなくなり、自ら他職員や患者とコミュニケーションをとるようになり、前院への転院となった。

（山中智恵子）

[統合失調症の診断基準]

A. 特徴的症状（以下のうち2つ以上）：おのおのは、1か月の期間（治療が成功した場合はより短い）ほとんどいつも存在。
   (1) 妄想
   (2) 幻覚
   (3) まとまりのない会話（例：頻繁な脱線または滅裂）
   (4) ひどくまとまりのないまたは緊張病性の行動
   (5) 陰性症状、すなわち感情の平板化、思考の貧困、または意欲の欠如
   注：妄想が奇異なものであったり、幻聴がその者の行動や思考を逐一説明するか、または2つ以上の声が互いに会話しているものであるときには、基準Aの症状を1つ満たすだけでよい。
B. 社会的または職業的機能の低下：障害の始まり以降の期間の大部分で、仕事、対人関係、自己管理などの面で1つ以上の機能が病前に獲得していた水準より著しく低下している（または、小児期や青年期の発症の場合、期待される対人的、学業的、職業的水準にまで達しない）。
C. 期間：障害の持続的な徴候が少なくとも6か月間存在する。

[統合失調症陰性症状の対処方法]

症状	対処方法
自発性が低く、依存的で能動的な訓練や食事動作などを行おうとしない。	本人の好きなアクティビティをプログラムとして用いたり、評価を付けてフィードバックし、意欲をもたせた。
抑うつ的でリハビリでできるようになったことを日常生活で行うことができない。	病棟スタッフにできることを伝えて、できたことを見かけたら褒めるように対応してもらった。
幻聴の訴えが強く、訓練拒否される。	一度話し出すと修正することが難しいため、患者の話すことを否定せず、リハビリを休みとする。
リハビリへの意欲や参加率が上がり難い。	定期的に医師や看護師同席のもと、発表会を行った。
精神状態不安定で機嫌が悪い時拒否がある。	本人が思っていることを話してもらう。また、こちらが思っていることを伝える。
何もできないから、やるだけ無駄だといってベッドから動こうとしない。	見学だけでいい、話をするだけでいい、といって徐々に信頼関係を築き、プログラム内容を増やしていく。
リハビリや訓練というとベッドから動こうとしないが、食事やトイレなどは自分で行こうとする。	リハビリと言わず、「食事の場所まで行きましょう」と本人ができること、したいことを理由にして運動を促し、徐々にリハビリ室へ促していく。
病気を理由に自身の今までの行動を正当化し、疾病利得を得ようとする。（慢性期の統合失調症で複数回の自殺企図により、多発外傷となった患者）	どれだけの人間が患者の命を救うために力を合わせ知恵を出し合い、より良い生活を送って欲しいと願っているかをあえて感情をこめて伝えた（ほぼ喧嘩）。その後、多少の浮き沈みをしながら快方へ向かった。

7 うつ病

患者概要

　70歳代、女性。精神科病名はうつ病で、左大腿骨人工骨頭術後にリハビリテーション目的に平川病院入院し、いったんは歩行獲得に至ったが、入院中にトイレに行こうと単独で歩行し転倒。その際に右大腿骨頸部骨折を受傷。他院での手術後に再入院しリハビリテーションを再開した。うつ病を基盤にした、意欲低下・他者依存・焦燥が強く、自己評価も過小である。常に漠然とした不安感と恐怖感に苛まれ、表情は硬い。活動性に乏しく、食事・リハビリテーション以外はベッド上で過ごし、他患との関わりも会釈程度であった。

症状・障害への対応の工夫

　身体的なリハビリテーションについては一般的な大腿骨頸部骨折症例と同等のプログラムを提供した。ただし、精神的な不調が理由の訓練拒否や過小な自己評価、不安・恐怖・疲労感・意欲低下による運動に対する消極的な姿勢により、プログラムの進行スピードは停滞気味であった。具体的な対応としては、訓練前に本人の身体的・精神的な調子を聞き取り、その日にやれることを本人と選択しながらプログラムを進めた。また、コミュニケーションでは支持的な対応や傾聴を多く取り入れることを意識した。例として「もう何もできないから…」「もうこのままでいい…」などの拒否的な反応がみられた際には、本人の訴えを一通り聞いたうえで、「でも足の力はついてきていますよ。お手伝いがほとんどなくても立てているじゃないですか」と獲得した動作のフィードバックを行った。訓練内では、できたことに対して「できることが増えてきましたね。○○さんが頑張っている成果ですよ」など、称賛をすることで、笑顔や運動に対する意欲をみることができた。その結果、多くの成功体験が蓄積され基本動作獲得と共にADLの向上がみられた。生活範囲も徐々に拡大され、わずかながらも他患との交流も増えていった。

（長尾巴也）

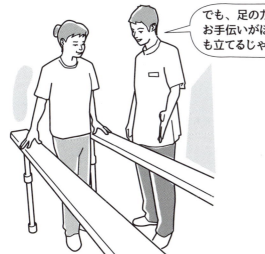

[大うつ病エピソードの診断基準]

A. 以下の症状のうち5つ（またはそれ以上）が同じ2週間の間に存在し、病前の機能からの変化を起こしている。これらの症状のうち少なくとも1つは、(1) 抑うつ気分、あるいは (2) 興味または喜びの喪失である。
　注：明らかに、一般身体疾患、または気分に一致しない妄想または幻覚による症状は含まない。
(1) その人自身の言明（例：悲しみまたは空虚感を感じる）か、他者の観察（例：涙を流しているように見える）によって示される、ほとんどで日中、ほとんど毎日の抑うつ気分。
　注：小児や青年ではいらだたしい気分もあり得る。
(2) ほとんど1日中、ほとんど毎日の、すべて、またはほとんどすべての活動における興味、喜びの著しい減退（その人の言明、または他者の観察によって示される）。
(3) 食事療法をしていないのに、著しい体重減少、あるいは体重増加（例：1か月で体重の5%以上の変化）、またはほとんど毎日の、食欲の減退または増加。
　注：小児の場合、期待される体重増加がみられないことも考慮する。
(4) ほとんど毎日の不眠または睡眠過多。
(5) ほとんど毎日の精神運動性の焦燥または制止（他者によって観察可能で、ただ単に落ち着きがないとか、のろくなったという主観的感覚ではないもの）。
(6) ほとんど毎日の易疲労性、または気力の減退。
(7) ほとんど毎日の無価値感、または過剰であるか不適切な罪責感（妄想的であることもある。単に自分をとがめたり、病気になったことに対する罪の意識ではない）。
(8) 思考力や集中力の減退、または、決断困難がほとんど毎日認められる（その人自身の言明による、または他者によって観察される）。
(9) 死についての反復思考（死の恐怖だけではない）、特別な計画はないが反復的な自殺念慮、または自殺企図、または自殺するためのはっきりとした計画。

[気分障害（うつ）の対処方法]

症状	対処方法
不安、不満の訴え。	傾聴や、話題を変え、本人が興味がある分野の話で気分の緩和を図る。
身体不安（胃部不快感、呼吸困難、便秘、脚部重感）を日々訴えることが多く、一人でいるとさらに考え込んでしまう。	傾聴し、他に目を向けるように日々説明する。
自信の身体機能を過小評価し、どんどん精神症状が悪化していく。	現在できること、できないことを明確にし、実際動作をさせながらフィードバックする。
リハビリ意欲低下で拒否が多い。	必ず毎日行き、声掛けをし様子を聞く。どうしても悪い時は無理をしない。やれる時にはやる。しかし、毎日少しずつ関係性を作れると参加率が増える。
自己評価が低い。	自己評価シートを作成し、訓練後に記入とフィードバックを行い、意欲向上に努めた。
身体機能の改善に対し、自覚できない。	以前と比較し、機能的に能力的にどのように良くなったか具体的に説明する。
抑うつ状態。	無理に訓練に誘わず、話を聞くだけにする。
リハビリに行くのを拒否。	リハビリと言わず、マッサージをしてもらいにいくと誘う。
がんの術後で、抑うつ的になってきている患者。術前にリスクの説明をされた中で、死ぬかもしれないということを話された中で、軽い認知面の障害と相まって、「死に際について考えるように」と言われたと思い込んでいる患者。	「先生に死ぬことについて考えろって言われたけど・・・今思えば一理あるなって思ったの」 （死ぬことについて考えるっていうことは、生きることについて考えることと一緒ですもんね） 「確かにそうかもしれないわね」
自己評価が低い。改善が実感できない。	鏡で視覚的に、または、筋を触ってもらいながら触覚的にフィードバックをする。

8 双極性障害

患者概要

　30歳代、女性。X−6年ころより職場での対人トラブルにより、うつ病で精神科に通院していた。徐々に仕事も休みがちになり、X年の秋に電車へ飛び込み救命病院に搬送され、一命を取り留めたものの多くの障害を残した。X＋1年に身体的リハビリテーション（作業療法、理学療法）と精神的加療を目的に平川病院へ入院した。身体的診断は、両側下腿骨開放性粉砕骨折による両下腿切断、脳挫傷による高次脳機能障害（左半側空間無視・注意障害）および脳神経障害（複視・視野狭窄）、急性硬膜下血腫である。精神科診断は、経過に基づき双極性障害に変わった。コミュニケーションは訓練に支障ないレベルであった。ADLは、入院中に便座から滑り落ちそうになったエピソードがあった。その時の状況を質問すると吐き気がみられ、食事が摂れなくなってしまうほど、移乗に対する強い不安があり全介助であった。精神科的状態像は、ごく軽い躁状態と抑うつ状態が混合していた。以下に身障作業療法の介入を中心に述べる。

症状・障害への対応の工夫

　入院翌日より身障作業療法を開始したが、強い不安のため精神科急性期病棟にて精神面に重きを置いた治療を行った。居室へ行くと「不安で仕方ないんです。部屋の外に出るのも無理です。ここで、やっていただけませんか？」述べた。「リハビリテーション室の方が物品が整っているので効果的なのですが、少し落ち着くまで待ちましょう」と伝えた。

　精神症状が軽快した後、身体治療を中心に行う合併症病棟へと転棟となった。訓練中、車椅子でトイレに行った時のエピソードを語った。「滑り落ちそうになったことがあって、怖くて仕方ありません。それを考えると吐き気がします」と相談があった。作業療法では本人が不安を抱いている車椅子移乗を中心に実施した。

　作業療法を継続する中でも、気分不安定さはみられたが、本人は機能回復を実感できる希望の一つとして、肯定的に自分を評価していた。

　「日によっては訓練に行くことがとても辛く、投げ出したい気持ちがあります。その反面、少しずつできるようになっている自分もいて、少しずつ良くなっていることが嬉しいです。自分なりに頑張っています」と言う。それに対し、治療者は「訓練を開始した時と比べてできることが増えてきたと思います。まだまだ、不安はあると思いますが。徐々に取れてくると思います。一緒に訓練をしていて、頑張っていると思います。無理をしすぎないで下さい」とアドバイスを行った。

　また身体的リハビリテーションが軌道に乗り始めた頃、「リハビリテーションが気分転換の一つを担っています。もちろん、移乗動作が安全に行えることが一番の目的ですけど。話を聴いてもらえるだけで、かなり楽になりますね」と言う。スタッフとコミュニケーションが図れ、心の支えになっていた。

　作業療法開始から約半年で移乗が自立となったものの、本人には不安などの精神症状が強く出現しているときは、安全のため介助を求めることを伝え約束した。

最終的なアプローチとして本人と話し合い、ゴールを明確にし不安への配慮を行った。内容は、自宅退院後、日常において役割をもった生活をめざした。結果、最終的な目標である自宅生活での役割構築は、洗濯・掃除などのIADLの範疇に着目し、1か月程度で実用的なものとなりゴールに達した。

（鈴木淳一）

［躁病エピソードの診断基準］

A. 気分が異常かつ持続的に高揚し、開放的でまたはいらだたしい、いつもとは異なった期間が、少なくとも1週間持続する（入院が必要な場合はいかなる期間でもよい）。
B. 気分の障害の期間中、以下の症状のうち3つ（またはそれ以上）が持続しており、気分が単にいらだたしい場合は4つ）、はっきりと認められる程度に存在している。
　①自尊心の肥大、または誇大
　②睡眠要求の減少
　③普段より多弁であるか、喋り続けようとする心迫
　④観念奔逸、またはいくつもの考えが競い合っているという主観的な体験
　⑤注意散漫（すなわち、注意があまりにも容易に、重要でないかまたは関係のない外的刺激によって他に転じる）
　⑥目的指向性の活動（社会的、職場または学校内、性的のいずれか）の増加、または精神運動性の焦燥
　⑦まずい結果になる可能性が高い快楽的活動に集中すること（例：制動のきかない買いあさり、性的無分別、またはばかげた商売への投資などに専念すること）
C. 症状は混合性エピソードの基準を満たさない。
D. 気分の障害は、職業駅機能や日常の社会活動または他者との人間関係に著しい障害を起こすほど、または自己または他者を傷つけるのを防ぐため入院が必要であるほど重篤であるか、精神病性の特徴が存在する。

［双極性障害の対処方法］

症状	対処方法
躁状態の時にプログラムの量や数を大きく増加させることを強く望む。	うつの時もできる限り一定の量のリハビリを提供する。また、躁の時に多少の訓練量増加はよいが、おおむね1.2倍程度までに抑えて実施するようにする。
躁状態となり、訓練に集中できない。	そのつど動作を中断し、集中するように促す。また、精神的に疲労を感じ辛い場合でも、身体は疲労している可能性があるので、予定しているメニューが終わったら、速やかに訓練を終了する。
指示以上の運動を行おうとする。	運動回数など、具体的な約束事を決める。
多弁であり、おしゃべりが止まらない。	「リハビリが終わったら、お話を伺いますので、それまではリハビリに集中してください」と話す。それでもできないようであれば、精神症状の悪化と判断してプログラムを終了する。

9 強迫症状

患者概要

　50歳代、女性。10歳代に統合失調症発病後入退院を繰り返しているケースで、幻覚・幻聴・妄想、手洗いなどの強迫行為がみられている。平川病院へは、誤嚥性肺炎や低血糖による意識障害などによる長期臥床に伴うADL低下がみられ、身体的リハビリテーション目的に入院している。強迫行為は特に数字に絡んで起こり、この患者のADLを阻害する最も強い症状となっている。特に、「13」が鬼門で、その13を超える回数、枚数でないと悪いことが起こるのではないか…と考え、すべてにおいて支障が出ている。日常生活の中で、手洗いの回数、排泄後のお尻を拭く回数、手紙を各枚数などさまざまである。時にはそれが影響し、食事も摂れないこともある。リハビリテーションにも行けず、次の動作に時間がかかってしまうことも多い。数字のことを常に考えて、○○を△△回やってからじゃないと次の行動をしちゃいけない…したら、悪いことが起こるんじゃないか…という思考に陥っている。

症状・障害への対応の工夫

　このケースには、「気になってしまうことを"無視"してみることも訓練で他人を巻き込むのではなく、強迫観念・行為を抱えてもやりたいことをやってみよう」と、統一した対応で関わっている。日常生活が可能なまでに強迫行為が減少することがベストではあるが、強迫行為の日常生活への影響、問題解決能力を評価したり、不安、他患への対応など勘案し、鬼門である回数を超えなくても安心・安全に生活できるという目標、達成感が味わえるように援助することがまず大事にしなければならないことである。この中で、あらかじめ時間を決定しておくとそれまでに自分で行いたい行動を実施することが可能であることがわかったため、当初リハビリテーション室に行くのにも時間がかかっていたが、徐々にその時間も短くなり、時間通りに行動することができるようになっている。また、困ったことが生じた時には、いつでもスタッフが相談しやすい雰囲気をつくる環境にし、少しずつではあるが、リハビリテーションの実施時間を大切にすることがADL範囲を広げられることも説明し、継続的に取り組んでいる。

（本田美智子）

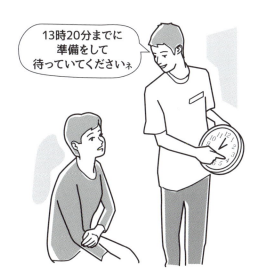

[強迫性障害の診断基準]

A. 強迫観念または強迫行為のどちらか。
 (1)、(2)、(3)、および (4) によって定義される強迫観念：
  (1) 反復的、持続的な思考、衝動、または心像であり、それは障害の期間の一時期には侵入的で不適切なものとして体験されており、強い不安や苦痛を引き起こすことがある。
  (2) その思考、衝動または心像は、単に現実生活の問題についての過剰な心配ではない。
  (3) その人は、この思考、衝動、または心像を無視したり抑制したり、または何か他の思考または行為によって中和しようと試みる。
  (4) その人は、その強迫的な思考、衝動または心像が（思考吹入の場合のように外部から強制されたものではなく）自分自身の心の産物であると認識している。
 (1) および (2) によって定義される強迫行為：
  (1) 反復行動（例：手を洗う、順番に並べる、確認する）または心の中の行為（例：祈る、数を数える、声を出さずに言葉を繰り返す）であり、その人は強迫観念に反応して、または厳密に適用しなくてはならない規則に従って、それを行うよう駆り立てられていると感じている。
  (2) その行動や心の中の行為は、苦痛を予防したり、緩和したり、または何か恐ろしい出来事や状況を避けることを目的としている．しかし、この行動や心の中の行為は、それによって中和したり予防したりしようとしていることとは現実的関連をもっていないし、または明らかに過剰である。
B. この障害の経過のある時点で、その人は、その強迫観念または強迫行為が過剰である、または不合理であると認識したことがある。

[強迫性障害の対処方法]

症状	対処方法
リハビリの時間になっても準備が整わないほど、こだわりのある行為を繰り返し行っている。	1つの行動に対して、時間を決める。また、症状に起因する行動が出た場合では、制止をしプログラムに誘導する。

10 解離性障害

患者概要

　　30歳代、女性。精神科診断名は解離性障害、身体科診断名は多発外傷。学生時代から霊感があり、周囲に不幸があった際は、それと結びつけることが多かった。徐々に不眠、食欲低下、抑うつ気分、吐気、体重低下、微熱がみられるようになり、精神科に通院するようになった。その後も状態は変わらず入院治療することになる。退院後、しばらくは状態が安定していたが、大量服薬にて高層ビルより転落する。救急搬送にて近隣のA病院へ入院、多発外傷の診断にて同日緊急手術を施行。術後状態は安定、約2か月間同病院にて治療後、精神および身体治療目的にて平川病院へ入院の運びとなる。

　　平川病院入院中の精神状態として、生理周期になると現実感がなくなったり、ある時期の記憶がなくなったりと解離性症状が出現。また、多少のストレスにて解離し、自身の身体を傷つけたり、物を壊したりと衝動的な行動がみられたり、他者と口論となることもしばしばみられた。身体面としては、入院時の基本動作は自立していたが、多発臥床の影響にて、下肢の疼痛、下肢関節可動域制限、下肢筋力低下により、歩行移動は困難な状態であった。

症状・障害への対応の工夫

　　リハビリテーション導入期間は約7か月。理学療法士2名、作業療法士1名にて治療介入。A病院からは、ストレス耐性が低下しており、生理期には情緒不安定となる傾向にあると報告を受ける。入院時のカンファレンスにて、信頼関係を構築することが今回の治療を進めていくうえで特に重要であるとし、日々のコミュニケーションを十分に図ることを担当者間で決定し、その後治療介入していった。

　　入院時より治療に対しては理解を示しており、今回の目標を歩行の獲得および自宅退院と本人と確認したうえで治療を開始する。身体面では、下肢の疼痛を主として訴えていたため、導入初期では徒手療法および物理療法中心に治療を実施。入院1か月目までは、精神状態は不安定となることなく経過していった。入院2か月目の生理期を迎えると、治療者の居ない場所で不満を訴えたり、希死念慮が出現して衝動的な行動がみられるようになる。主治医より抗不安薬を処方され、午前中は傾眠傾向となることが多かったため、訓練では運動量を調整しながら実施。入院3か月目以降も、生理期には解離性症状がみられていたが、身体回復と共に精神症状は徐々に落ち着きがみられていった。

　　約7か月間の入院治療にて、精神面においては、衝動的な行動や切迫した自殺の危険性はなくなり、解離することはみられなくなる。また、身体面においては、最終的に単独歩行可能となり、ADL面はすべて自立レベルとなる。精神・身体面共に外来通院レベルまでに達したため、最終的に自宅への退院の運びとなった。

〔土村賢一〕

[解離性健忘の診断基準]

A. 優勢な障害は、重要な個人的情報で、通常外傷的またはストレスの強い性質をもつものの想起が不可能になり、それがあまりにも広範囲にわたるため通常の物忘れでは説明できないような、1つまたはそれ以上のエピソードである。
B. この障害は解離性同一性障害、解離性とん走、外傷後ストレス障害、急性ストレス障害、または身体化障害の経過中にのみ起こるものではなく、物質（例：乱用薬物、投薬）または神経疾患または他の一般身体疾患（例：頭部外傷による健忘性障害）の直接的な生理学的作用によるものでもない。
C. その症状は、臨床的に著しい苦痛、または社会的、職業的、または他の重要な領域における機能の障害を引き起こしている。

[解離性障害の対処方法]

症状	対処方法
リハビリ室で歩行訓練を始めると足が動かない、立てないと訴え、転倒しそうになる。病棟で観察していると、トランスファー時下肢がしっかり力が入ってスムーズにトランスファーを行うことができていた。	本人は故意にやっているわけではないので、転倒に注意し、訓練室での運動機能に応じてメニューを作り実施する。
プライベートの問題が解決したら、いきなり独歩が可能となった。	状況に合わせて速やかにプログラムを変更する。

11 身体表現性疼痛障害

患者概要

　50歳代、女性。統合失調症を基盤にもち、前医通院時に膝疼痛訴えあったが、MRI上膝関節に所見を認めなかった。歩行は徐々に困難さを伴うようになり、外出ができないほどの日もあった。精神科治療と身体的リハビリテーションを並行して行うことを方針として入院した。コミュニケーション・礼節共に評価・治療には支障にならない程度に保たれているが、まとまりのなさや、不眠、被害的な訴えなど不安定さは観察されている。平川病院での整形外科医診察では、客観的な所見は認められなかった。レントゲン・MRIなど画像所見に異常がみられないのにもかかわらず、疼痛の性状、程度も一定せず、主観的な訴えが多い状態であった。たとえば、リハビリテーション室には痛そうな様子で杖歩行にて来室するが、売店への買い物などでは杖をほとんど使わずに歩く、医師や理学療法士の徒手での整形外科テストや疼痛誘発テストなどで疼痛が緩解することが何度もみられるなど、疼痛の再現性も低く、身体的愁訴の可能性が高いと判断された。

症状・障害への対応の工夫

　精神科主治医・整形外科医・担当理学療法士のカンファレンスの結果、治療方針通り、精神科治療と身体的リハビリテーションを並行することは確認されたが、治療依存および身体的愁訴の悪化を防ぎ、治療を構造化するため、治療期間は3か月と枠を決め、その中でできることを行い、症状に対しての説明や予後に関して身体面は整形外科医を通して説明をすることとした。理学療法実施時に、この手の質問を受けた場合には、必ず担当の整形外科医に確認してくださいとだけ返答し、理学療法士個人の考えは述べないようにした。

　整形外科医が、鑑別診断のための整形外科テストを実施したところ、疼痛を誘発するどころか、疼痛が寛解することが何度もみられたため、理学療法場面では、治療の枠組みとして徒手療法での治療は行わず、運動療法および物理療法を自身で行うようにした。「マッサージをしてほしい」「膝がすごく痛い」などの訴えが繰り返しあったが、そのたびに、「整形外科の先生と、主治医の先生と話をして、運動を中心にやっていくということになっていましたよね？」「○○さんのこの痛みは、マッサージでは治りませんよ。運動をして筋肉をつけないと良くなりませんよ」「この機械は、マッサージと同じかそれ以上の効果がありますよ」と治療開始時に、運動療法および物理療法の必要性・有効性を説明し、治療は主に自主トレーニングの形態を取りながら、遠位にて見守りを行いながら実施した。結果、疼痛の消失はなかったものの、歩容の改善および訴えの不安定さは軽減した。

　また、不眠の訴えは最後までみられていたものの、病棟外での精神科作業療法の活動に参加するなど活動性は向上し、入院3か月程度で退院に至った。

（上薗紗映）

[身体化障害の診断基準]

A. 30歳以前に始まった多数の身体的愁訴の病歴で、それは数年間にわたって持続しており、その結果治療を求め、または社会的、職業的、または他の重要な領域における機能の著しい障害を引き起こしている。
B. 以下の基準のおのおのを満たしたことがなければならず、個々の症状は障害の経過中のいずれかの時点で生じている。
　(1) 4つの疼痛症状：少なくとも4つの異なった部位または機能に関連した疼痛の病歴（例：頭部、腹部、背部、関節、四肢、胸部、直腸；月経時、性交時、または排尿時）
　(2) 2つの胃腸症状：疼痛以外の少なくとも2つの胃腸症状の病歴（例：嘔気、鼓腸、妊娠時以外の嘔吐、下痢、または数種類の食物への不耐性）
　(3) 1つの性的症状：疼痛以外の少なくとも1つの性的または生殖器症状の病歴（例：性的無関心、勃起または射精機能不全、月経不順、月経過多、妊娠中を通じての嘔吐）
　(4) 1つの偽神経学的症状：疼痛に限らず、神経学的疾患を示唆する少なくとも1つの症状または欠損の病歴（協調運動または平衡の障害、麻痺または部分的な脱力、嚥下困難または喉に塊がある感じ、失声、尿閉、幻覚、触覚または痛覚の消失、複視、盲、聾、けいれんなどの転換性症状；記憶喪失などの解離性症状；または失神以外の意識消失）

[身体表現性障害の対処方法]

症状	対処方法
不定愁訴のように、次々に内容や部位の変わる訴えがある。	いったん評価はするものの、一貫した症状にのみ対応する。
訴えが多く、さまざまな理由をつけてリハビリ拒否。	出席表を毎日つけて、本人の意欲につなげた。
さまざまな訴えがあり、参加までに時間がかかり、訓練の協力性に乏しい。その代わりに自分の出来は気になる。	他リハスタッフや、病棟スタッフにできたことを伝えて、第三者からも称賛されることで次につなげやすくなった。
不定愁訴のように、次々に内容や部位の変わる訴えがある。	画像所見や多角的所見を確認し、愁訴と確認できたところは、以後取り合わず、話を流す。

12 摂食障害

患者概要

　40歳代、女性。前医に摂食障害、BPD（Borderline Personal Disorder：境界性パーソナリティ障害）と診断されており、入院時はうつ状態であった。入院時身長157.0cm、体重33.0kg、BMI13.1、主訴には自責念慮、抑うつ気分、意欲食欲低下、体重減少、不眠、希死念慮などがあった。体重回復の必要性があり主治医としては＋10kgを目標としたいが、半年超かかると予測し今回の入院では＋5kg程度が当初の退院目標となった。入院してからは体重の増減を繰り返し、嘔吐を疑う場面はみられたが本人は否定していた。医師・看護師・家族に対してBPD特有の被害的な発言、心気的な訴え、他患や家族とのトラブル、これらを原因とした感情失禁、壁に頭をぶつけるという自傷行為がたびたびみられ摂食障害に対する治療が遅延した。本人の中で40kgという値が受け入れられず体重が増加すると運動量も増加し食後に何十分も廊下を歩く行動がみられ、体重増加に対する恐怖、いわゆる肥満恐怖を訴え40kgを境に体重が増減し目標とする体重増加に歯止めをかけた。

症状・障害への対応の工夫

　当初は嘔吐の有無を確認するため食事は毎食ホールで摂取し、摂取後30分はホールで過ごすよう指導した。他患とのトラブルが増え始めてからは吐かないことを約束し精神症状によっては自室での摂取を許可、摂食の問題よりも精神状態の安定に重点を置いた。精神状態の安定を図るため、適宜気持ちの表出の促し、表情や態度でストレス状態を見極め早めの頓服使用、不安定になりかけたとき、時間をかけて訴えの支持的傾聴を行い、そのときどきの訴えに沿った認知行動療法、低い自己評価により体型や体重に関する過剰な関心や歪んだ信念や価値観の修正を行った。体重は徐々に増加したが他患や家族とのトラブルがあるたびに不安定になり、入院期間延長を余儀なくされ体重目標は当初の＋5kg程度から40kgで外出泊許可、45kgで退院と変更になった。運動量の増加に対しては毎食後20分のみの歩行を許可し、タイマーを渡して異常な運動量を制限した。体重は徐々に増加し、目標には届かなかったが入院から約1年を目処として退院となった。

（岩田真明）

[神経性無食欲症の診断基準]

A. 年齢と身長に対する正常体重の最低限、またはそれ以上を維持することの拒否（例：期待される体重の85％以下の体重が続くような体重減少；または成長期間中に期待される体重増加がなく、期待される体重の85％以下になる）。
B. 体重が不足している場合でも、体重が増えること、または肥満することに対する強い恐怖。
C. 自分の体重または体型の感じ方の障害、自己評価に対する体重や体型の過剰な影響、または現在の低体重の重大さの否認。
D. 初潮後の女性の場合は、無月経、すなわち月経周期が連続して少なくとも3回欠如する（エストロゲンなどのホルモン投与後にのみ月経が起きている場合、その女性は無月経とみなされる）。

[摂食障害の対処方法]

症状	対処方法
他患と自分を比べて気にしている。	同年代、同じような背格好の同性患者とリハビリの時間帯をずらして行う。
運動をやりすぎてしまう。	リハビリのプログラムでは、あえて臥床して行うものや、物理療法などを実施し安静を図れるように工夫をする。

13 睡眠障害

患者概要

　精神疾患で入院されている患者の9割以上に睡眠障害があり、眠剤を服用している。心身が安定し、安心して眠ることができるように、環境、室温、騒音など、睡眠を妨げる物理的要因を除去するよう配慮しているが、個室であったとしても、全部が取り除けないことが現状である。

症状・障害への対応の工夫

　睡眠障害は、「眠れない」という苦痛の他、眠剤の影響で日中の覚醒リズムに影響し夜間、場合によっては日中もふらつき、転倒のリスクを高め、リハビリテーションなどの日中の活動に悪影響を及ぼすことがある。まずは、医師を中心に看護師、リハビリテーションスタッフなどと患者の睡眠状況、覚醒状況を確認し、必要であれば薬剤の量の変更や、薬剤そのものの変更、服薬時間の変更も行うことがある。一方、患者の気持ち、不安、心配などをスタッフが共有し患者の話に耳を傾けることで不眠の原因が解決されることがあり、薬剤に頼らない部分での環境設定も重要である。場合によっては、不安や興奮を与えるような話題を避け、気分転換的にリハビリテーションを促すこともある。また、日中に身体的リハビリテーションを実施することで、適度な疲労や、日中の覚醒度の確保により夜間の睡眠リズムの改善に繋がることがある。主治医−病棟スタッフ−リハビリテーションスタッフで連携し、状況を把握しながら進めていくことが必要である。

　　　　　　　　　　　　　　　　　　　　　　　　　　　　　　　　　　（本田美智子）

［原発性不眠症の診断基準］

A. 主要な訴えは、少なくとも1か月間続く睡眠の開始または維持の困難、または非回復性の睡眠である。
B. 睡眠障害（または、それに伴う昼間の疲労感）が、臨床的に著しい苦痛、または社会的、職業的、または他の重要な領域における機能の障害を引き起こしている。
C. 睡眠障害が、ナルコレプシー、呼吸関連睡眠障害、概日リズム睡眠障害、または睡眠時随伴症の経過中にのみ起こるものではない。
D. その障害は、他の精神疾患（例：大うつ病性障害、全般性不安障害、せん妄）の経過中にのみ起こるものではない。
E. その障害は、物質（例：乱用薬物、投薬）または一般身体疾患の直接的な生理学的作用によるものではない。

［睡眠障害の対処方法］

症状	対処方法
覚醒不良。	本人の興味のある分野の治療を実施。覚醒を上げるため、自身に作業をしてもらう（書字など）。
睡眠薬の影響で午前中はベッドから起きてこれない。	午前中のプログラムは徒手療法などで対応し、運動療法を午後行う。
眠気を訴え、刺激をしないと寝てしまう。	医師に薬の調整をお願いした。
眠れないんです、という訴え。	今までで眠れなくて死んだ人はいない、と返す。
午前中は覚醒度が低く、ふらふらで立位バランスが不良で、転倒リスクが高い。	可能であれば、時間をずらし午後などに行う。同時に医師に相談し薬剤調整を行ってもらいつつ、当面午前中のプログラムは座位や臥位など転倒リスクの低いプログラムを選択する。

14 パーソナリティ障害

患者概要

20歳代、女性。診断名は多発外傷（両踵骨骨折、第11胸椎圧迫骨折）、境界型人格障害。
高校生の頃より精神科クリニック受診。

X年4月初旬、餓死しようと自宅クローゼットに閉じこもり何日も飲まず食わずになり、A精神科病院に入院。入院中に「他患に部屋を覗かれた」と訴え、机や椅子を倒し暴れたため、四肢胴拘束になった。その後も多くの制限などに耐え切れなくなり、入院14日後、病室の窓ガラスを割りシーツを結びエスケープを試みるが途中で転落受傷しB救急病院に搬送。保存的治療で4日後 A精神科病院に再入院となる。X年6月下旬（受傷54日目）にリハビリテーション目的にて平川病院へ入院となる。入院時の移動手段は車椅子レベル。一見すると年頃の女性。自我が未熟で主観的、依存的な一面がみられたが訓練への受け入れは良好。「身体が良くなりたいから頑張る」と意欲をみせる。会話の中で笑顔がみられ訓練は比較的スムーズに行えていた。入院20日目、病棟にて泣き出すこと、食思不振、看護師への苛立ち・怒声がみられた。しかし訓練場面では穏やかで訓練も行えていた。入院27日目、薬に対する不安・不信が出現した。歩行能力やADL能力も向上されてきていたタイミングであった。入院33日目、訓練場面でもスタッフの揚げ足をとりつっかかってくる場面がしばしばみられた。入院36日目訓練中に「もうやめる」と本人の意志により訓練が中断となった。訓練後の医師との面接中に精神状態不安定になり、感情が爆発し怒声をあげ、物にあたる場面がみられた。内容は制限の多い入院生活への不満、退院要求であった。翌日、入院37日目午前中、居室で怒り声を上げ壁を蹴るなど粗暴行為がみられた。ご家族に来院していただき、話し合いの結果退院となった。ご家族としては急な退院となったが今回の入院が2週間以上（今回37日）継続できたことと、身体機能が回復したことは驚き喜んでいた。

症状・障害への対応の工夫

患者からの訴えなどに対する対応の窓口は主治医で統一した。訓練開始前には患者と話し合い、目標を「退院後を想定した歩行の獲得」と明確にしたうえで開始した。訓練進行の場面では心理的な距離感に配慮した。自傷リスクや精神的な変動へのサインにアンテナを張りながらも、訓練中は楽しい雰囲気で行えるように、患者の生活への詮索はしないが好みそうな話題を多く提供し訓練中の会話が盛り上がるようにした。訓練メニューも単調で負荷が多いものにならないようにゲーム的要素や難易度を段階的に刻みクリアしやすいものを取り入れた。また同世代の若いスタッフと会話する機会を増やし場に慣れるための工夫をした。訓練後半に精神状態が不安定になることが増えてくると、あまり新しい訓練を行わず、訓練負荷も減らすなどリハビリテーション場面での刺激を減らし対応した。セラピストへの反発的な訴えが出現した際もあくまで支持的な傾聴に留めるようにした。最終的に自主退院となってしまったが、歩行は屋外も可能レベルまでは改善されており、当初のご家族の予想より長く治療でき、ご家族としては満足されていた。

■ 振り返り

　一方、劣等感・無力感が強く自己否定感が強い。見捨てられの不安も強い。被害迫害的な感情が激昂と破壊的行動化と結びつきやすい一面があった。
- 精神状態が変動する兆しはあった。
- 電子カルテでなかったこともあり、主治医（整形）、精神科医、看護師、リハビリテーションなどの情報共有が不十分。
- リハビリテーションもリスクや症状変化などを想定した対応は不十分であった。
- 性格・症状いろいろあったが、自身でも自己の問題について何とかしたいと思っていた部分はあった。

■ 望まれる対応
- 窓口は統一する。
- 平川病院やリハビリテーションとしてできること、できないことを明確にする。
- 些細なことも重要なサインであるため、しっかりと情報共有し対応策を決める。
- 境界性パーソナリティ障害の特徴を理解し、状態の悪化している時は特に隙のない対応をする。

（濱田賢二）

[境界性パーソナリティ障害の診断基準]

対人関係
自己像、感情の不安定および著しい衝動性の広範な様式で、成人期早期までに始まり、種々の状況で明らかになる。以下のうち5つ（またはそれ以上）によって示される。
(1) 現実に、または想像の中で見捨てられることを避けようとするなりふりかまわない努力。
　注：基準5で取り上げられる自殺行為または自傷行為は含めないこと。
(2) 理想化とこき下ろしとの両極端を揺れ動くことによって特徴づけられる、不安定で激しい対人関係様式。
(3) 同一性障害：著明で持続的な不安定な自己像または自己感。
(4) 自己を傷つける可能性のある衝動性で、少なくとも2つの領域にわたるもの（例：浪費、性行為、物質乱用、無謀な運転、むちゃ食い）。
　注：基準5で取り上げられる自殺行為または自傷行為は含めないこと。
(5) 自殺の行動、そぶり、脅し、または自傷行為の繰り返し。
(6) 顕著な気分反応性による感情不安定性（例：通常は2～3時間持続し、2～3日以上持続することはまれな、エピソード的に起こる強い不快気分、いらだたしさ、または不安）。
(7) 慢性的な空虚感。
(8) 不適切で激しい怒り、または怒りの制御の困難（例：しばしばかんしゃくを起こす、いつも怒っている、取っ組み合いの喧嘩を繰り返す）。
(9) 一過性のストレス関連性の妄想様観念または重篤な解離性症状。

[パーソナリティ障害の対処方法]

症状	対処方法
回数を数えての訓練で、「回数が間違っている」と揚げ足をとるようにいい、攻撃が始まる。	患者も理学療法士も一緒に数えることで統一した。
つらい訓練や気分が乗らない時には、大声で呼ぶ。人の話を聞かない。	無理して訓練しない。できるものから少しずつ行う。
人によって態度を変えたり細かいことで揚げ足をとる。	症状の説明などの窓口を一本化し、混乱を防ぐ。時には支持的態度をやめ、教育的態度をとり、客観的に自分の言動を認識してもらう。

15 精神発達遅滞（自閉症以外）

患者概要(1)

40歳代、女性。精神遅滞、てんかん、統合失調症で、在宅で療養生活をしていた。日課にしていた屋外散歩中に砂利道に足をとられ転倒、右脛骨遠位端骨折を受傷する。近位での手術施行後、リハビリテーション目的に平川病院入院となった。統合失調症の病状は安定しており、理学療法実施におけるリスク管理としては、てんかん発作による痙攣や意識消失による転倒の予防などが中心であった。精神遅滞については、成人としてのある程度の礼節は保たれつつも、異性との関わりについては思春期を迎えたばかりの小学校中〜高学年程度。物事を楽観的にとらえ、注意散漫で思考の深まりに乏しい。脱抑制的な言動も多く、易刺激性をもち、他者の言動に対して過剰に反応する場面も散見された。およそ3か月の入院治療を経て、車椅子移動から歩行自立となり、自宅へ退院される。

症状・障害への対応の工夫

訓練場面でみられた異性との関わり方の特徴は、男性セラピストに対して、わざと罵声を浴びせ挑発をしてからかい、相手の反応を伺うことや、脱抑制的言動（大声・抱きつく・性的発言など）が目立った。このような言動に対して治療者側が感情的な対応や、過剰な反応を示すことは患者の問題行動を助長させるため主治医と協議した結果、上記言動に対しては、①過剰な反応を示さずに淡々と対応することとした。さらに度を越えた言動に対しては、②指導的対応をとり内省を促した。実際に反省する場面は少なかったが、このような対応に対しても本人の訓練拒否はなかったため、男性セラピストによる介入は継続した。入院期間後半では男性セラピストに対する上記のような言動は減少した印象。なお、女性セラピストに対しては入院当初から問題なく関わることが可能であった。

（奥出　聡）

患者概要(2)

20歳代、女性。精神科診断名に精神発達遅滞があり、自宅マンションから転落し多発骨折を受傷。精神科治療とADLの獲得目的に平川病院へ入院しリハビリテーションを実施した。

症状では、わがままで自制が効かず、自分の思いどおりにならないと泣き出したり、易怒的になることがあり、感情のコントロールができない大きな子どもといった印象。家族への依存や帰宅欲求が強く、また転落のエピソードがフラッシュバックしたり、健康な時期と比較し「もう死にたい」と希死念慮がみられることがあり練習が進まないことがあった。身体面では骨折周囲の疼痛や筋力低下が著しく、移動は車椅子を使用し、トイレや入浴動作などのADL動作は介助が必要であった。

症状・障害への対応の工夫

　リハビリテーション開始当初から感情のコントロールができず練習を拒否することがあった。その場合、本人の訴えを傾聴し気持ちを落ち着かせたり、話題を変え気持ちの切り替えを図ったりした。また病室から訓練室・屋外へと環境を変え気分転換することにより、拒否は軽減し練習に集中できるようになった。帰宅欲求については、困難になっている動作を提示して「何の動作ができないのか」「何ができるようにならないといけないか」を実感してもらい、リハビリテーションの目的は自宅退院であることの理解を促すことによりモチベーションの向上が図れた。これらの対応でも変化がみられない場合は、複雑な運動を中止し基本動作など理解しやすい練習や本人の興味を示す練習など工夫しながら実施した。変化なく中止したこともあったが、「やっぱり頑張ります」と態度の変化がみられることもあった。

　精神面の影響により治療に難渋したが、継続的に実施することにより、移動は車椅子から補助具使用にて歩行自立となり、その他のADL動作もすべて自立となった。身体機能が回復し、できることが増えたことや退院への目標が具体化されてきたことによって、精神症状にも変化がみられ、不隠は減少し連続して練習参加が可能となった。その後も精神状態は安定し、身体機能面と共にゴールへ達したため、自宅へ退院となった。

〔田川　勉〕

[精神遅滞の診断基準]

A. 明らかに平均以下の知的機能：個別施行による知能検査で、およそ70またはそれ以下のIQ（幼児において、明らかに平均以下の知的機能であるという臨床的判断による）
B. 同時に、現在の適応機能（すなわち、その文化圏でその年齢に対して期待される基準に適合する有能さ）の欠陥または不全が、以下のうち2つ以上の領域で存在：コミュニケーション、自己管理、家庭生活、社会的対人的技能、地域社会資源の利用、自律性、発揮される学習能力、仕事、余暇、健康、安全。
C. 発症は18歳以前である。

[精神発達遅滞の対処方法]

症状	対処方法
理解力低下、集中力低下。	複雑なトレーニングは実施せず、簡単なトレーニング繰り返し実施する。本人の興味のある分野を選択して実施する。
訓練に乗らない。理解できない。	難しい課題は与えず、少し遊びを含む種目にする。一緒に行う。
ルールを守れない。	本人が守れるルールを作り、治療者とそのルールを破らないように共有して生活リズムの安定化を図った。
自分でルールを作り、それが正しいと思い込む。	正しい部分は肯定し、間違っている部分は納得するまで修正する。
訓練中におやつや食事のことを気にして頻回に訴えて集中しない（実際にはおやつや食事の時間はまだまだ）。	おやつや食事の時間を具体的に提示し、時計を見せて確認させた。
学習が聞きづらく、複数のことをすると混乱する。	スモールステップで、1つできたら次、というように、簡単な事柄1つから始めて、できるようになってきたら難易度を少しずつ上げたり、次の課題を増やす。
理解力が低下している。	細かい指示を行うと、混乱し、イライラするため、簡単な指示で行うことができる粗大運動中心でリハビリを行う。
病棟と訓練室での訴えが異なる（疼痛や体調など）。	病棟スタッフに事前に確認し、訴えが異なる時は「病棟スタッフから○○と聞いたけど…」と確認して行う。
挑発や脱抑制的な言動「おい、じじい！こっちを向け！」	聞こえなかったことにして、淡々とリハビリを進める。
リハビリ室内の他患に対して笑いながら指をさし、「あ！変な人がいる！」というような、度を越えた言動。	「頑張っている人に対して、大変失礼な発言ですね。あなたや、あなたの両親が言われていたらどう思いますか」と内省を促し、その後の言い訳などについては、反応せずに淡々とリハビリを継続する。

16 高次脳機能障害

症例概要

　60歳代、男性。右利き。無職。X年Y月、自転車走行中交通事故にて受傷。急性硬膜下血腫、外傷性クモ膜下出血、脳挫傷の診断で開頭手術を受けた。軽度の左不全麻痺、高次脳機能障害あり、他院に転院しリハビリテーションを実施し退院。ADLは自立レベルで、退院後しばらく独居生活をしていたが、幻覚や妄想、てんかん発作が出現。また、交通事故のトラウマにより壁に頭を打ちつけるなど自傷行為、不安が増強したことから、X＋3年平川病院入院、高次脳機能障害精査目的で言語聴覚療法処方。評価にて前頭葉機能障害、注意障害、記憶障害、遂行機能障害、左視空間認知障害（軽度）が検出された。右半球・前頭葉損傷由来と思われる易怒性など感情コントロール不良、抑制障害、固執性、現実検討能力低下、病識低下がみられた。

症状・障害への対応の工夫

　注意力、記銘力訓練と併行し、記憶代償として外的補助手段の獲得や環境調整法（例：写真付地図での道順訓練、洗濯機使用手順の段階的獲得）など、日常生活が円滑に行えるよう訓練を実施した。

　精神症状に対しては、医師による薬物療法に加え、訓練時は本人の訴えを傾聴し、肯定的に接すると共に、以下のような方法で対応した。

　感情コントロール不良に対して：自己教示方略を導入。

　例：怒りそうになると「まてまて」、パニックに対し「落ち着いて」と言語化して"言い聞かせる"。

　固執性・抑制障害に対して：パターン変更に対応できるような訓練。

■ 訴えに対する傾聴と支持的な接し方の一例

　『帰宅欲求に対して』

　患者：「退院したいんだよ」と、帰宅欲求をややイライラしながら訴える。

　言語聴覚士：「退院については、主治医とよく相談しましょう」

　患者：訴えが先立ちin putされず、帰らせて貰う、退院させて貰う、の一点張り。

　言語聴覚士：本人の弁を、否定も肯定もせず、相槌をうちながらよく聴く（傾聴）。

　「入院は、病気を治すとはいえ、不自由な生活ですからね。不自由な生活で窮屈なこと、理解していますよ。（支持的に接する）

　ところで退院したら何がしたいですか？」

　患者：「カラオケに行って、いっぱい歌いたい」

　言語聴覚士：歌の話から、歌手、歌手の出身地、過去の旅行先に話題を転換。

　落ち着いたところで、「退院に関して言語聴覚士では対応できないため主治医とよく相談してください」と勧める。

　患者：「まあ仕方ないな、明日先生と話してみるよ」と納得される。

　こだわっている話題を、いったん別な話題に転導させることにより、納得も得られた。

ストレス耐性の低さや感情コントロールの不安定さは残るが、全体的に安定性みられたため4か月目に退院した。

（猪股裕子）

第6章

栄養管理と諸リスク・嚥下障害の管理

1 リスク・感染管理

精神科におけるリスク管理

特徴

精神科では、精神症状が不安定な中で入院治療を行う患者も多いため、特に閉鎖病棟では徹底したリスク管理が行われる。この部分は、その他の診療科と異なる点も多いため、精神科の特徴としてとらえることができる。以下に、これらに関して具体的に紹介していく。

閉鎖処遇

精神科では治療の必要性から、病棟そのものに鍵がかかった状態である「閉鎖病棟」が運営されている。病棟内の移動は可能だが、病棟外には、通常職員同伴でないと出ることができない。精神症状が不安定なまま外に出て、自傷他害をする可能性がある、もしくは、出て行くことで本人に危険がある場合はこの閉鎖病棟への入棟が決定される。そのため、患者は行動を制限される。もし、なんらかの理由で、患者が院外に出てしまった場合を離院と呼び、それが発覚した時点で平川病院では「R発生」という緊急コールがされることとなっている。発生時フローについては、図6-1に示した。また、自殺未遂や離院を予防するため、窓は原則的に10cm程度しか開かないようになっており、安全対策がなされている（図6-2）。

隔離・拘束

「閉鎖処遇」でもさらに自傷他害のリスクが高い場合には、鍵付きの部屋に隔離し、隔離をしてもなお自傷他害行為があり本人が治療を受けるにあたり不利益をこうむる場合は、拘束が行われることがある。拘束は個室で行われることが大原則であり、拘束を必要とする患者の入る個室は自傷ができないよう、ドアノブなどもないつくりになっている。拘束具は、専用の器具があるが、適切に管理されないと肺塞栓症、窒息、関節脱臼、運動麻痺などのリスクを伴うこともある。平川病院では、肺塞栓症にはDダイマー値の測定やエコーでの血栓の確認を行っているほか、拘束に関しても厳密にマニュアル化されている。また、運動麻痺のチェックにはリハビリテーション科が作成をしたチェックリスト（表6-1）があり、活用されている。平川病院で使用している拘束具を図6-3に掲載した。

危険物持ち込み、持ち物管理

特に閉鎖病棟の中には、身体を傷つけることができるもの、自傷の道具になるものについては、持ち込みが禁止されており、必要時にはスタッフが管理を行って使用をする。はさみ、カッターナイフ、ボールペン、ベルト類、杖、包帯などである。

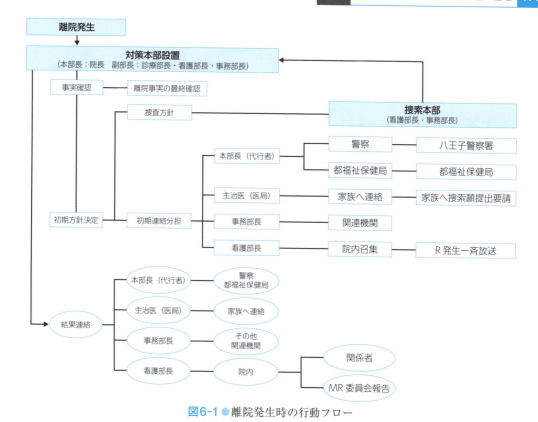

図6-1 ● 離院発生時の行動フロー

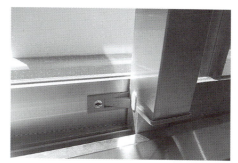

図6-2 ● 窓の安全対策

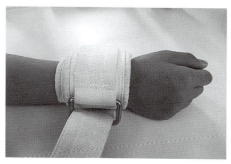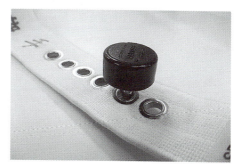

図6-3 ● 拘束具

精神科で使用される拘束具は、かなり頑丈にできており、特別なマグネットで留められるようになっており、いったん固定をしたマグネットは、専用の器具を使わないと取り外せないようになっている。また、手のみ、胴のみの拘束は患者が動くことによって、窒息や神経麻痺のリスクが高まるため、部分的な拘束をしないことになっている。

表6-1 ● 麻痺の有無のチェック表

〈麻痺チェックシート〉

評価日： 　年　　月　　日　　　　　　病棟　　　　　　患者名：

上肢

【運動検査】検査肢位：臥位or座位

部位	テスト内容	結果　※該当するものを○で囲む	
		右	左
肩関節	バンザイができるか？	できる　不十分　できない	できる　不十分　できない
肘関節	肘の屈伸ができるか？	できる　不十分　できない	できる　不十分　できない
手関節	グーパーができるか？	できる　不十分　できない	できる　不十分　できない

【感覚検査】
方法：患者を閉眼させ筆で皮膚を軽く触り、程度を患者に尋ねる

部位	結果　※該当するものを○で囲む	
	右	左
上腕	わかる　鈍い　わからない	わかる　鈍い　わからない
前腕	わかる　鈍い　わからない	わかる　鈍い　わからない
掌	わかる　鈍い　わからない	わかる　鈍い　わからない

下肢

【運動検査】検査肢位：座位

部位	テスト内容	結果　※該当するものを○で囲む	
		右	左
股関節	腿上げができるか？	できる　不十分　できない	できる　不十分　できない
膝関節	膝伸ばしができるか？	できる　不十分　できない	できる　不十分　できない
足関節	底屈・背屈ができるか？	できる　不十分　できない	できる　不十分　できない

【感覚検査】
方法：患者を閉眼させ筆で皮膚を軽く触り、程度を患者に尋ねる

部位	結果　※該当するものを○で囲む	
	右	左
大腿	わかる　鈍い　わからない	わかる　鈍い　わからない
下腿	わかる　鈍い　わからない	わかる　鈍い　わからない
足底	わかる　鈍い　わからない	わかる　鈍い　わからない

コメント

薬剤管理・調整

患者自身が服薬管理をできない多くの場合で、スタッフが管理を行っている。精神疾患をもつ患者は、薬剤数が多いことがあり、頓服薬などもあるため服薬管理でのミスは大きな事故になることもある。また、患者自身で服薬を管理している場合も同様で、間違いなく飲めているかどうかの確認が必要である。一方で、薬剤の調整をしている時期は特に、歩行などの動作が不安定になりやすく転倒リスクが高まったり、意識レベルの低下に伴う嚥下機能の問題が顕在化することも多いため、身体合併症発症のリスクも混在している。そのため、注意深い観察が必要となる。

転倒・転落

精神科では、患者の認知機能低下や身体機能の低下や、薬剤の影響による転倒転落が多い傾向にある。歩行が不安定で見守り・介助が必要にもかかわらず、自分で歩き出してしまう、眠剤が効いている時間帯にトイレに一人で行ってしまうなど、精神科でよくあるさまざまな現状が折り重なって引き起こされるケースが多い。平川病院では、病棟ごとのハード面の構造などにもよるが、特に服用が多く昼夜逆転が起こりやすい認知症病棟では、服用薬剤ごとに職員が注意しなければならない時間帯を把握し、見守りを強化している。

平川病院の概要

上記を踏まえ、平川病院のインシデント・アクシデントレポートの集計結果を紹介する。

図6-4は、看護部の1年間の内訳で、転倒転落が最も多く、次いで、薬剤関連、ルート関連、物品管理と続く。前述したとおり、精神科でよくみられるであろうリスクは、平川病院でも例外なく発生しており、その再発防止のために、院内での研修による対応策の周知、リスク分析による原因の究明を継続して行っている状況である。

図6-5は、リハビリテーション科の1年間の内訳で、転倒・転倒未遂が最も多く、次いで物品管理・物療関係と続いている。リハビリテーション科では歩行が不安定な患者を中心に診療していることもあり、マンツーマンで関わっていても一定のリスクが存在していること

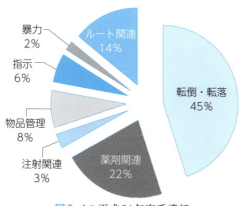

図6-4 ● 平成24年度看護部インシデント・アクシデント 内訳

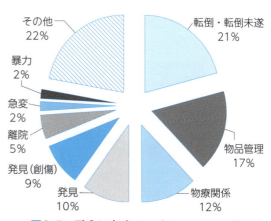

図6-5 ● 平成24年度リハビリテーション科インシデント・アクシデント 内訳

がわかる。重大事故に繋がる事例はほとんどなかったが、数年に1度、リハビリテーション室での急変も起こっているため、病院単位で行われる研修以外に、部署内での研修・対応策の周知などを定期的に行っている。

身体合併症治療に伴う注意点

上記を踏まえ、身体合併症治療を実施する際には、いくつかの注意点がある。平川病院で発生したインシデント事例をもとに、対処方法について具体例を紹介する。

リハビリテーションの器具の管理

リハビリテーションで使用する細かい評価用具や訓練用具、文房具などについては、患者自身が病棟に持ち込まないよう、スタッフで厳重に管理が必要である。

インシデント例：患者訓練中に使用した訓練用具を患者のベッドサイドに置き忘れてしまった。

対策例：訓練用具をリハビリテーション室外に持ち出す際は、管理ノートに貸し出しを記入し、貸し出し・返却共にダブルチェックを行うようにした（図6-6）。

患者の処遇の確認

病状により、患者の処遇は変化し得る。今まで開放処遇であっても、病状が変化すれば、きめ細やかに処遇を変更し対応しなければならない。そのため、リハビリテーション科スタッフも常に動向に注意し、処遇変更についての情報をつかむ必要性がある。

インシデント例：院内での単独行動が許可されていない患者が、単独行動が許可されている患者と一緒に、病棟外へ出て一人でリハビリテーション室へ来てしまった。

対策例：病棟での本人への説明を再度行っていただくほか、リハビリテーションスタッフでも毎朝患者の処遇変更について情報を確認・共有するようにした。

薬剤調整中のADLレベルの見極めや身体面への観察

精神症状を確認しながら、薬剤調整を進めている時期は、その量・種類の変化から歩行が不安定になったり、覚醒レベルに不安定さが出たりすることがある。そういった時期には、

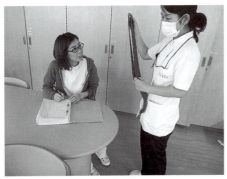

図6-6 ●物品ダブルチェック

患者の転倒や誤嚥リスクが高くなるため、より観察を強化していく必要性がある。

インシデント例：薬剤調整を進めていく中で、歩行器で歩行できていた患者が、歩行が不安定になっていたが、一人で歩行をしてしまい転倒した。

対策例：本人へ説明し、移動の際にスタッフコールをしていただくことを約束したほか、歩行が不安定であること、また、一人で行動してしまうリスクがあることをリハビリテーションスタッフでも毎朝共有し、病棟にいる時には注意を払うことになった。

上記のように、患者の状況次第で処遇や薬剤が変化するため、スタッフは注意深く観察をしていく必要性があるほか、情報共有が非常に重要となってくる。一方で、観察強化以外の環境整備（部屋の場所の明記や、スタッフコールの注意喚起の張り紙、離床センサーなど）も必要であり、患者が重症化してしまうリスクをできる限り減じていく必要性がある。

重大事故発生時の対応

上記のように対策を幾重にも施していても、ミスは起こり、事故に至る場合がある。平川病院では、重大事故発生時には、以下のようなフローに従い行動することが義務付けられている（図6-7）。重大事故発生後は、臨時のリスクマネジメント委員会が召集され、分析・対策案構築の後、臨床現場にフィードバックされる。

重大事故発生時の連絡体制

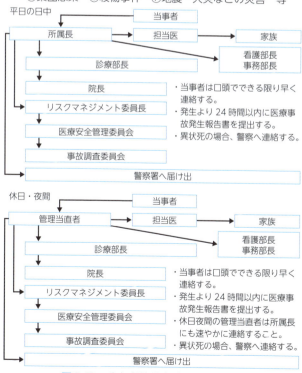

図6-7 ● 重大事故発生時の連絡体制

精神科における感染管理

特徴

　感染管理としては、原則一般病院と同様に対処していくが、精神科で起こり得るトラブルについては、注意をしつつ行う必要性がある。

　患者の病識低下：精神科では、患者自身が自分の身体状況などについて把握したり、また、指示を守って安静にするということそのものが難しい場合がある。そのため、接触もしくは飛沫感染の拡大を防ぐことが難しい場合がある。

　病歴の不確かさ：患者の中には、今までの通院歴・入院歴、身体疾患の有無などについて明確に覚えていないことがある。家族との関係が希薄な場合は特に把握も難しく、入院時に感染症を知らずに持ち込むリスクがある。

　閉鎖病棟ではアウトブレイク時に、他病棟への感染拡大の防止がしやすい：一方で、閉鎖病棟では患者・スタッフの出入りについて制限・コントロールができるため、適切な処置さえできれば病棟外への感染拡大については防ぐことができるという利点もある。

　精神状態への配慮：しかしながら、患者の精神状態への影響は一定程度起こり得ることで、アウトブレイク時のベッド移動でも普段と違う環境に不安になったり、「感染症の流行」など言葉に過剰に反応し精神状態悪化に至る可能性もある．開放病棟の患者では、感染拡大予防のために行動範囲が制限されると精神状態が悪化する可能性もある。また、感染拡大防止のため、リハビリテーションや他の行事が中止になったり、時間変更があったりで精神状態が悪化することもある。そういった状況の変化に対して、スタッフの冷静な対応と患者への十分な説明が必要であり、感染拡大防止、および感染症の治療以外にも留意をすべきポイントとなる。

リハビリテーション室・作業療法室における対処

　リハビリテーション室や、精神科作業療法室など、多病棟の患者が集まることがある場所では、感染機会が増えることとなる。特に、感染をしている病棟の患者と、そうでない病棟

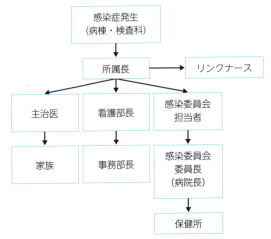

図6-8 ● 感染症発生時のフロー

警戒レベル		フェーズ1	フェーズ2	フェーズ3	フェーズ4	フェーズ5
			予報	注意報	警報1	警報2
発生情報		都内流行なし	都内流行	同一時期に1〜2部署で発生	同一時期に3〜4部署で発生	同一時期に院内5部署で発生
報告体制	インフルエンザ		患者および職員の発熱の報告			
	ノロ		患者および職員の嘔吐・下痢の報告			
感染対策	インフルエンザ			当該部署は飛沫感染予防策の強化		
	ノロ			当該部署は『感染性胃腸炎対策』の徹底		
病棟閉鎖				病棟内で患者が増加する場合は当該病棟の閉鎖を検討。臨時院内感染対策委員会開催し、今後の方針を決定		

図6-9 ● フェーズ管理表（国立精神・神経医療研究センター病院　ノロ・インフルエンザ警報フェーズより）

の患者を接触させないように配慮し、その対策について情報共有していくことが必要である。

　上記のように、感染管理を難しくする要因があるため、入院時の病歴のチェックや検査、および、感染症患者が来た場合の対処については院内研修などを使って周知することが望ましい。また、アウトブレイクを予防するため、院内感染の報告経路、指示連絡系統についてもマニュアル化し、実施ができるよう周知をする必要性がある。以下に、平川病院で使用している院内感染の報告経路フロー（図6-8）、および、フェーズ管理表（図6-9）を紹介する。

（上園紗映・濱田賢二）

コラム　精神科病院における内科療養病棟の役割

　内科病棟は病床数36床の療養病棟で、全床が介護保険ではなく、医療保険適応であり、主に肺炎、心疾患、慢性閉塞性肺疾患、脳血管障害の合併症治療などで、より医療を必要とする患者を受け入れている。病棟医をはじめ、スタッフ一同、病状の管理はもちろんのこと、自宅や施設への生活に向けて各医療チームと連携し、回復に向けて日々取り組んでいる。

　精神科と一概にいっても、年齢層は幅広く、特に高齢者は身体合併症を併発し内科的治療が必要になることが多い。通常、精神科病院において内科的治療が必要となった場合は、一般病院への転院を検討するが、精神科の病名がついているだけで入院の受け入れをしてくれる病院は少ない。さらに入院環境を変えることは、患者にとっても大きな負担となる。平川病院の内科療養病棟は、精神疾患があっても急性期症状の落ち着いた人や認知症患者にとって、長期療養することが可能であり、精神・身体の両側面から治療を受けられる病棟である。他病棟と連携をとりながら、転院せずに疾患治療および、CV管理、胃瘻管理などを受けることができる内科療養病棟は、精神科病院においても今後も大きな役割を果たしていくだろう。

（渡邊千恵）

2 精神科におけるNST活動

NSTとは

　NSTとは「Nutrition Support Team」の略で、多職種からなる栄養サポートチームを指す。メンバーは医師、栄養士、看護師、理学療法士、作業療法士、言語聴覚士などで組織されることが多い。栄養は、生命を維持する根幹であり、適切な栄養管理はリハビリテーションに限らず、すべての医療の基盤であると述べられている[1]。現在、医療業界でNST活動は重要視されるようになり、盛んに行われるようになっている。しかし、まだ精神科医療の中では十分に周知され、また活用されているとはいえない。しかし、精神科では長い療養生活の中で、栄養障害を抱えている患者は多いと推察される。ここでは、精神科におけるNSTについて述べていく。

精神科におけるNSTの必要性

　精神科では、精神疾患の状況などにはよく目が配られているが、身体疾患については見逃されてしまうことも多い。これは、スタッフの知識・経験の部分もあるが、患者自身も自分の体調の変化を上手く他者へ伝えることができないことが影響していると思われる。精神科の患者でも風邪をひくし、寝たきりになれば筋肉が落ちていってしまうし、さまざまな身体合併症を起こす。患者の身体症状の訴えが一定しないため、スタッフは、「精神科の患者だから」という先入観に囚われず身体管理をする必要性がある。
　そのためには、精神科に入院している患者の状態を客観的に評価してどのくらいの栄養状態なのかを知る必要性は高い。栄養状態の評価は、本人が訴える体調の変化よりも客観的評価がしやすいからである。プライマリーナースや主治医が主観的な尺度を用いて評価する方法として、主観的包括的評価（SGA）というものもあるが、精神科内で身体管理の重要性や必要性を浸透させていくには、簡便に計測ができる方法を採用する方が妥当性は高くなる。血液検査の結果や体重は患者・スタッフの主観的な症状より、精神症状の影響は少なく、かつ簡便であるため、平川病院ではこれらの数値を用いて栄養管理を行っている。

平川病院のNSTの活動状況

　平川病院では、NSTは褥瘡対策チームを包括して活動している。元々栄養計算としてよく使われているのは、ハリス-ベネディクトの式であるが、平川病院では徳島県の博愛記念病院提唱の式を採用している。これは、ハリス-ベネディクトにない精神科症状の有無や褥瘡の有無などの追加項目があるのが特徴で、平川病院の状況により合致している。この計算方法の特徴として栄養状態や褥瘡の評価方法として採血結果の値や褥瘡のサイズ（最大径、最小径、深さ）など客観性のある数値を用いて評価することを重視していることがあげられる。そのため、評価するスタッフが替わっても同じような計算結果を得ることができるようになっている。詳細については専門書を参照していただきたい。

対象患者概要

　原則的に、平川病院では全患者のBMIについては毎月1度の測定をもって経時的に把握をしている。この中で、NST対象者となるのは、血液検査でアルブミン値3.0g/dl以下、または褥瘡があることが原則である。毎月1度の委員会の中で、対象者に対して栄養計算および栄養補給方法について検討を行う。栄養補給方法については、主に嚥下機能との兼ね合いについては言語聴覚士や歯科衛生士の助言をもって検討される。胃瘻や経鼻栄養の患者については管理栄養士主導で工夫がなされている。

　以下に、2012年4月より2013年3月1年間の患者概要と、NST実施において得られたデータを紹介する（表6-2）。

NSTを通して得た効果

　患者の栄養状態の改善はもとより、スタッフ教育としても大きく効果を得ている。NSTにはリハビリテーション科からセラピストが参加しているため、体位交換の工夫や体圧測定を同時に行うことも可能であるうえ、栄養状態が悪い患者に合併することがある嚥下障害に関してもサポートを受けることが可能である。そういった中で、嚥下機能が低下している高齢の患者に対して、どういった食形態がより安全かということに関しても現場の知識・意識の高まりを実感する機会も多い。特に、平川病院は褥瘡の院内発生率も低いため、普段のNST活動、褥瘡対策チームの活動が有効に働いていると思われる。

　また、特に看護部では年度によってチームを構成するスタッフが替わることも多い。チームのレベルを上げていくには、スタッフの交代はマイナスである面もあるが、実際にチームの活動を経験することは、当事者意識と共に実際の知識・技術も上っていくことが多く、チームを離れてからもそれが発揮されることになる。スタッフが替わるからこその利点である。

　一方で、客観化・数値化を進めたことで、変化が正確に把握することができ、第二手、第

表6-2 ● NST実施者概要

対象人数（名）	117
男性（名）	58
女性（名）	59
平均年齢（歳）	74.79±13.5
初回BMI	19.22±3.44
初回アルブミン値	2.98±0.47
初回時点での褥瘡割合	29.3%
褥瘡治癒率	71.4%
平均介入月数（月）	2.18±2.01
介入1か月（名）	53
介入2か月（名）	18
介入3か月以上（名）	24

※平均介入月数、介入1か月人数～3か月以上人数のみ、最終月である3月のデータを除く。

三手に反映することができるほか、スタッフが「変化」を感じることでモチベーションを高めるという側面もある。主観的な変化は他者と変化を共有できないが、客観的な変化であれば、多くのスタッフと共有ができ、スタッフにとって、大きな達成感を生むからである。

平川病院では、上記のような取り組みを進めていく中で、精神科でありながら身体的側面に対してもケアをする土壌をつくっている。

NST運営のコツ

医師を中心に据えつつ、その他、スタッフの長所、職種が違うことの利点をとことん生かすことにある。医療職種にかかわらず、事務スタッフももちろんのこと、職種が違うことにより、視点が変われば多角的な見方もできる。そういった「違い」も含めて組織に生かすことが大事である。一つの職種だけで医療現場が回るということはないため、協力し、やっていくことが必要である。

栄養補助食品の開発

栄養の足りない患者に対しては、栄養補助食品の使用が一般的な対策となる。しかし、市販の栄養補助食品は、コストが高いこと、味に変化がないため、飽きてしまうことなど問題点があった。いくら、栄養補助食品を食事に添えても、食べてもらえないと意味をなさない。そこで、管理栄養士が中心になり、平川病院独自の栄養補助食品を開発している。試作を重ね完成したものは、味も変化させることができるようになり、患者に嗜好や「飽き」に対応できるようになったほか、コストも1/2程度に抑えることができるようになった。現在は、「麻婆豆腐味」など、本人の嗜好に合わせて提供しているため、栄養補助食品の摂取率は100％に近く、コストの大幅減に成功している。

事例

平川病院で経験されたNST介入例、NST非介入例を、個人情報をマスキングしたうえで紹介する。事例1、2は平川病院の今井らの報告[2]からの抜粋であり、事例3として新たな事例を紹介する。

- ▶**事例1**：80歳代女性、内科病棟入院中で褥瘡あり。誤嚥性肺炎による微熱が続いていた。BMI10.4、アルブミン値3.3g/dL、褥瘡の肉芽露出、認知症があった。これらより、必要カロリーは1,597kcalと算出された。NST介入後は、アルブミン値3.7g/dLに上昇、褥瘡も治癒した。
- ▶**事例2**：80歳代女性、認知症病棟入院中で褥瘡あり、アルブミン値1.7g/dL、BMI15から、必要カロリーが1,986kcalであることがわかった。家族との治療方針決定についての相談の中で、胃瘻や中心静脈栄養管理などの侵襲的な治療は希望されなかったため、結果的にNST非介入例となった。アルブミン値は2.3g/dLまで上昇したが、褥瘡は悪化および複数箇所へ増加をした。
- ▶**事例3**：70歳代男性、統合失調症で褥瘡はなし。男子閉鎖病棟に入院中。BMI19.2、アルブミン値4.2mg/dLと栄養状態は良好であったが、食事摂取量にムラがあり、急激にアルブミン値が3.3mg/dLまで低下したためNST介入することとなった。必要カロリーは1,426kcalであった。初めは平川病院独自で開発した栄養補助食品（ほんのり甘いマー

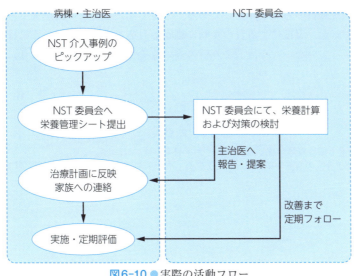

図6-10 ● 実際の活動フロー

ガリン風味)を食べていたが、次第に喫食率が落ちてきた。本人の嗜好に合わせるため本人から希望を聞き、麻婆豆腐味に変更した。その後、喫食率は上がり、BMIは19.2から19.6、アルブミンは1か月後に3.5 mg/dL、3か月後に3.7 mg/dLまで回復した。

今後の課題

目標達成後の問題点

基本的には、栄養状態を良くすることが目標となるが、良くなってからの難しさもある。栄養を足すことで改善した患者でも、「栄養状態を悪くする原因」が取り除けていなければ、結果的に栄養量を通常に戻せば、また低栄養状態になってしまうことが危惧される。そういったことが予測されるときに、どうやって対処していくか、撤退の時期を見極めるかについて指標がないのが現状である。栄養量を増やした状況を続けていけば、いずれ体重も増えすぎてしまうということもあり、褥瘡リスクを増す結果になることもある。この部分に関しては、現場の経験でやっていくしかないのが現状である。厳密にいえば、尿中窒素排泄量を測定することで、筋肉の異化の状況を知ることができる。しかし、現場として毎日検査をしてコントロールしていくのはコストとしても手間としても現実的ではない。この部分に関しては、今後検討が必要になってくると思われる。

ソフト食の導入へ

嚥下機能の低下がある患者に安全に食事を提供できるかどうかについては、非常に難しい局面に出会う場合も多い。安易に胃瘻や経管栄養に逃げずに、口から食べられるという生活を維持することは、療養生活を続ける患者の大きな楽しみを維持することになるため、医療従事者としてその対策に苦心するところである。ソフト食については、市販品も発売されているが、高価であり永続的に提供することは非常に難しい。そこで、平川病院ではソフト食

についても平川病院独自のものを開発中である。しかしながら、どの調理師でも同じものを作成でき、食材や気温、湿度による質の変動に細かく対応できるようになるには、検討事項も多く、実用に至っていない。今後、より質の高い療養生活を支援できるように、取り組んでいく必要性がある。

（土井　淳・青木　忍）

引用文献

1) 合田文則ら：栄養と栄養管理．理学療法ジャーナル41巻6号：447-457，2007．
2) 今井勇司ら：NST介入の有無が予後に与えた2症例．季刊東京精神科病院協会誌別冊，第25回東精協学会特集131，2010．

3 嚥下障害 –1– （障害の理解とリスクの特徴）

摂食嚥下障害とは何か

「摂食」とは食べ物を認知し、手にとって口に運び（行為）、咀嚼して飲み込みやすい形にし（食塊形成）、飲み込み（嚥下）、胃まで食塊が到達するまでの一連の過程を指す。「摂食障害」は拒食症や過食症などの精神障害による摂食の問題であるのに対して、摂食の行為や機能の障害は「摂食嚥下障害」もしくは「摂食機能障害」と呼ぶ。摂食機能は食べ物を認知し（認知期）、咀嚼により食塊形成し（準備期）、口から咽頭への送り込み（口腔期）、咽頭から食道への送り込み（咽頭期）、食道から胃へ送り込む（食道期）機能として定義づけられる。「摂食嚥下」とした場合の摂食は先行期と準備期を指し、嚥下は口腔期、咽頭期、食道期を指す。

摂食嚥下障害におけるリスク、および精神障害患者に特徴的なリスク

摂食嚥下障害におけるリスクは大きく分けて4つあげられる。

1) 誤嚥性肺炎

摂食嚥下障害の主な兆候の一つに誤嚥（飲食物や唾液があやまって気管内に入ること）があるが、誤嚥物が原因で起こる肺炎を誤嚥性肺炎という。誤嚥性肺炎の原因は、①食事中の飲食物の誤嚥、②睡眠中などの唾液誤嚥（micro aspiration）、③胃食道逆流による嘔吐物の誤嚥（Mendelson's syndrome）がある。

2) 窒息

不慮の事故による死亡数は現在窒息が交通事故を超えて第一位となっている。窒息の定義は鼻や口の閉鎖、異物による気道の閉鎖、溺死、生き埋め、空気中の酸素欠乏などであるが、摂食嚥下障害患者では食物や痰などによる気道の閉鎖が起こり得る。咽頭の嚥下機能低下がベースにあった状態で、認知機能の低下や咀嚼機能の低下により、食塊形成（食物を嚙んですりつぶして粉砕し唾液と混ぜ合わせ飲み込みやすい形態にすること）が不十分なままに飲み込んだ結果、咽頭・喉頭を閉塞させてしまう。

3) 低栄養・脱水

嚥下機能が低下している状態で、特に食事調整や代替栄養摂取法の適応がなされない場合、食事摂取量、飲水量が減少する。むせてしまうから食べたくないという心理が働いてしまうと推察される。また、嚥下反射惹起が遅延している患者は、水分に関してとろみ剤を付加することによって、誤嚥の頻度が減る場合があるが、とろみ剤は味を変えてしまうため、人によっては「まずいので飲まない」といって水分摂取量が減ってしまう場合もあるので注意が必要である。

4) 食べる楽しみの喪失

食事は単に栄養摂取だけの意味があるわけではない。施設入所している高齢者を対象に行ったある調査では、施設での関心事の1位は食事であった。食事は精神障害患者にとっても大きな楽しみの一つであると考えられ、QOLを左右する重要なファクターとなる。

■ **精神障害患者に特徴的なリスク**

精神障害患者は摂食嚥下障害への病識が薄い場合が多い。そのため食事形態調整した際に、他の患者との違いから不公平感を訴え、その感情を抑えきれず不満を漏らしたり、暴行に及んでしまう場合もある。また、認知症患者では異食がみられる場合があり、食べ物ではないものでも、口に入れ、嚥下しようとしてしまう。

看護やリハビリテーション（主に言語聴覚士）に望まれるリスク発見のポイント

摂食嚥下障害におけるリスク発見のポイントを以下にあげる。患者を一見しただけでも多くの情報を知ることができ、そのときの印象こそが臨床上ではもっとも重要な判断材料であることを念頭にいれておく。

1）口腔内は衛生的か（乾燥していないか）

健常者であれば、口腔清掃をあえて行わなかったとしても、口腔内の自浄作用によってある程度清潔に保たれる。しかし唾液分泌量低下や口腔の感覚機能・運動機能に障害がある場合には自浄作用が低下してしまうため、口腔内にプラークや食物残渣が大量に残存してしまうことがある。また、環境的に口腔ケアが十分に行われていないことも把握できる。さらに精神疾患の治療薬の多くは口腔乾燥を引き起こす副作用をもっているため、精神障害患者は重度の口腔乾燥を示すことが多く、さらに口腔清掃状態は不良になりやすい。

2）目がはっきりと覚めているか

覚醒状態が低い場合は、嚥下反射惹起性が低下してしまうため、誤嚥や窒息を引き起こしやすい。基本的には目が覚めて、応対ができる覚醒状態で食事を開始するのが原則である。

3）深い呼吸ができているか

嚥下と呼吸は協調運動であり、嚥下時は必ず息を止める必要がある（嚥下性無呼吸）。円背や長期臥床などにより肋間筋などの呼吸筋が拘縮し可動域が制限されると呼吸が浅くなる。嚥下性無呼吸に耐えられず嚥下直後に呼気であるべきところで吸気になってしまうことがある。嚥下直後の吸気は嚥下後誤嚥のリスクを高める。また呼吸機能の耐久性が低いと食事時の疲労が大きく、十分な栄養量摂取が難しくなる場合がある。

4）異常にやせていないか

摂食嚥下障害により経口摂取が困難なまま代替栄養法の検討がなされないで放置されると栄養障害を引き起こし極度のるいそうになることがある。栄養障害の状態で筋力訓練を行っても筋肉を作るタンパク質が不足しているため効果が得られにくい。こうしたケースでは栄養改善が急務となる。

5）異常にのど仏の位置が低くないか

特に高齢者で多くみられる。のど仏（甲状軟骨）が一見して低位となっている患者は、嚥下に重要な筋である舌骨上筋群の筋力低下が疑われる。喉頭挙上に時間がかかるようになってしまうため、嚥下中誤嚥や喉頭侵入（喉頭内に入るが、声帯下には入らないこと）のリスクが増える。

6）異常な円背はないか

円背が強い場合も喉頭の位置の低下を疑うようにする。円背が進行すると抑うつ状態になりやすいという報告があり、精神科では円背患者をよくみかける。円背患者は頸椎が前傾したまま前を向いて食べるため、頸部と頭部の関係をみると頸部後屈位となっている。

頸部後屈位は嚥下に不利な姿勢であり、喉頭挙上距離が長くなり、嚥下困難感の増加や誤嚥のリスクが上がる。

7) 頸部前屈姿勢がとれるか

頸部が後屈したままの状態では嚥下しにくい。まっすぐ前を向くか、もしくはやや頸部前屈にすることによって飲み込みやすくなることが多い。頸部が拘縮して頸部後屈のままになっている場合も、頸部のマッサージや可動域訓練などを行って少しでも頸部を前屈できると誤嚥のリスクが減る場合がある。

8) 声はかすれずに出るか

声がかすれている場合は、かすれ方にも注目する必要がある。うがいをしているようなガラガラした声は湿性嗄声といい、声帯上に痰や誤嚥物などが存在し声帯の振動を遮っている場合がある。咽頭部貯留、喉頭侵入、または誤嚥の兆候として重要な所見である。息が抜けるような不明瞭なかすれ声が出ている時は気息性嗄声といい、声帯の萎縮や披裂喉頭の麻痺などによる声門閉鎖不全により誤嚥リスクが高い。

9) 構音が良好か

人は声を出し、言葉として音を発する時には、舌や口唇、軟口蓋を巧みに運動させる。構音に必要な口腔周囲筋は摂食嚥下時にも必要な筋であるので、構音の歪みによってある程度摂食嚥下関連筋の不調を予測することができる。たとえば、「パ」と発声を指示しても「マ」と発声した場合は鼻咽腔閉鎖不全が疑われ、軟口蓋の機能障害が考えられる。

10) 多量に痰はないか

異物が気管に入った場合は痰が分泌され異物を包み、繊毛運動や咳嗽によって気管外に喀出される。慢性的に唾液誤嚥や食物誤嚥があると、絶えず痰が分泌され、咽頭に喀出される。さらに嚥下によってそれらが食道に移送されない場合、多量の痰が咽頭や口腔に貯留することになる。痰の色も注目すべきであり、黄色痰は肺に炎症反応があることを示しており、肺炎兆候として重要である。

■ 食事観察場面にて

1) むせていないか

最も代表的な摂食嚥下障害の兆候である。飲食物や唾液が気管に入る（誤嚥する）と生体の防御反応として咳嗽反射が起こり、誤嚥物が気管外に喀出される。どんな時にむせたか、つまり安静時から唾液でむせていたのか、液体摂取時にむせたのか、固形物摂取時にむせたのか、液体と固形物の混合物（味噌汁など）でむせたのか、食後少ししてからむせたのか、などを把握しておくことが重要である。また、むせの頻度（時々か、毎食なのか、一口ごとになのか、など）や強さなども記録しておくとよい。また、以前はよくむせていたが最近むせていないという場合には、誤嚥がなくなっている場合と誤嚥時の気管の反応つまり咳反射が消失してしまった場合がある。咳反射が消失した場合の誤嚥を不顕性誤嚥（silent aspiration）と呼び、外観からの判断が困難であるため誤嚥性肺炎のリスクが高くなる。

2) 集中しているか

食事中に集中力が散漫になると、口腔内や咽頭内に食塊がある状態にもかかわらず動きが止まってしまったり、話し始めてしまう場合がある。その場合は口腔咽頭内の食塊がふいに気管に落ちてしまう危険があるので注意が必要である。特に精神障害では独語や多弁でなかなか食事が進まないという患者を散見する。

3) 食事ペースは早すぎないか、遅すぎないか

検査上では明らかな誤嚥の所見がない場合でも、食事の場面になると茶碗を口につけ、

かきこんで食べて、むせるという患者は多い。これは量による負荷が咽頭期嚥下機能の予備力を超えてしまうためと考えられる。健常者であれば一度むせてしまったら次はむせないようにゆっくり食べるよう調整するが、認知機能が低下していると、調整せずに再びかき込んでむせを繰り返してしまうことがある。ペースが早すぎる場合は咀嚼が不十分であることがほとんどであるため、誤嚥のみならず窒息の危険性も高い。

逆に食事ペースが遅すぎる場合は、覚醒不良の場合、振戦や失調で口から咽頭への送り込みが困難である場合などが考えられる。食事時間が延長し、疲労によって必要量を摂取できないこともあるため、こちらも注意すべきである。

以上のポイントから、摂食嚥下障害の疑いがある患者のピックアップを行う。ピックアップされた患者は、可及的に次項目の診査につなげていく。

摂食嚥下障害の診査

1）摂食嚥下の標準化スクリーニングテスト

摂食嚥下障害の疑いがある患者を、簡便で安全な方法でふるい分けし、精密検査につなげるための標準化スクリーニングテストを紹介する。スクリーニングで陽性結果が出た場合は、可能な限り精密検査につなげ、専門的な評価を行っていくべきである。また、こうした標準化テストは多職種連携を行ううえでの共通言語として重宝するため、覚えておくとよい。

(1) 改訂水飲みテスト（modified water swallowing test：MWST）

3 mLの冷水を口腔底に注ぎ、嚥下させて嚥下運動およびそのプロフィールから咽頭期の嚥下障害を評価する（表6-3、図6-11）。

(2) フードテスト（food test：FT）

ティースプーン1杯（約4 g）のプリンやゼリーを食べさせて評価する。主に口腔における食塊形成と、咽頭への送り込みを評価するために考案された方法である。評価方法および評価基準はMWSTと同様だが、嚥下後に口腔内を観察し、食塊が残留しているかどうかを確認する点がMWSTと異なる。（表6-4、図6-12）

(3) 咳テスト

1.0％濃度のクエン酸溶液をネブライザーから噴霧し、経口的に吸引させ咳反射が誘発されるかどうかを観察する。これによって気管内に食塊が侵入した時に咳反射が起こるかどうか、つまり不顕性誤嚥があるかどうかを評価する。30秒間吸引し、1回でも咳が出れば陰性（不顕性誤嚥の可能性が低い）と判定する。（図6-13）

表6-3 ● MWST評価基準

1.	嚥下なし、and/or むせる and/or 呼吸切迫
2.	嚥下あり、呼吸切迫（Silent Aspirationの疑い）
3.	嚥下あり、むせる and/or 湿性嗄声
4.	嚥下あり、呼吸良好、むせない
5.	4に加え、追加嚥下運動が30秒以内に2回可能

＊4点以上なら最大2施行繰り返し、最も悪い場合を評点とする。4点未満で異常ありと判定する。

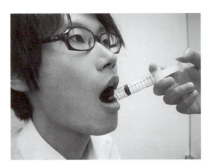

図6-11 ● 改訂水飲みテスト（MWST）

表6-4 ● フードテスト評価基準

1.	嚥下なし、and/or　むせる　and/or　呼吸切迫
2.	嚥下あり、呼吸切迫（Silent Aspirationの疑い）
3.	嚥下あり、むせる　and/or　湿性嗄声、and/or　口腔内残留中等度
4.	嚥下あり、呼吸良好、むせない
5.	4に加え、追加嚥下運動が30秒以内に2回可能

＊4点以上なら最大2施行繰り返し、最も悪い場合を評点とする。4点未満で異常ありと判定する。

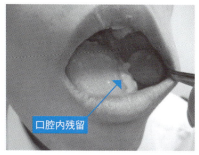

図6-12 ● フードテストでの口腔内残留

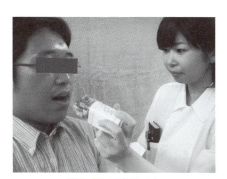

図6-13 ● 咳テスト

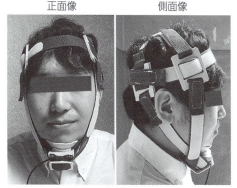

図6-14 ● 開口力測定器

(4) 開口力測定

嚥下時にゴクンと喉頭が挙上する動きは舌骨上筋群が主に行っている。舌骨上筋群の多くが開口時にも活動することから、開口力測定器を用いて開口時の筋収縮力を計測することによって飲み込みの筋力を大まかに測ることができる。咽頭残留のスクリーニングテストとして応用できると報告されている（図6-14）。

■ 2) 精密検査

(1) 嚥下造影検査 (videofluoroscopic examination of swallowing：VF)

VFは透視下で造影剤を含んだ模擬食品を食させ、摂食嚥下動態を観察する画像検査方法であり、摂食嚥下検査のゴールドスタンダードの検査法である。摂食嚥下時の口腔および咽頭、食道の動きなどを評価できる。誤嚥・喉頭侵入・咽頭残留の評価に優れている。基本は側面像（横からのX線照射）で観察することが多いが、咀嚼運動の評価や咽頭部食塊通過の左右差を診るため正面像（前、または後からの照射）で観察することもある。VFはX線被爆のリスクがあるため、検査による生体侵襲の問題がある。可及的に照射時間を少なくするなどの工夫が必要である（図6-15、図6-16）。

(2) 嚥下内視鏡検査 (videoendoscopic evaluation of swallowing：VE)

VEは、経鼻的に内視鏡を挿入し、安静時、嚥下時の咽頭・喉頭を観察する。飲食物の誤嚥の有無に関してはVEとVFは同等の検出力があるとされる。また咽頭残留の3次元的な位置情報や唾液誤嚥、粘膜の状態の観察においてはVEの方がVFよりも有利である。咽頭に移送された食塊を評価することで咀嚼の良不良を診査することも可能である（図6-17、図6-18）。ただし、VEは口腔内や食道の動きはみることができず、また嚥下中咽頭が完全に収縮している間は画面が白くなり観察できない（white out）ため、VFに比べて情

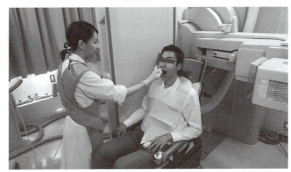

図6-15 ● 嚥下造影検査（VF）風景

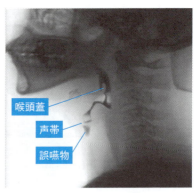

図6-16 ● VF画像

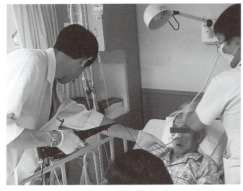

図6-17 ● 嚥下内視鏡検査（VE）風景

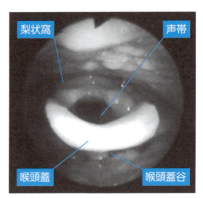

図6-18 ● 嚥下内視鏡検査（VE）風景

報量が圧倒的に少ない。また、経鼻的に内視鏡を通過させるため、鼻孔に違和感があるという欠点もある。

精神科病院における摂食嚥下障害の存在

2014年4月～6月にかけてVEを行った対象患者の原疾患を図6-19に示す。40.0％が脳血管障害や神経筋疾患ではなく、精神疾患のみの診断を受けている患者であった（認知症除く）。精神疾患の内訳としては、統合失調症やアルコール依存症、双極性感情障害などであっ

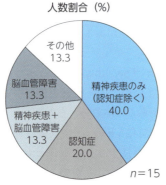

図6-19 ● VE対象者の原疾患分類

表6-5 ● 摂食状態スケール（eating status scale：ESS）

1.	経管のみ
2.	経口＜経管
3.	経口＞経管
4.	経口調整要
5.	経口調整不要

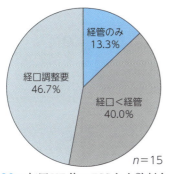

図6-20 ● 初回VE後のESSと人数割合（%）

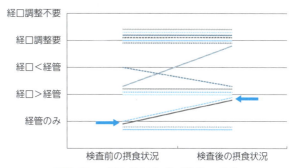

図6-21 ● 摂取状況と嚥下機能の乖離

た。初診時の食事摂取方法とVEの結果から考えられた適切な食事摂取方法を摂食状態スケール（eating status scale：ESS、表6-5）を用いて比較した。ESSは経口摂取と経管栄養の割合および食事調整の有無を示すスケールである。VEを行った患者のうち、初回評価でESS 4（経口調整要）未満、つまり経口のみでの栄養管理が困難だった者は8名（53.3%）であった（図6-20）。初診時の食事摂取方法とVE後の摂食機能に見合った食事摂取方法に乖離があった者は4名（26.7%）（図6-21）、禁食であったが実際は経口摂取可能であった者は2名（13.3%）であった（図6-21矢印）。結果から精神疾患のみでも摂食嚥下障害は存在し、摂食嚥下機能に見合った対応をされてこなかった可能性が示唆された。脳血管障害がなく精神疾患のみでの摂食嚥下障害が起こる原因としては、投薬による副作用が考えられている。抗精神病薬による薬剤性パーキンソニズムやドパミン系神経伝達物質の不足による喉頭感覚の低下、嚥下運動の失調、抗不安薬による覚醒状態の低下などが考えられる。しかし、実際には服薬を止めてしばらく経っていても障害が残存している場合や、減薬によってむしろ症状が重くなる場合もあり、詳細は明らかになっていないため、今後さらなる大規模な検討が必要である。多くの摂食嚥下リハビリテーションの教科書において、摂食嚥下障害の原因疾患に精神疾患が含まれておらず、精神疾患の摂食嚥下障害患者は全国的に見過ごされてきたと考えられる。精神科領域においても摂食障害のみならず摂食嚥下障害の視点をもつことが必要である。また、VF・VEのような装置診断はあくまでツールの一つであり、評価の中心は冒頭で述べた患者の食事に関する観察であり、それを怠ってはならない。

摂食嚥下障害患者への対処のポイント

摂食嚥下障害の対処法はリハビリテーションの理念に則して、①治療的アプローチ、②代償的アプローチ、③環境改善的アプローチ、④心理的アプローチの4つの側面をもって行うことで体系立てられる。

1）治療的アプローチ

摂食嚥下関連諸器官の機能障害に対し、筋力強化訓練や協調運動の訓練などを行う。低下した機能そのものの回復をめざすアプローチである。食べ物を用いない訓練を間接（基礎）訓練、実際にものを食べる訓練を直接（摂食）訓練という。精神科領域では、精神疾患治療薬の副作用による嚥下障害がしばしば認められるが、その際の服薬調整（基本的には減薬）も治療的アプローチに入る。訓練の詳細は他の専門書にまかせるが、間接訓練の代表的なものを紹介する

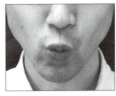
❶ 口を「ウー」ととがらせる

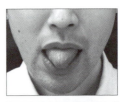
❺ 舌を前に突き出す

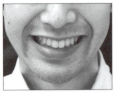
❷ 口角を横に「イー」と引く

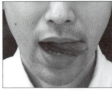
❻ 舌で左右の口角をなめる

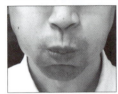
❸ 頬をふくらませる

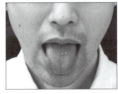
❼ 舌で上下の口唇をなめる

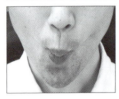
❹ 頬をすぼめる

図6-22 ●口ストレッチ

(1) 嚥下体操（口ストレッチ）(図6-22)
① 口唇を「ウー」ととがらせる。
② あごを閉じた状態で「イー」と口角を横に引く。
③ 頬をふくらませる。
④ 頬をすぼめる。
⑤ 舌を前方に突出し、その後上下左右の口唇をなめる。

　口腔周囲筋の拘縮や廃用症候群に対して自発的な口腔運動を行うことで、摂食に必要な筋群のストレッチや収縮力強化をめざす。食前などに食事の準備体操として取り入れるとよい。また、精神疾患患者では、指示通りに行いにくい場合、または指示通り行っても筋肉増強を意識して訓練するのが困難な場合があるが、そうした際は、例えば『最近怒りを感じた時のことを思い出しながらしっかり歯をくいしばって「イー」と口角を横に引きましょう』といったように感情をまぜることで、実際に口腔周囲に強い力が入り、良好に訓練が行える場合がある。

(2) 開口訓練
　最大開口位で10秒間保持する。インターバルを置き、1日2セット行うと効果があるとされている（図6-23）。嚥下時に喉頭挙上をする舌骨上筋群が開口筋でもあることを利用した訓練方法である。顎関節症など開口運動にリスクがある患者には行わない。精神疾患患者では食いしばり（クレンチング）、歯ぎしり（グラインディング）を習慣的に行っている者が多く、顎関節症患者も多いため注意が必要である。

■ 2) 代償的アプローチ
　失っているまたは低下している機能を別のなにかで補うアプローチである。たとえば咀嚼機能が低下している場合は咀嚼が必要のないミキサー食や極きざみとろみ食で提供すると

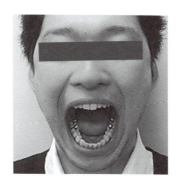

図6-23 ● 開口訓練
最大開口位で10秒間保持する。インターバルを置き、2セット／日

いった対応である。食形態の調整、食事姿勢の調整、一口量の調整、嚥下代償手技（交互嚥下、追加嚥下など）、経管栄養などがあてはまる。

3）環境改善的アプローチ

環境を変えることで社会的参加を可能とするアプローチである。たとえば病棟のマンパワー不足で介助の手が足りず経口摂取ができない場合にスタッフを増やし、介助の頻度を上げたり、普段食事をするホールの騒音が強く、気が散ってしまってうまく摂食できないというケースに対して、静かな部屋に移動し一人で食べてもらうようにする。

4）心理的アプローチ

精神疾患の有無にかかわらず、嚥下障害となれば自分が食べたいものが食べられない精神的なダメージは大きい。それが精神疾患患者となればなおさらである。改めて心理療法を行うわけではなく、日々の臨床での傾聴、声掛けの中でアプローチしていく。診察自体が心理的な支えになることもある。精神疾患患者の要求は時に常識を超えている場合や、病態と全くそぐわないことが多々あるが、それに従うのではなく、頭ごなしに否定するのでもなく、その気持ちを受け止めたというメッセージをフィードバックするとよいだろう。ただし、精神科的な急性症状が強い場合は手に負えない場合もあるため、精神科医師との連携をしっかりとり、精神状態が落ち着いた状態であるかを確認してから、アプローチすることが重要である。

対処のまとめ

上記4つのアプローチを同時進行でバランスよく行っていくのがよい。まず患者の心理状況を意識し、心理的アプローチ（挨拶、声掛け、傾聴など）を行って信頼関係の構築を図る。そして代償的アプローチ（食事調整や経管栄養など）や環境改善的アプローチ（食事環境の適正化、食事介助者の確保や教育など）により栄養供給の確保と誤嚥防止を図り、そのうえで治療的アプローチ（訓練など）を行っていく。画一的な対応ではなく、それぞれの患者の状態、環境に合わせてゴールを設定し、計画を立て、対処していくのが望ましい。

（飯田貴俊・植田耕一郎）

参考文献

1) 植田耕一郎：脳卒中患者の口腔ケア．医歯薬出版，東京，1999．
2) 才藤栄一，向井美恵：摂食・嚥下リハビリテーション 第2版．医歯薬出版，東京，2007．
3) 藤島一郎：脳卒中の摂食・嚥下障害 第2版．医歯薬出版，東京，1998．
4) 戸原玄：訪問で行う摂食・嚥下リハビリテーションのチームアプローチ．全日本病院出版会，東京，2007．

5) 加藤順吉郎，福祉施設及び老人病院等における住民利用者（入所者・入院患者）の意識実態調査分析結果，愛知医報，1434：2-14，1995.
6) 吉村弥須子，白田久美子，前田勇子，安森由美，東ますみ：身体的変化のある骨粗鬆症患者のQOL―身長短縮や円背の主観的程度と心理的側面との関連―，日本看護研究学会雑誌25(5)：59-69，2002.
7) Tohara H, Saitoh E, Mays KA, Kuhlemeier K, Palmer JB.：Three tests for predicting aspiration without videofluorography. Dysphagia, 18(2)：126-134, 2003.
8) Sato M, Tohara H, Iida T, Wada S, Inoue M, Ueda K：A Simplified Cough Test for Screening Silent Aspiration, Arch Phys Med Rehabil, 93(11)：1982-1986, 2012.
9) Hara K, Tohara H, Wada S, Iida T, Ueda K, Ansai T, Jaw-opening force test to screen for dysphagia：preliminary results, Arch Phys Med Rehabil., 95(5)：867-874, 2014.
10) Langmore SE, Schatz K, Olsen N：Fiberopic endoscopic evaluation of swallowing safety：a new procedure. Dysphagia, 2：216-219, 1988.
11) Madden C, Fenton J, Hughes J, Timon C：Comparison between videofluoroscopy and milk-swallow endoscopy in the assessment of swallowing function. Clin Otolaryngol Allied Sci, 25：504-506, 2000.
12) Wada S, Tohara H, Iida T, Inoue M, Sato M, Ueda K, Jaw Opening Exercise for Insufficient Opening of Upper Esophageal Sphincter, Arch Phys Med Rehabil, 93(11)：1995-1999, 2012.
13) M David Enoch, Robert G Jagger, 浜田泰三訳，精神障害と歯科診療，第一歯科出版，東京，1998.
14) 髙橋清美，戸原玄：精神疾患の摂食嚥下障害ケア．医歯薬出版，東京，2014.

4 嚥下障害-2-（言語聴覚士による対応）

　一般的な嚥下評価（身体所見、一般臨床検査、神経学的所見、スクリーニング、嚥下機能評価、食事観察他）[1]・訓練方法（間接的嚥下訓練、直接的嚥下訓練）[1]に則して行っているが、機能訓練のみならず、個人に応じた代償方法の多用など各種工夫を凝らしながら進めている。

　まずは主治医により、過鎮静などに伴う覚醒レベル低下などに対し、極力嚥下を重視した薬剤の調整が行われる。減薬・退薬に因る精神症状に対しては、主治医・病棟はじめ関連職員により精神療法的な対応（傾聴や本人を受け容れる支持的な接し方）を行っている。

　平川病院では医師の指示下で、病棟、放射線科、栄養科、歯科と連携し、嚥下造影（VF：Video Fluorography、図6-24）など各種評価・検討にて、通常と同様に嚥下訓練を進めるが、VF上誤嚥を認め、明らかに経口摂取が困難と思われる患者でも、経口摂取へのこだわりから精神状態の悪化をみる場合、リスクを伴うが楽しみ程度の経口を併用することは多い。経口摂取をする際は、日内・日差変動を考慮し、さまざまな状況下、各種方法論を用いた十分な評価を行ったうえで、極力低リスクの食形態選択、可能な限りの代償手段を併用し、病棟と常に連携して誤嚥窒息など緊急時の体制を万全にとり、バイタルチェックでのモニタリング強化にて肺炎兆候の検出をしながら進めている。

　経口摂取をする場合、各自の状態により覚醒の良い時に延食、小食頻回（例1日分を5食に分けるなど）、水分にトロミをつけてムセを予防、食形態の調整やポジショニングを行い誤嚥・窒息を予防するなど配慮や工夫が必要である。

　しかし、段階的摂食訓練を進めるうえで、長年の習慣や、過去の病院での食形態へのこだわり、本人の訂正不能の妄想観念により、嚥下障害の重症度と合致しない食形態を提供せざるを得ない場合や、精神症状との兼ね合いで、経口か経管の選択に苦慮することも多い。

　たとえば、嚥下障害グレード（摂食・嚥下能力のスケール、表6-6）[1]が7（軽症：3食嚥下食で経口摂取可能）の場合でも、元々前院で栄養補助食品を長期使用していた場合は、本来使用しなくてよい状態でも、精神面の安定から継続することがある。

　逆にグレード6（中等度：3食嚥下食＋補助食品の利用）であっても、「お粥は嫌い」「ドロドロとしたもの（ミキサー）はイヤ」と、一段階高いごくキザミ食（平川病院はトロミ調整付き）で提供することもある。

　また、「たくさん食べると胃腸が腐るから」と、妄想観念により一定量以上の摂取を拒否す

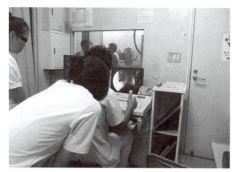

図6-24 ● 嚥下造影検査

表6-6 ● 摂食・嚥下能力のグレード

Ⅰ 重症 経口不可	1	嚥下困難または不能。嚥下訓練適応なし
	2	基礎的嚥下訓練だけの適応あり
	3	条件が整えば誤嚥は減り、摂食訓練が可能
Ⅱ 中等度 経口と補助栄養	4	楽しみとしての摂食は可能
	5	一部（1〜2食）経口摂取
	6	3食経口摂取プラス補助栄養
Ⅲ 軽症 経口摂取のみ	7	嚥下食で3食とも経口摂取
	8	特別嚥下しにくい食品を除き、3食経口摂取
	9	常食の経口摂取可能。臨床的観察と指導を要する
Ⅳ 正常	10	正常摂食・嚥下能力

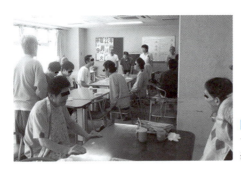

図6-25 ● 病棟での嚥下体操風景
言語療法'卒業生'が、率先して嚥下体操に取り組んでいる

るケースもある。通常の嚥下訓練に即して進めることが、逆に阻害因子となり、拒食にも繋がりかねないため、正しい機能はとらえつつも、本人のニーズに合わせて対応するという工夫・応用が必要と考える。

平川病院では、栄養科の全面協力の下、可能な範囲でオーダーメイドの対応をしている。嚥下状態に則した形態調整とコストパフォーマンスは、栄養科の並々ならぬ努力なしには行えない。

なお、自殺未遂での蘇生後脳症や舌自己切除例に対し、通常の嚥下リハビリテーションや舌亜全摘に対する訓練に準じて行っているが、主治医や病棟との情報交換を密にし、特に精神面には十分配慮して対応している。

嚥下障害者へのリハビリテーションのほか、予備軍に対し誤嚥性肺炎予防に力を入れることも大切である。

平川病院では、慢性期男性病棟で病棟・歯科・精神科作業療法・言語聴覚療法連携の下、口腔・嚥下の患者教育の後、毎日昼食前に嚥下体操を導入し、定着をみた（図6-25）。運動を定期的に行うことで、口腔嚥下機能のある程度の維持は図れると考えられる。

（猪股裕子・津川美木）

参 考 文 献

1) 藤島一郎：嚥下障害ポケットマニュアル（第3版）．医歯薬出版，2012．

第7章

精神科における
リハビリテーション患者の
受け入れ体制

1　看護教育

教育システム

　まず始めに、看護部を含んだ病院全体の教育システムについて触れたい。平川病院では、病院教育委員会と、看護部教育委員会が連動して院内教育にあたっている。病院教育委員会では主に月1回行われる全体研修の企画・運営や、分散教育と称する病棟・部署別の勉強会の促通を行っている。また、看護部教育委員会では、全体研修でカバーされない看護部として必要な知識・技術について習得できるような研修を組んでいる（図7-2、図7-3）。

　図7-1に、平川病院での研修について時系列でまとめた。

　病院スタッフとしては、4月の新入職者オリエンテーションを経るか、10月の中途入職者用オリエンテーションを経て、病院の機能・役割などの概略を学んだり、リスクや感染管理、法制度など病院で勤務するスタッフとして知らなければならないことについて座学・実技を交えて研修を行っていく。全体研修は、全職員対象に年間12回行われ（表7-1）、必須研修である行動制限・院内感染・リスクマネジメント研修は年間2回ずつ行われる。その他、労働安全や季節ごとに流行するノロウイルスやインフルエンザなどについての知識、病院の事業内容についての研修会が毎年ブラッシュアップをしながら継続運営されている。

　また、看護部としては、1年目はプリセプター制度とラダー制度を並行しながら現場教育および、知識・技術向上のための研修会を重ねている。プリセプター制は、経験者と新人をペアにして病棟内で現場教育を行っていく仕組みである。平川病院のラダー制度は、ラダーⅠ、ⅡA、ⅡB、Ⅲ、Ⅳとステップアップをしていく研修制度（表7-2）となっている。看護師には病棟異動があるが、異動した看護師は、新人でなくてもプリセプター制度様の体制を

表7-1 ● 全体研修一覧

実施月	研修内容
4月	新人オリエンテーション
5月	※
6月	リスクマネジメント
7月	行動制限最小化
8月	院内感染
9月	※
10月	リスクマネジメント
11月	行動制限最小化
12月	院内感染
1月	労働安全
2月	※
3月	※

※その年に必要と思われる研修を年度ごとに企画・運営する。

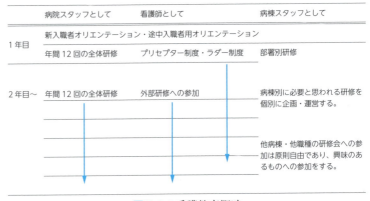

図7-1 ● 看護教育概略

表7-2 ● 平川病院ラダー制度　内容概略

研修会名	対象者	感性	教育	実践	管理	研究
ラダーⅠ	新人 新入職者	接遇 コミュニケーションスキル エンゼルケア ストレスマネジメント	点滴管理 摘便、浣腸、尿留置と管理 心肺蘇生 経管栄養、胃管挿入、胃瘻管理 吸引法、ネブライザー 入院対応・入院時おおよび入助カルテ入力 CV挿入介助および管理、輸液ポンプ管理	電子カルテの使い方 フィジカルアセスメント フォーカスチャート 看護記録の法的意味	病院の組織・構造 病院内での看護部の位置づけ・役割 各病棟の役割 メンバーシップ	看護過程 事例検討
ラダーⅡA	2〜3年目	伝える力・聞く力 チームでの協調性 エンゼルケア	リーダー育成マニュアル使用方法 プリセプターシップ研修	看護記録 リスクマネジメント（分析方法）	リーダーシップ	看護研究方法 計画書指導 途中経過相談会 論文の書き方 研究発表
ラダーⅡB	ラダーⅡA修了者	アサーティブコミュニケーション		リスクマネジメント（事例を通して・分析指導）	目標管理 看護倫理観 病棟内でのスタッフ調整 感染予防管理事例を通して	看護研究方法 計画書指導 途中経過相談会 論文の書き方 研究発表
ラダーⅢ	主任	コーチング		トップリーダーとしての看護実践	目標管理実践編 診療報酬トピックス	看護研究方法 計画書指導 途中経過相談会 論文の書き方 研究発表
ラダーⅣ	師長	コーチング クレーム処理	研修講師として研修に参加	分散教育のプロデュース	目標管理 スタッフの役割理解のためのワークショップ	自由参加

研修会名	対象者	内容
ケアワーカー研修	ケアワーカー	感染対策 リスクマネジメント研修 行動制限研修 トランスファー フィジカルアセスメント

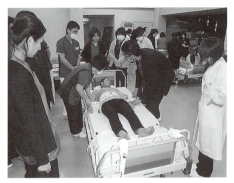
図7-2 ● 拘束体験

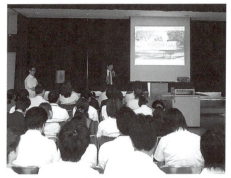
図7-3 ● 薬剤についての勉強会

引き、指導および育成を実施することで、混乱や誤った自己判断による事故を防いでいる。

また、平川病院には分散教育といわれる部署別研修があり、それぞれの部署や病棟の特色に合わせ、各部署での臨床に反映するものをおのおの選択して研修会を開催している。年度で計画を立て、場合によっては他部署から講師を招き企画をする。

その他、看護研究として年間を通して研究デザイン設定、発表までを看護部教育委員会でフォローを行い、優秀な演題については、翌年の学会への提出などを行っている。その他、年度の最後に発表会を設け、自己研鑽の場として活用している。

合併症病棟の師長として

合併症病棟が設立された当初は、整形外科専門医が常勤でいるということで、医師とのコミュニケーションを密にすることができた。師長自ら初歩的な質問から、臨床の工夫に至るところまでをその中で学び、On the Job Training（以下OJT）として指導を繰り返していた。体制が整っていなかったこともあり、勉強会を実施するというよりはOJTにて日々の指導を繰り返す形であった。

新人に対しては、特にトランスファーについてかなり神経を使っていた。どちらの下肢を軸に、どのように介助をするのか、リハビリテーションスタッフによく聞いて指導をしていた。荷重制限などは整形外科疾患特有の状況であり、精神科スタッフには馴染みがなかったからである。

精神疾患への対応に関しては、看護部教育委員会の研修の中で実施されるもの以外に、病棟特有の状況理解・症状理解についてはプリセプターや看護師長がフォローをしながら指導をしていた。たとえば、合併症病棟には希死念慮のある多発外傷患者が多く入ってくることもありスタッフステーションのネームボードにピンクシールを貼って、申し送りや朝のショートカンファレンスでしっかり情報交換・共有をしている。交代勤務が常である看護師業務の中で、情報の共有や伝達は業務の一部ではあるが、安全を期するために周知しやすい方法をとるのも重要なことであると考えていた。

月1回の病棟会も、情報や知識・技術の周知のためには有用な機会となる。この時には、インシデント・アクシデント事例から学べることはリスク委員から、感染管理については感染委員から直接指導・伝達があり、事例を通して実際の看護を学ぶ機会をもっている。

合併症病棟特有のケアについては、2つの特徴がある。一つは多発外傷例が多いことで、創の管理や疼痛管理が大事になってくる点である。急性期を過ぎても漫然と鎮痛剤を使用していると、患者本人の訴えも希薄になるため、創部感染の発見が遅れる一因になり得る。そ

> **コラム　精神科医療における身体合併症について**
>
> 　平川病院は昭和41年の創立で精神科150床、一般1床でスタートした。開設当初150床で始めた精神科病床が3年後には233床へ、その後も病院の増改築を重ねながら平成18年には現在の姿である、急性期治療からリハビリテーションに至るまでの幅広いサービスが提供できる体制が整った。病棟は地域支援を含む慢性期病棟3単位、認知症専門病棟1単位、精神科急性期治療病棟1単位、アルコール専門病棟1単位、精神科身体合併症病棟1単位、内科療養病棟1単位の計8単位で、それぞれの病棟が各役割に合わせたチーム医療を実践している。平川病院の場合は、精神疾患の患者がたとえ身体的な病気になったとしても、脳梗塞や骨折で運動機能が低下しリハビリテーションが必要になったとしても、その人が安心して治療を受けられる、そして安心して生活できる場の提供をめざしている。看護師と共に理学療法士、言語聴覚士、作業療法士その他多くの職種が、それぞれの専門性を生かし、患者がこの先半年後、1年後、5年後もいかに幸せに生きていくことができるかということを常に考えながら自立の支援をしていく。このようにプロフェッショナルな専門職に刺激されながら、私たち看護職も良い看護ケアを提供すべく、日々努力を重ねている。　（酒井科衛子）

のため、できる限り座薬などの薬剤に頼らないケアを実施していけるように指導をしていく必要性がある。平川病院では、手術病院から直接患者が搬送されてくることが多いが、その中で創部の状態が不安定で、年間に5～6例は再手術のための転院を余儀なくされることがある。こういった病院間での行き来については、患者や患者家族に負担になることも多いため、注意をしていく必要性がある。また、一方で最近では他院の泌尿器科に他科受診をして行っていた自己導尿についても平川病院内で指導を行うことができるように体制を整えている。新体制の合併症病棟への取り組みにより、多発外傷例や脊髄損傷例に対して3例ほどの自己導尿成功例が出るまでになっている。

展望

　他職種、特にリハビリテーション職種としっかりとしたチーム医療を展開するようになったのは、新体制になってからであるが、これにより、相互理解がかなり改善したと思われる。職種間の相互理解が深まると、協働はしやすくなり、患者へのより良い医療サービスの提供が可能となる。

　一方で、プリセプター制度やラダー制度ではすべての内容を網羅することは難しいため、できない部分については病棟ごとに自立的に企画し、勉強会を運営していくことが必要である。

　しかし、特に合併症病棟運営は、平川病院の歴史の中でもまだ浅く、特に古参の看護師にとってはなじみの薄い部分でもある。まだ合併症病棟を経験していないスタッフが、経験したスタッフと同じ意識をもって合併症病棟で必要な知識を習得することは難しいのが現状である。

　こういった中で、一看護師が一患者について全体的なアセスメントをして看護計画を立てていくが、実際には能力の差異もあり、質を一定以上に保っていくこと、また連続性をもって看護を実践していくことが難しい。看護師によって見方が変わり、方針や対応が変化しや

すいからである。これを標準化し、一定以上の水準のアセスメントや看護実践をしていくためにはどうしたら良いか、という課題はある。また、スタッフ育成はいくらしてもし足りないくらいであり、日常業務の中でそれを行っていくことは物理的にも難しい面も多い。煩雑で多忙な臨床において、いかに効率よく、効果がある質の高い研修を行うかが管理者および教育委員会の課題である。

（古谷圭吾・真島　智・本田美智子）

2 病院機能の分化と病-病連携

病院機能の分化と病-病連携

昨今本邦では、病院機能の分化が推進されており、1つの病院で患者を最後まで診るという仕組みは消えつつある。その分、「地域連携パス」といったような、多施設・多病院が連携して患者を連続的に診られるような仕組みが整備されつつある。

しかし、患者が精神疾患をもっているとこの地域連携パスからも外れてしまうということがよく起こる。軽度の認知症や、精神症状の軽微な患者については、カバーできるが、精神科医が居ない現場で安全に医療をすることができないことが大きな理由となっている。また、医療に日数制限や患者の重症度によっての施設区分、自宅復帰率が厳しく限定されていることも、現場でそのような患者に対応できる余力を減じる流れとなっている。

この流れの中で、新たに病-病連携を構築する必要性が生まれていると思われる。

病-病連携の重要性

日本の医療では、国民皆保険という制度的な基礎が確立されていることと、長く続く医療サイドの努力もあり、医療に対しての不公平感には敏感である。無医村などの問題が問いただされたり、救急車の受け入れ拒否がことさら話題になったりするのは、その「誰でも平等に一定以上のレベルの医療を、直ぐに受けることができる」ことが当たり前であるととらえられているからである。この是非に関しては、本書では触れないが、医療スタッフとしては、病-病連携が精神疾患をもつ患者に対して不十分であると思われる状況を見逃すわけにはいかないだろう。しかし、新たに連携を強化することには、困難も手間も生じる。ここでは、主に利点について述べていく。

患者・利用者に対しての利点

今までは、精神疾患をもっているというだけで、身体合併症の治療を満足に受けられないことも多かった。しかし、精神疾患をもつ患者本人が世の中にそういった声を発信することは容易ではない。今後、精神科患者の身体合併症に対しても病-病連携が整備されることになれば、切れ間のない医療を、専門の機能をもった病院で受けることができるようになるだろう。医療が受けられれば、環境調整はするにせよ、以前の暮らしに戻ることも、身体合併症のある不自由さを軽減することが可能となる。

急性期病院に対しての利点

急性期病院、特に救急部門をもっている総合病院の多くは精神疾患があっても医療を提供する。その結果、救命救急センターに精神疾患をもつ患者が多く入院し、行き場所をなくしているというケースも多い。一方、総合病院でも、院内にある精神科は開放病棟であることが多く、自殺企図など閉鎖処遇の必要なハイリスク患者を受け取ることができない。そこ

で、精神科病院で身体合併症をもつ患者を引き受けることができ、さらに回復をめざした治療を展開できれば、急性期病院のベッド稼働率も向上でき、新たな患者に対応できることになる。これは、急性期病院の本来の機能を強めることにつながり、社会的意義も強いと思われる。

精神科病院（紹介側）に対しての利点

病-病連携が十分でない場合には、精神科病院では身体合併症をもっていても、身体的な治療、特にリハビリテーションを受ける機会はほとんどない。特に療養病棟での長期入院患者の高齢化に伴うADLの低下の問題は深刻化している。こういったADLの低下は、精神症状以外の問題として地域移行の障害になる。しかし、こういった患者をいったん身体合併症への対応が可能な精神科に送ることができれば、ADLの回復が見込め、看護・介護も行いやすくなるうえ、地域移行を阻む要素を減らすことが可能となる。

精神科病院（身体合併症対応：受け入れ側）に対しての利点

現在の法制度では、リハビリテーションには期間制限が設けられており、長期にわたって同じ患者に同じ医療を提供し続けることが不可能である。しかし、病-病連携が進み、患者の入退院が促進されれば、新しい患者に医療を提供することが可能となる。また、これは多くの患者に対して医療を提供できるチャンスにもなり、提供側としてのモチベーションも高く保つことができると思われる。

平川病院における病-病連携

このように、病-病連携については、多くの利点があり、今後各都道府県で積極的に展開されるべきであろう。しかし、実際の実施に関しては、時間も手間もかかることである。実際に、平川病院がどのように病-病連携を構築していったか、その経過を含めて紹介していく（図7-4）。

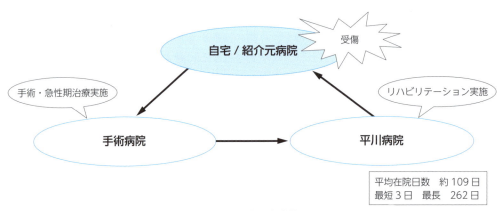

図7-4 ● 病-病連携

創設期

　平川病院リハビリテーション科の創設当時は、院内の患者を対象としたもので、病−病連携について多くは実施されていなかった。少ないセラピストが、多くの患者に対応しており、その訓練の多くをリハビリテーション科助手が実施する状況であった。上薗[1]は、精神科におけるリハ科運営を大きく2つに区分しており、療養患者への対応が中心でコストよりは多くの患者に幅広く対応し、機能維持を行うための「療養モデル」と、あくまで患者の回復に注力し、コストについても効果を上げることを要求される「回復モデル」があると述べている。この中で、平川病院でも当初は療養モデルからスタートしていたといえる。

　患者の多くは療養目的で、スタッフと患者はいわば家族のような関わりをしていた。また、身体合併症などが理由で精神科作業療法に参加できない患者も多くおり、身体合併症に対して治療的な意義を見出されていたというよりは、生活の中の一部分として強く結びついていた。

過渡期

　当初より、1名の整形外科非常勤医のバックアップを受けて科運営を行っていたが、この時期に入り、整形外科常勤医のバックアップを受けることができるようになった。これに伴い、病棟が新設され、精神科治療と身体的リハビリテーションを目的に入院してくる患者を受け入れる病棟をリハビリテーション科と1ユニットとして運営することになった。この時期に、大学病院の救命救急センターなどからの依頼が増え、高所からの飛び降りなどで受傷する多発外傷などの受入数が増加し、「維持」よりも「回復」に焦点があてられリハビリテーションを展開するようになっていった。

　しかし、院内での長期療養患者の対応のニーズも高く、院内でも現状を望むか、新しい回復をめざす形を望むかの議論が多くなされた。結果的に、おおむね回復をめざす形で、体制は徐々に強化されていくことになった。

　病−病連携における紹介元は、多くは整形外科常勤医のネットワークを利用しており、紹介元・質・量などについて限局された中での運用であったが、「回復」に焦点をあてることに慣れていないスタッフにとっては、ある程度の数と質のコントロールを受けたことで余裕をもって業務に取り組むことができたといえる。

展開期

　展開期になると、一気に紹介元の数を増加させていった。精神保健福祉士の地域での集まりで時間をいただきプレゼンテーションをしたり、地域連携パスの集まりに出席し平川病院での受け入れができることを説明したり、直接地域の精神科病院に出向いて、重要性や利点を説明するという「営業」活動を展開していった。その結果、年間90件以上の紹介・依頼を受けてリハビリテーションを展開できるようになった。

　しかし、依頼元によっては情報が不確かだったり、依頼のタイミングが遅く、かなり廃用が進んでからの依頼があったり、連携の質そのものを均一化することは非常に難しい。また、平川病院では術創部の感染などに関しては病院の機能上十分な対応ができないが、感染管理が不十分なまま転院してくる患者も少なからずいた。また、退院先の調整についても難渋するケースが多く、リハビリテーション期間が終了したり、ゴール達成をしてからもしば

らく病院に留まるというような現象も起きるようになっていた。

　こういった問題点に対応するため、リハビリテーション科では医師や看護師、精神保健福祉士へのリハビリテーションの進行状況の報告、ゴールのレベル・時期の明確化などに取り組み、蓄積されたデータを元に徐々にEBMを構築していくに至った。まだ不十分であるものの、その連携については成熟度を増し、職種の壁を越えてのディスカッションは盛んに行われ、活用されるようになっている。

今後の展望

　病-病連携におけるメリットは多数あるが、デメリットも少数ながら存在する。そのデメリットの多くは、連携に伴う情報交換や、病院個々の個性が反映し現場が煩雑になることにある。しかしながら、平川病院はあえて、入院依頼に関しては間口を広くして対応している。これは、多くの患者に対してより良い医療を提供したいという病院の意思でもある。今後、全国的にこのようなネットワークが構築され、精神疾患をもつ患者にもより平等に医療が提供されるように望んでいる。

（上薗紗映）

参 考 文 献

1）上薗紗映：精神科疾患と理学療法．PTジャーナル第47巻第2号：103-108，2013．

コラム　看護部

　当病棟は精神科リハビリテーション病棟であり、医師・看護師・各リハビリテーションスタッフ・心理士・精神保健福祉士などが連携しながら患者に関わっていく。その中で看護師は24時間患者の日常に接し、細かな変化を把握しやすい位置に存在しているといえる。

　精神疾患の症状は個別性が強く、看護師はいつもとは少し違う微妙な変化を見逃さないように観察を行い、患者の表情や言動の変化を掴み、吟味していくことが必要となる。また患者が理学療法や作業療法などで学んだことを日常生活に生かせるよう支援していく役割もある。しかし、長期に精神科治療を受けている患者の変化はごくわずかで、リハビリテーションがなかなか進まない場合も多く、個別性に合わせた看護を実践していても変化をみつけることが難しい場合もある。そのようななかで患者の何気ない仕草や行動に前向きな変化を見出したときに得られる喜びはとても大きく、やりがいの一つであると感じている。

（津崎　修）

3 認知症に対する取り組み

はじめに

　認知症は、なんらかの脳の病気により認知機能が後天的に障害され、これによって生活機能が障害された状態である。精神科以外の一般科の医療従事者にとっては、最も身近な疾患といっても過言ではない。また、患者数は過去に2035年に445万人と予想されていたが、平成25年6月の社会保障審議会で示された認知症の全国有病率は推定値で15%、全国の認知症有病者数約439万人（平成22年）と推計され、大きく報道された[1]。また、都市部に高齢者が集まる傾向があり、大都市とその周辺で、認知症高齢者が現在の2倍以上に達する日も近いと認識しなければならない。さらに、地方では、64歳未満の人口減少を中心にした全人口減少が起き、高齢者の介護をするマンパワー不足が深刻になると思われる。

　このように、認知症対策は、近々の大きな課題であるにもかかわらず、未だに、認知症は精神疾患ではない、認知症は精神科病院でみるべきではないなどという偏見に満ちた稚拙な議論が展開されているのは残念なことである。総力を挙げて、国家的に取り組んでいかなければならない課題である。

　また、認知症疾患のうち、アルツハイマー型認知症に対しては、1996年にドネペジルが認可され、独占的に使われてきたが、2011年からはガランタミン、メマンチン、リバスチグミンの3種が加わった。アパシーなどの陰性症状に効果を発揮するドネペジルは、時に興奮、暴力などの行動・心理症状の原因にもなってしまうが、新薬の登場で新たな薬物療法ができるようになり期待されている。

国・地域としての取り組み

　このような高齢認知症患者数の急増に対して、国は今までのような専門機関だけがすべてに対応する仕組みでは、乗り越えられないと判断し、地域で高齢認知症患者を支える仕組みを推進している。図7-5に示すように、患者、家族に対して、かかりつけ医が中心になり、市区町村を単位として、保健所、包括支援センター、介護サービス事業所（ケアマネジャー）、家族の会などがこれを支え、地区ごとの小さな範囲で対応する仕組みをつくり、この体制を認知症疾患医療センターがバックアップする仕組みである。なんらかの問題があれば、それに応じて、一般救急病院、精神科病院、薬局なども協力するような構図である。この中で最も重要な役割は、地域のかかりつけ医である。現在も、認知症サポート医研修なども行われ、一般開業医に認知症診療が行える体制を整備している途中である。今後も、在宅での看取りの課題もあり、在宅医療に大きな期待が寄せられることになる。

　このような中、厚労省は平成24年9月30日、「認知症施策推進5か年計画（オレンジプラン）」（平成25年度から29年度までの計画）を発表した。標準的な認知症ケアパスの導入により、地域での社会資源の活用を円滑に行い、認知症の早期診断・早期対応、地域での生活を支える医療・介護サービスの構築、地域での日常生活・家族の支援の強化などを謳い、若年性認知症施策の強化、医療・介護サービスを担う人材の育成の重要性まで含まれている。今後、さまざまな地域での変化が有形化してくると思われる。

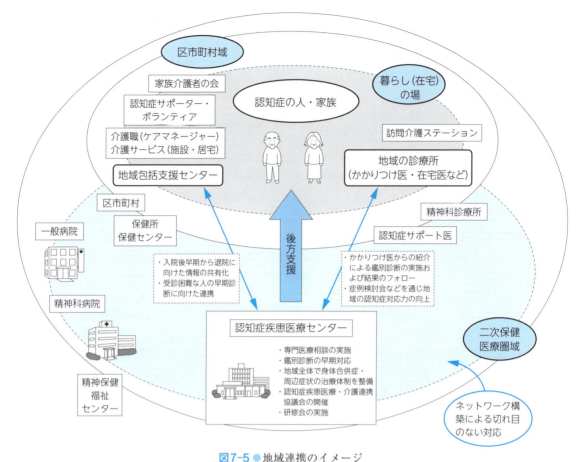

図7-5 ● 地域連携のイメージ

平川病院での取り組み

　平川病院は昭和49年から、認知症高齢者のための病棟を先駆けて建築し、これに取り組んできた。平成24年度からは、東京都の認知症疾患医療センターの指定を受け、南多摩医療圏（八王子、町田、稲城、日野、多摩の5市）を担当し活動している。

　認知症疾患医療センターの役割は、以下に示すような内容である。

- 専門医療相談の実施
- 認知症の鑑別診断・初期対応
- 身体合併症・周辺症状への対応
- 地域連携の推進
- 専門医療、地域を支える人材育成
- 情報発信

　この中で、東京都が重要だとする取り組みが、身体合併症・周辺症状への対応である。特に、認知症を合併した身体疾患は、一般科での対応は難しい。救命救急センターに心筋梗塞で救急搬送された認知症患者が、家族が積極的治療を拒めば、そのまま無治療で帰宅させられるようなことはすでに当たり前の状態である。高齢化すれば、痛いことはしてほしくない、体に負担をかけさせたくないという家族の思いと、少しでも長生きしてほしいという思いは、医療者側からすれば矛盾しており、救急現場を混乱させる。国のコンセンサスも検討

中で、なかなか決まらない。そのため、救急搬送の困難事例に、認知症高齢者は筆頭にあがってしまう。東京都はこのような社会的問題を認知症疾患医療センターで解決できないかと考えているのかもしれない。合併症は、心筋梗塞ばかりでなく、誤嚥性肺炎、脳梗塞、脳出血、末期がん、肝硬変など、内科疾患や、骨折、外傷などの整形外科疾患、また、認知症の原因となる進行性核上性麻痺、脳炎後遺症、HIV脳症など神経疾患もある。そこで、平川病院では、消化器内科常勤医を中心に、非常勤で、神経内科、感染症内科、呼吸器内科、循環器内科、整形外科、麻酔科医を配置し、できる限りの対応を行っている。身体的リハビリテーションについても、脳血管疾患などリハビリテーションⅠ・運動器リハビリテーションⅠの認定を受けており、脳血管障害・大腿骨頸部骨折後のリハビリテーションなどに対応できる。また、臨床場面で、多く遭遇するのが、高齢者のうつ病がある。認知症と誤診されやすく、放置されれば、食事も薬も飲まず、体力が弱り、命の危険もある病気である。これに対しても、わが国でできる最も効果の期待できる修正型電気痙攣療法も、全身麻酔管理下で安全に実施できる体制がある。もちろん、認知症治療病棟があり、認知症のリハビリテーションプログラムも整備されている。

　もう1つ、平川病院が重要と考えて取り組んでいる課題が地域連携の推進である。八王子市では、10年以上前から認知症の地域連携システムとして「D-net」を立ち上げ、平川病院はその運営に携わってきた。医療に関しては医師会のネットワーク、介護に関してはNPO法人介護保険サービス事業者連絡協議会のネットワークが活用できる。さらに、平川病院の医療法人関連施設として地域包括支援センター（2箇所）、介護老人保健施設、介護老人福祉施設、認知症デイサービスなど認知症に関連する介護保険サービス事業を行っており、それぞれの関連団体との連携や情報交換を行い、利用される高齢者へのサービス向上を図っている。また、南多摩医療圏の認知症医療サービスのデータを集約し、ITを活用した連携ツールも完成させている。

今後の展望

　住み慣れた地域で、認知症患者、またその家族が安心して生活できる体制に協力することが重要と考え、院内のすべての職種がそれに関われるような体制をつくっていきたいと考えている。核家族化や貧困のために、餓死したり、殺人を犯す事件も後を絶たない。このような悲惨な悲しい人を一人でも出さないように、力を集中していきたい。人として生まれ、愛され、幸福を感じながら人生を全うできる世の中になるよう努力していきたい。

（平川淳一）

引用文献

1) 社会保障審議会介護保険部会（第45回）：認知症有病率等調査について．資料6　都市部における認知症有病率と認知症の生活機能障害への対応（厚生労働科学研究筑波大学朝田教授），平成25年6月6日．

4 患者受け入れと退院支援 （精神保健福祉士の役割）

ソーシャルワーカーの役割と業務

　精神医療分野のソーシャルワーカーは精神医学ソーシャルワーカー（Psychiatric Social Worker：PSW）や精神科ソーシャルワーカーという名称で1950年代から精神科病院を中心に活動してきた福祉専門職である。平成9年には「精神保健福祉士」という名称で国家資格化された。

　医療上の必要性から派生した多くの医療専門職種とは異なり、学問体系を福祉学に置き、地域において人々の生活支援を行う担い手として、その機能が有効であったため医療分野に導入されていった歴史的背景がある。

　医療機関は医学的治療とケアを受ける場であり、治療が優先されるが、福祉と医療は別個のものではなく、相互に関わっている。医療分野で従事するソーシャルワーカーは、患者が直面している生活上の困難を解決することによって、適切な医療が受けられ、医療が有効に活用されるよう援助する特徴がある。

1　療養中の心理的・社会的問題の解決

　療養中の心理・社会的な問題の明確化を行うため生活と疾病の状況から生じる諸問題の予測。その家族も含めた生活の変化もより具体的に把握し、解決すべき問題を明確化することが必要である。

2　退院援助

　退院後において引き続き必要な医療を受け、地域の中で生活ができるような援助が求められている。

3　社会復帰援助

　患者の職場や学校との調整を行い、復職・復学を援助すること関係機関と連携する必要がある。個人が自立した社会生活・社会参加ができるよう退院後の社会復帰が円滑に進むように援助することが求められている。

4　受診、受療援助

　入院・外来を問わず、患者やその家族に対して生活と疾病の状況に適切に対応した医療の受け方、情報提供の援助を行う必要がある。また、患者についての情報収集し、医師らへ提供し、問題解決の援助を行う。

5　経済問題の解決、調整援助

入院・入院外を問わず、患者が医療費、生活費に困っている場合には、医療機関と連携を図り、福祉サービス、保険などの諸制度を活用できるように援助する。

6　地域活動

医療機関、関係機関等と連携し、地域の患者会、家族会、ボランティアの育成などを行い、地域保健医療福祉システムづくりに参画する必要がある。

入院から退院までのソーシャルワーカーの関わりの事例（図7-6、表7-3）

患者：Aさん、男性、50歳代。
疾病：アルコール依存症、糖尿病、左第1趾糖尿病性壊疽。

■ [事例の概要]

高校卒業後、建築関係の仕事を転々としていた。未婚、単身アパートにて生活。幼少期に両親は離婚。本人が成人した頃に父は再婚。現在、実母は他界。実父は高齢者施設入所中。連絡先は、再婚した義母のみであるが、本人とは年1回電話連絡をとる程度であった。

20歳代前半より習慣的に飲酒。元々飲酒量は多かった。30歳代前半に糖尿病の診断、近医通院。医師からは健康維持のためアルコールを控えるようにと言われていた。40歳代後半からは、前日の深酒により出勤時上司から酒臭を指摘され、仕事を早退することや、無断欠勤が度々みられていた。再三、上司から飲酒について注意を受けていたが、酒は止められず、仕事中にトラブルを起こし、結果退職となった。以後、朝から飲み続け、酒がなくなると近く酒屋で酒を手に入れていた。内科の通院もできていなかった。

音信不通になったことを心配した友人が自宅を訪問すると、自室内は酒びんなどのゴミが散乱していた。本人は部屋で仰向けの状態で倒れており、声かけに反応せず意識不明。友人が救急搬送要請し、B救急センター病院へ入院。左第1趾糖尿病性壊疽と診断され、同日下

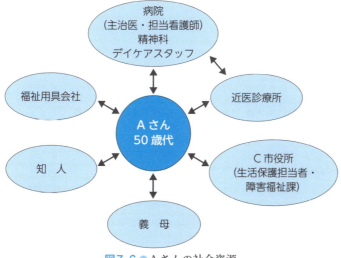

図7-6 ● Aさんの社会資源

表7-3 ● Aさんの入院相談・連絡票

入院相談　兼　連絡

入院病棟	○○病棟　　入院日時：平成 26 年 12 月 ○ 日 ○ 時
患者氏名	Aさん　　患者様名(カナ)：Aさん
性別	男　　生年月日：昭和 　年 　月 　日　年齢 50歳代
患者様住所	C市
患者様電話	090-0000-0000　　保険費目：C市生活保護
保護者氏名	○○　　続柄：義母
保護者住所	D市
保護者電話	000-000-0000　　連絡先：携帯 090-0000-0000
関係機関	B救急センター病院　　電話：
初回相談日	平成 26 年 11 月 00 日
最終相談日	平成 26 年 12 月 00 日
依頼者	B救急センター病院○○SW　　依頼者電話：000-000-0000

病名、現症　病名：アルコール依存症、糖尿病　左下腿切断術後

平成00年00月00日からB救急センター病院緊急入院。
左下腿切断術を行う。
アルコール関連問題あり、アルコール断酒治療目的と義足作成、身体リハビリテーション目的にて転院の依頼あり。
ADLは、車椅子使用。入浴等一部介助必要。
紹介状、別紙参照（　）

病歴、既往歴、入院歴

精神科入院歴なし。
糖尿病にて近医の○○診療所定期通院していた。

家族、その他

幼少期に両親は離婚。本人が成人した頃には父は再婚。現在は、母他界。父は高齢者施設入所。
再婚した義母が連絡先となっている。

感染症　結核（　）　HBV（　）　HCV（　）　MRSA（　）　緑膿菌（　）　疥癬（　）　その他（　）

承認医師　　診察医師　　看護部長　　記載者 ○○

腿切断手術を行った。術後2週間、経過良好で、今後義足作製と身体リハビリテーション、本人聴取より飲酒に関わる生活上の問題もあり、断酒治療（アルコールリハビリテーションプログラム）が必要と判断された。また、今回のB救急センター病院入院からC市での生活保護開始となり、身体障害者手帳の取得のための手続き中である。

■ [相談〜平川病院転院決定]

①B救急センター病院ソーシャルワーカーより転院相談の電話連絡を受ける。
（患者、家族の了解を得たうえで）年齢、性別、保険種別などの患者基本情報、今回の入院の経過、転院目的、病状、医療行為、ADL、身体リハビリテーション内容と本人意欲、家族構成、家族構成、経済面、治療についての本人の希望（アルコール断酒治療と身体リハビリテーションについて）などの情報収集を行い、診療情報提供書の依頼をする。

②患者家族（義母）から情報収集を目的に電話連絡を平川病院にもらう。
入院前の生活状況、患者本人と義母との今までの関わり、家族が期待している治療の最終目的などを聴取。平川病院の治療目的の確認と転院の希望確認。家族聴取より今抱える問題を確認していく。

③院内にて入院受け入れを検討する。
患者情報の入院相談・連絡票と診療情報提供書参考にし、患者情報と診療情報提供書を元に病棟担当医、病棟看護師、リハビリテーションスタッフなどで受け入れ可否の検討。

④院内の受け入れ日程を調整する。
B救急センター病院ソーシャルワーカーに連絡、転院が決定する。転院時の搬送方法の確認し、日程調整を行う。

■ [平川病院転院当日から入院中]

①精神科での入院受け入れの際は必ず精神科医師が担当。患者との診察にて精神保健福祉法の任意入院となった（任意入院については「精神保健及び精神障害者福祉に関する法律」精神科の入院形態について参照）。治療計画が決まり、本人の了解を得る。

②義足作製を支援する。
整形外科担当医師、リハビリテーションスタッフ、義肢装具士、作製までの計画の確認と作製費用面でC市の生活保護担当者と相談を行う。

③家族（義母）のアルコール依存症、疾病教育の参加を促す。
平川病院で行われている家族参加の勉強会の参加を声掛けし、参加を促す。アルコール依存症の病気の理解してもらい、本人との関わりの中で退院後の断酒継続の協力をしてもらう。

④スタッフ間でのケースカンファレンス調整と実施。
身体リハビリテーションとアルコール断酒治療を合わせた患者の治療経過をスタッフ間で情報共有を行う。ソーシャルワーカーは、患者、家族の希望と退院後の生活も視野に入れながら意見交換を行い、今後の治療計画支援内容を確認していく。
→義足完成後、独歩での自宅退院を目標とし、リハビリテーションを継続していくことになった。

■ [退院前の支援と退院まで]

患者本人、家族、関係者（C市の生活保護担当者）を含めた話し合いの日程調整と実施。
主治医よりと治療の経過と病状の説明を行う。本人は自宅退院を希望され、そのための退院準備と退院後の社会資源の利用を検討することになった。

＊退院前訪問指導の日程調整と実施
＊自宅へ病院スタッフが訪問し、家屋内外の段差などの状況把握と自宅内で動作指導

*退院後の社会資源の利用
*かかりつけ医の定期通院の設定と情報提供
*平川病院精神科通院と断酒継続目的のデイケア利用、通院方法の確認
*退院日の決定
*患者・家族、関係者へ連絡調整する。退院日を調整

「精神保健及び精神障害者福祉に関する法律」精神科での入院形態について

　法の目的の中で「精神障害者医療、および保護」と明記されている。「医療」という言葉に「保護」という言葉が併記されているのは、精神障害者自身に病識や現実検討能力を欠く場合、自傷他害の恐れなどがある場合は、自ら入院を希望しない患者に対して強制的な入院治療が行われる場合ある。その際、患者の人権を擁護することが重要で、人権に配慮した適正な医療と保護が行われるように定められている。

■[主な入院形態について]

①任意入院
　本人の同意にもとづく入院。本人の同意に基づいて入院治療を行うよう努力義務が定められている。

②医療保護入院
　精神保健指定医の診察の結果、医療および保護のために入院が必要であると判断されたが、患者本人がその必要性を理解して同意できない場合、家族らのうちいずれかの者の同意の下に行われる入院（平成26年4月1日より法の見直しにより、同意者の保護者制度は廃止となった）。

③措置入院
　知事命令による強制入院。都道府県職員が立会いし、精神保健指定医2名による診察の結果入院しなければ精神障害のために自傷他害のおそれがあるとの判断が一致した時、国立および都道府県立精神病院または指定病院で、法の下の強制力をもって行われる入院。

　　　　　　　　　　　　　　　　　　　　　　　　　　　　　　　　　（荻生淳希）

参 考 文 献
1）厚生労働省保健局通知「医療ソーシャルワーカーの業務指針」2002年.

あとがき

　本書の執筆者の大半が所属する、東京都八王子市にある平川病院リハビリテーション科の変遷についてご説明いたします。精神科病院内に身体リハビリテーション部門を新設するという、当時として画期的な試みが平川病院にて実施され、約20年が経ちました。1996年に初めて平川病院にリハビリテーション施設が設置され、理学療法士1名が赴任したおり、実際の所、精神科ドクターは身体リハビリテーション処方が専門外であり、整形・リハビリテーション担当として小生が、非常勤でお手伝いをさせていただいたのが初めての出会いでした。

　リハビリテーション室内に車椅子の患者さんは多数並んでいましたが、当初患者さんたちは全く動かず下を向いていました。部屋も暗い病室の延長であったため、明るい活動的な場にしようと、早い時期にスポーツクラブを模倣して、照明を増やし、軽快な音楽をかけ、壁面を総ガラス張りにした当時としては斬新なスポーツクラブ風リハビリテーション室に模様替えした覚えがあります。

　また精神科病院ゆえに、理学療法士募集では全く人が集まらず、ぎりぎりのリハビリテーションスタッフで実施していました。その後平川淳一院長に無理なお願いをお聞き入れいただき、当時のリハビリテーション助手に理学療法士有資格者としての門戸を開いていただきました。
　すなわち時間的・金銭的な待遇の援助を受け、毎日職場を15時には早退して片道2時間かかる夜学に助手3〜4人が通学し始めました。4年後、自前の養成理学療法士1期生が国家試験に合格して、有資格者として再就職したことを聞いた時は、ホッとした次第です。彼らは精神科身体リハビリテーションの専任理学療法士として、現在の平川病院リハビリテーション科の主力を担っており、多数名に本書の分担執筆をお願いもしています。
　2006年には平川淳一院長の大英断で、敷地の裏山を削って、そこに精神科急性期・リハビリテーション専門病棟が新設されました。この頃には人員補充にも困らなくなり、リハビリテーションスタッフも15名強を数えるようになり徐々に充実してきました。

　本書の編集を終え、改めて執筆者名簿を見渡し、精神科・リハビリテーション科・整形外科・内科・歯科・看護師・臨床心理士・精神保健福祉士・臨床検査技師・管理栄養士など、かくも多くの分野人材を結集した一冊であるかと、その層の厚さに驚き、ほくそ笑む次第です。
　現在でも一般病院のリハビリテーション従事者にとって、精神科病院内では何が行われているか、診たことがなく、精神科領域の知識や用語は難しくとっつきにくい分野と思われます。

今後は、一般病院はもとより精神科病院、老人病院においても、身体リハのみならず認知症リハビリテーション、摂食嚥下リハビリテーション等の更なる充実が望まれることと思われます。
　本書が精神科患者（精神科病院）とリハビリテーションスタッフとの架け橋となり、より良い治療が行える礎となれば幸いです。

2014年師走
林　光俊

索 引

[ア]

ICD-10（国際疾病分類） 83
アカンプロセート 120
アセチルコリン 73
アトモキセチン 121
アナフラニール 116
アビリット 108
アモキサピン 112
アモキサン 112
アリセプト 119
アリピプラゾール 109
アルコール依存症 75
　　──の対処方法 144
アルコール依存治療薬（定義） 120
アンタブース 120
イーケプラ 119
イクセロン 119
意識狭窄 85
意識混濁 84
意識障害（定義） 84
意識変容 85
一般精神療法 122
遺伝 73
イネイブリング 75
イミプラミン 116
意欲減退 93
意欲・行動障害（定義） 92
医療保護入院 220
インヴェガ徐放製剤 108
インシデント・アクシデントレポート 181
ウインタミン 108
迂遠 98
AMDPシステム 3
栄養サポートチーム 186
栄養補助食品 188
易刺激性 104
SSRI 115
SST（Social Skills Training） 122
エスシタロプラム 113, 115
NST（定義） 186
エビリファイ 109
MPU（medical psychiatry unit） 16

嚥下障害グレード 202
嚥下障害の環境改善的アプローチ 199
嚥下障害の心理的アプローチ 199
嚥下障害の代償的アプローチ 198
嚥下造影検査 195
嚥下体操 198
嚥下内視鏡検査 195
オランザピン 109

[カ]

開口訓練 198
開口力測定 195
改訂長谷川式簡易知能評価スケール（HDS-R） 90
改訂水飲みテスト 194
解離性健忘の診断基準 162
解離性障害 78
　　──の対処方法 162
覚醒剤（アンフェタミン） 75
隔離 178
ガランタミン 119
カルテオロール 115
カルバマゼピン 117
看護教育 204
感情失禁 104
感情鈍麻 104
感染症発生時の行動フロー 184
観念奔逸 97
ガンバペンチン 119
γアミノ酪酸 73
記憶障害（定義） 88
気分安定薬（定義） 117
気分・感情障害（定義） 103
気分障害 77
気分障害（うつ）の対処方法 156
記銘障害 89
逆行健忘 89
GABA →「γアミノ酪酸」 73
救急救命センター治療（アウトライン） 35
急性一過性精神病 77
境界性 94
境界性パーソナリティ障害 79
　　──の診断基準 170
共感 68
強迫性障害（定義） 78, 100
　　──の診断基準 160
　　──の対処方法 160
恐怖 103
緊張病性興奮 92
クエチアピン 109

口ストレッチ　198
Glasgow coma scale（GCS）　86
クリニカルパス　12
グルタミン酸　73
クロザピン　109
クロザリル　109
クロナゼパム　118
クロミプラミン　116
クロルプロマジン　108
限界性　94
幻覚　101
言語聴覚療法治療（アウトライン）　58
顕在記憶　89
幻視　101
幻肢痛　102
幻臭　101
幻触　101
幻聴　101
原発性不眠症の診断基準　168
健忘　89
幻味　101
抗うつ薬（定義）　111
構音・音声障害　60
後向健忘　89
高次脳機能障害　60
抗精神病薬（定義）　106
　　＊定型薬　106
　　＊非定型薬　106
　　――の副作用　110
拘束　178
　　――体験　206
交代意識　95
抗てんかん薬（定義）　119
広汎性発達障害（小児自閉症：PDD）　79
抗不安薬（定義）　113
高揚　103
誤嚥性肺炎　191
コンサータ　121
コンサルテーション精神医学　15
コンサルテーション・リエゾン精神医学　15
コンスタ持効性注射剤　108
コントミン　108
昏迷　93

[サ]

サインバルタ　113
作業療法治療（アウトライン）　51
作為体験　94
錯乱状態　92
させられ体験　94

錯覚　101
サリエンス理論　76
シアナマイド　120
シアナミド　120
ジェイゾロフト　113, 115
自我意識障害（定義）　94
思考錯乱　97
思考障害（定義）　96
思考制止　97
思考途絶　93, 97
思考滅裂　97
思考抑制　97
自殺　40
ジスルフィラム　120
実行意識　94
失語症　59
実存意識
しているADL　52
死の3徴　41
ジプレキサ　109
Japan Coma Scale（JCS）　86
重大事故発生時の行動フロー　183
主観的包括的評価（SGA）　186
順行健忘　89
上機嫌　103
症候群（syndrome）　68
症状（symptom）　67
冗長　98
衝動行為　92
思路障害　96
神経性無食欲症の診断基準　166
神経伝達物質　72
神経症　81
心身相関　15
身体化障害の診断基準　164
身体精神合併症　15
身体表現性障害の対処方法　164
身体リハビリテーション　13
　　――の特徴と利点　33
　　――の問題点　33
心的外傷後ストレス障害（PTSD）　78
心理教育　123
心理検査　123
睡眠障害の対処方法　168
睡眠薬（定義）　116
ストラテラ　121
スルピリド　108
整形外科治療（アウトライン）　20
精神医学（概念と用語）　66
精神医学用語　67

精神医学領域固有のルール 67
精神運動興奮 92
精神運動抑制 93
精神科医が行う総合診療部 16
精神科多職種連携 6
精神科治療（アウトライン） 17
精神科誘因医療 19
精神刺激薬（定義） 120
精神疾患（定義） 81
　　外因性—— 82
　　内因性—— 82
　　心因性—— 82
　　——患者（現状と疫学） 69
精神遅滞の診断基準 173
精神発達遅滞の対処方法 173
精神病 81
精神分析的精神療法 122
精神保健医療福祉の改革ビジョン 17
精神保健福祉士の役割 216
咳テスト 194
摂食嚥下障害（定義） 191
　　——のリスク発見 192
摂食障害 78
　　——の対処方法 166
摂食状態スケール 197
説明と了解 68
セディール 115
ゼプリオン持効性注射剤 108
セルトラリン 113, 115
セレネース 108
セロクエル 109
セロトニン 72, 111
　　——5-HT_{1A}受容体部分作動薬 115
　　——・ノルアドレナリン再取り込み阻害薬 113
　　——・ドパミン拮抗薬 108
宣言的記憶 89
前向健忘 89
選択的セロトニン再取り込み阻害薬 112
全般性不安障害 78
せん妄 74
　　——の診断基準 141
爽快 103
双極性障害 78
双極性障害の対処方法 158
躁病エピソードの診断基準 158
躁病性興奮 92
疎隔 104
措置入院 220
疎通性（ラポール） 68

[タ]

大うつ病エピソードの診断基準 156
大うつ病性障害 77
体感幻覚 102
ダウン症 79
多幸 103
脱水 191
多発外傷 35
食べる楽しみの喪失 191
単一性 94
炭酸リチウム 117
タンドスピロン 115
地域連携パス 209
知覚障害（定義） 101
窒息 191
知能障害（定義） 86
注意欠陥多動性障害（ADHD） 79
徴候（sign） 67
直接摂食訓練 197
陳述記憶 89
追想障害 89
DSM-Ⅳ（米国精神医学会分類） 83
低栄養 191
デイケア科 130
できるADL 52
テグレトール 117
デジレル 112
テトラミド 112
デパケン 118
デプロメール 113, 115
デュロキセチン 113
てんかん 75
同一性 94
東京ルール 12
統合失調質（統合失調型）パーソナリティ障害 79
統合失調症 76
　　——陰性症状の対処方法 154
　　——の診断基準 154
　　——陽性症状の対処方法 151
特異的症状 68
非特異的症状 68
特殊精神療法 122
ドグマチール 108
ドネペジル 119
ドパミン 72
　　——仮説 76
　　——神経路 106
　　——D_2受容体低親和性抗精神病薬 108

――D₂受容体部分作動薬　109
トピナ　119
トピラマート　119
トフラニール　116
トラドゾン　112
トレドミン　113, 115

[ナ]

二重人格　95
任意入院　220
認知行動療法　122
認知症　74
認知症（アルツハイマー型）の診断基準　147
認知症疾患医療センター　214
認知症治療薬（定義）　119
認知症の対処方法　147
脳炎　74
脳由来神経栄養因子　111
ノックビン　120
ノルアドレナリン　73, 111
　　　――作動性・特異的セロトニン作動性
　　　　抗うつ薬　113

[ハ]

バーサルインデックス　3, 29
パーシャルアドニスト　109
パーソナリティ障害の対処方法　170
パーソンセンタード・アプローチ　123
パキシル　113, 115
パニック障害　78
バリアンス　12
ハリス-ベネディクトの式　186
バルビレート系睡眠薬　116
バルプロ酸　118
パレイドリア　101
パロキセチン　113, 115
ハロペリドール　108
ヒスタミン　73
非陳述的記憶　89
病院機能分化　209
病識　68
病-病連携　210
ヒルナミン　108
不安　103
FIM　3, 30
　　　――利得　32
フードテスト　194
フェーズ管理表　185
フェノチアジン系薬物　108
不顕性誤嚥（silent aspiration）　193

防ぎ得た外傷死　42
防ぎ得た機能障害　42
ブチロフェノン系薬物　108
物質依存の診断基準　144
プライミング　89
フルジアゼパム　115
フルボキサミン　112, 115
ブロナンセリン　108
ブロマゼパム　115
閉鎖処遇　178
ペロスピロン　108
ベンザミド系薬物　108
ベンゾジアゼピン系睡眠薬　116
　　　非――　116
ベンゾジアゼピン系薬物　114
保続　98

[マ]

麻痺チェックシート　180
ミアンセリン　112
ミケラ　115
ミルタザピン　113
ミルナシプラン　113, 115
メイラックス　115
メチルフェニデート　120
滅裂思考　97
メディカル精神医学　15
メマリー　119
メマンチン　119
妄想　98
モダフィニル　121
モデオダール　121
持ち物管理　178
モノアミン　73
　　　――仮説　77

[ヤ]

薬剤管理　181
抑うつ　103

[ラ]

来談者中心療法　123
ラミクタール　118
ラモトリギン　118, 119
リープマン現象　101
リーマス　117
離院発生時の行動フロー　179
リエゾン精神医学　15
理学療法治療（アウトライン）　44
離人　104

──症　94
離人体験　94
リスク管理（定義）　178
リスペダール　108
リスペリドン　108
リタリン　120
リバスチグミン　119
リハビリテーション・アウトカム　2
リハビリテーション治療（アウトライン）　27
リハビリテーション計画　6
リフレックス　113
両価性　104
ルーラン　108
ルボックス　112, 115
レクサプロ　113, 115

レグテクト　120
レグナイト　119
レスリン　112
レベチラセタム　119
レボメプロマジン　108
レミニール　119
レメロン　113
連合弛緩　97
ロセナン　108
ロフラゼプ酸エチル　115
ロラゼパム　115

[ワ]

ワーキングメモリー　89
ワイパックス　115

精神科・身体合併症のリハビリテーション　〜総合的な治療計画から実践まで

2015年1月10日　第1刷発行

編　集　平川淳一・林　光俊・仙波浩幸・上薗紗映Ⓒ

発行者　木下　攝

発行所　株式会社 協同医書出版社
　　　　〒113-0033 東京都文京区本郷3-21-10
　　　　電話 03-3818-2361　ファックス 03-3818-2368
　　　　郵便振替 00160-1-148631
　　　　http://www.kyodo-isho.co.jp/　E-mail：kyodo-ed@fd5.so-net.ne.jp

印　刷　永和印刷株式会社
製　本　永瀬製本所
ＤＴＰ　Kyodoisho DTP Station

ISBN 978-4-7639-1076-9　定価はカバーに表記

JCOPY〈(社)出版者著作権管理機構 委託出版物〉

本書の無断複写は著作権法上での例外を除き禁じられています．複写される場合は，そのつど事前に，(社)出版者著作権管理機構（電話 03-3513-6969，FAX 03-3513-6979，e-mail：info@jcopy.or.jp）の許諾を得てください．

本書を無断で複製する行為（コピー，スキャン，デジタルデータ化など）は，「私的使用のための複製」など著作権法上の限られた例外を除き禁じられています．大学，病院，企業などにおいて，業務上使用する目的（診療，研究活動を含む）で上記の行為を行うことは，その使用範囲が内部的であっても，私的使用には該当せず，違法です．また私的使用に該当する場合であっても，代行業者等の第三者に依頼して上記の行為を行うことは違法となります．